SERENDIPITY

세렌디피티,
좋은 일들이 당신에게
계속해서 일어나기를!
건강과 행복이 우리의 일상이 되도록,
이 책을 소중한 당신께 드립니다.

드림
_____

건강과 행복을 창조하는

보디 리셋

건강과 행복을 창조하는

보디 리셋

초판 1쇄 발행 2024년 8월 20일
초판 2쇄 발행 2024년 9월 13일

지은이 전홍준
펴낸이 김형근
펴낸곳 서울셀렉션㈜
편 집 진선희 지태진
디자인 정현영

등 록 2003년 1월 28일(제1-3169호)
주 소 서울시 종로구 삼청로 6 출판문화회관 지하 1층 (우110-190)
편집부 전화 02-734-9567 팩스 02-734-9562
영업부 전화 02-734-9565 팩스 02-734-9563
홈페이지 www.seoulselection.com

© 2024 전홍준

ISBN: 979-11-89809-69-0   13510

책 값은 뒷표지에 있습니다.
잘못된 책은 구입하신 서점에서 바꾸어 드립니다.

* 이 책의 내용과 편집 체제의 무단 전재 및 복제를 금합니다.

건강 세렌디피티 시리즈 1

BODY RESET

건강과 행복을 창조하는

보디 리셋

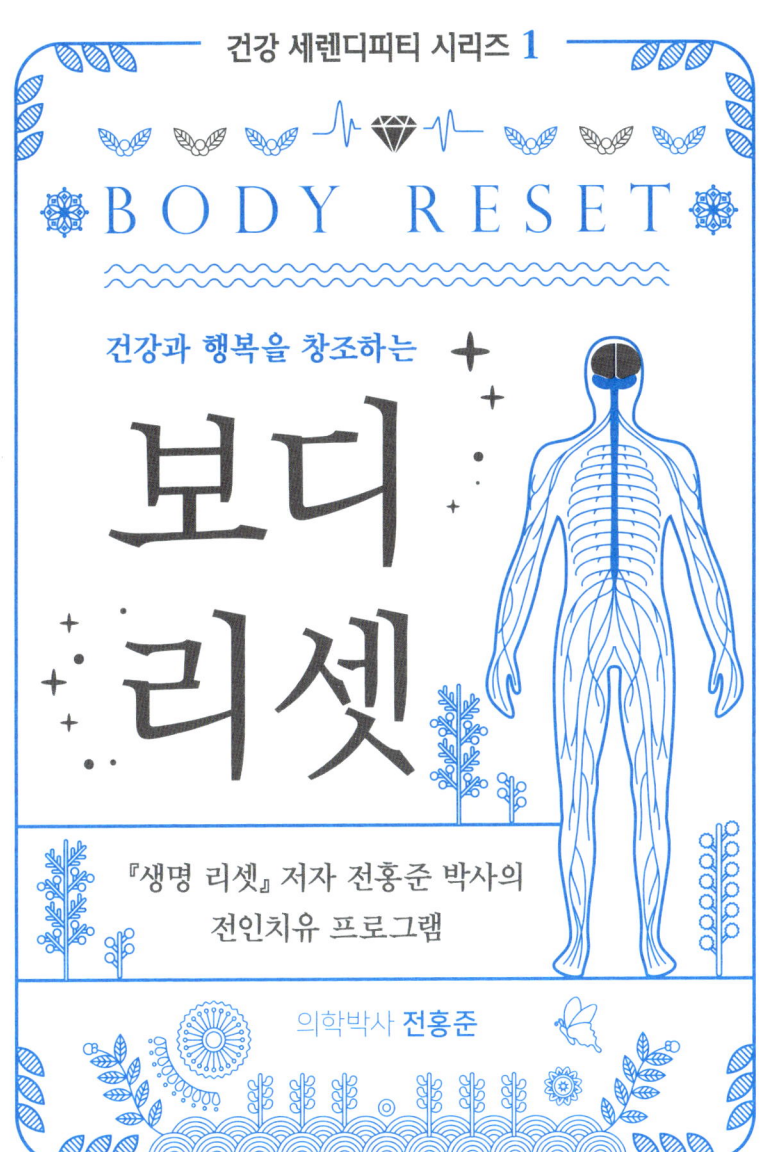

『생명 리셋』 저자 전홍준 박사의
전인치유 프로그램

의학박사 **전홍준**

서울셀렉션

머리말

생각과 행동을 바꾸면
몸과 운명이 바뀐다

 생각과 행동을 자연의 섭리에 맞게 선택하면 손상되고 변질된 유전자가 복원되어 체세포가 새롭게 재생되고 몸이 리셋됩니다. 따라서 병은 사라지고 건강, 풍요, 행복이 찾아옵니다. 낡은 집을 철거하고 새 설계도를 만들어 새집을 재건축하는 것과 같은 이치입니다.

 이 책은 생각과 행동을 바꾸면 몸과 운명도 함께 바뀌는 원리와 그 실천 방법, 성공한 사람들의 스토리를 담고 있습니다. 누구든지 이 책에서 권하는 대로 따라서 실천한다면, 건강과 심신의 풍요와 행복을 얻게 될 줄로 믿습니다.

 『나를 살리는 생명 리셋』이 나온 지 1년여 만에 10쇄 출간을 눈앞에 두고 있습니다. 성원해주신 많은 독자들께 깊은 감사를 드립니다. 특히 국내외 환자와 가족분들이 『나를 살리는 생명 리셋』을 통해 건강이 좋아지고 마음도 편해졌다는 좋은 소식을 보내오고 있어서 보람도 있지만 한편으로는 무거운 책임감도 느끼고 있습니다.

'어떻게 하면 더 쉽고도 유익한 생활 건강법을 전해드릴 수 있을까?' 하고 그동안 여러 가지로 마음 쓰게 되었습니다. 이 책 『건강과 행복을 창조하는 보디 리셋』은 이러한 저의 고뇌의 소산입니다.

이 책은 다음 몇 가지 주제를 중요하게 다루고 있습니다.

① **암의 네 가지 특성과 네 가지 치유법**

오늘날 거의 모든 사람이 암에 대한 염려와 두려움을 가지고 있습니다. 이 책이 제시하는 네 가지 치유법을 실천한다면 그러한 염려와 두려움에서 벗어날 수 있는 길을 보게 되지 않을까 생각합니다.

② **대사증후군**(고혈압, 고지혈증, 당뇨, 비만)**의 원인 치유**

우리나라에서만 현재 1,000만 명 이상이 대사증후군 진단을 받고 병원 치료 중에 있습니다. 이 책에서 제안하는 원인

치유법을 따라서 실천한다면, 대사증후군에서 벗어날 수 있고 나아가서는 삶의 질도 향상시킬 수 있다고 봅니다.

③ **만성통증**(디스크, 척추관협착증, 두통, 관절통 등)**의 원인 치유**

오늘날 만성통증은 우리 시대의 대역병이자 유행병이라고 할 만큼, 많은 분들이 만성통증으로 고통받고 있습니다. 정통 의료기관에서 치료를 잘 받더라도 이 책에서 제시하는 원인치유법을 실천한다면, 극적인 치유와 재발 방지 효과를 얻을 수 있습니다.

④ **알레르기**(아토피, 비염, 천식 등)**의 원인 치유**

유·소아기의 어린이부터 성인에 이르기까지 알레르기 환자 수는 계속 증가하는 추세입니다. 이 책에서 제시하는 원인치유법을 실천한다면, 역시 극적인 치유와 재발 방지 효과를 얻을 수 있을 것입니다.

⑤ **정신신경 장애**(우울증, 불면증, 공황장애 등)**의 원인 치유**

성인들만이 아니라 청소년들까지도 정신신경 장애로 어려움을 겪는 경우가 너무 많습니다. 이 책에서 제시하는 원인치유법을 실천한다면 극적인 치유와 재발 방지 효과를 얻을 수 있을 것입니다.

⑥ 건강·풍요·행복이 창조되는 비밀

지난 몇십 년 동안 저를 찾아온 환자와 가족들이 생각과 행동을 현명하게 선택할 때 건강만 좋아지는 것이 아니라 심신의 풍요와 행복도 동시에 얻는 경우를 많이 봤습니다. 어떻게 해서 이런 일이 일어나는지 그 원리와 실천법을 이 책을 통해 살펴볼 수 있습니다.

⑦ 감기와 폐렴의 통합의학적 치유

가장 흔한 질병인 감기와 폐렴의 통합의학 치유법과 일상생활에서 예방하는 방법을 자세하게 설명했습니다. 또 우리가 언젠가는 대면해야만 하는 죽음의 두려움에서 벗어나는 길에 대해서도 이야기했습니다.

제가 여러 가지로 부족하고 미숙한 의사인데도 왜 위와 같이 어려운 병증들을 쉽게 해결할 수 있는 것처럼 이야기하고 있을까요? 절망에 빠진 환자에게 그저 헛된 희망을 심어주려는 것일까요? 아닙니다. 제2의 히포크라테스 또는 의학의 황제라 일컬어지는 파라켈수스는 질병의 치유에 대해 이렇게 가르쳤습니다.

"치유의 힘은 의사(의술)로부터 오는 것이 아니라 네이처(Nature: 자연, 본성)로부터 온다. 그러므로 의사들은 열린 마음으로 네이처로부터 출발해야 한다."

저 역시 치유의 힘은 의사에게서 나오는 것이 아니라 네이처 곧 천지 자연과 인간의 본성에서 나온다는 것을 경험적으로 알고 있기에 확신을 가지고 말씀드리는 것입니다.

저는 이제 저의 서투른 의술로 치료하려는 의사가 되기보다는 네이처로 돌아가는 길을 안내하는 가이드가 되려고 노력하고 있습니다. 많은 분들이 생각과 행동을 네이처, 곧 자연과 본성에 통합하는 현명한 선택을 함으로써 몸을 리셋하여 건강과 풍요와 행복을 누리시기를 간절히 바랍니다.

감사의 마음을 담아
2024년 여름
전홍준

차례

머리말   7

1 건강·풍요·행복이 창조되는 비밀

매일 천 번씩 말하고 상상한다   19
건강·풍요·행복이 창조되는 비밀 | 생각과 말

그냥 숨 쉬는 것으론 모자란다   40
건강·풍요·행복이 창조되는 비밀 | 깊은 호흡과 상상

즐겁게 먹고 마시고 잘 배출하고   62
건강·풍요·행복이 창조되는 비밀 | 음식과 식사

'병이 있으니 운동해야 해'는 절대 금지   79
건강·풍요·행복이 창조되는 비밀 | 활동과 휴식

웃으면 복과 건강이 진짜로 옵니다   92
건강·풍요·행복이 창조되는 비밀 | 환경과의 관계

2 보디 리셋으로 건강과 행복을 얻은 사람들

비만은 몸이 리셋될 수 있는 기회의 문   119
비만 완치의 3요소

병이 아니라 경고 신호입니다   143
대사증후군의 원인 치유와 예방

병을 믿지 말고 건강을 믿으세요   158
당뇨병과 합병증(협심증, 망막증, 신부전) 치유와 사례

먹구름이 사라지면 푸른 하늘이 드러난다   169
디스크탈출증과 척추관협착증 치유와 사례

속이 아름다워지면 겉도 아름다워진다   188
아름다운 피부의 비밀

탈 문명의 삶이 필요한 이유   204
천식의 완치

감쪽같이 사라진 비염   216
비염의 원인 치유

아토피, 이렇게 하면 쉽게 낫는다 233
아토피의 정복

통증은 몸과 마음을 리셋하라는 경고 신호 245
두통과 생리통의 자연치유

나를 살리려 하는 게 감기다 260
감기의 통합의학적 치유와 예방

폐렴, 한국인 3대 사망 원인 질환 286
폐렴의 통합의학적 치유와 예방

암에 걸려도 건강하게 오래 산다 300
암의 네 가지 특성과 네 가지 치유법

암에서 벗어나려면 마음이 먼저 암에서 벗어나야 321
암 치유의 첫 번째 방법 | 마음 치유

햇볕과 땅과 가까울수록 건강해진다 331
암 치유의 두 번째 방법 | 운동 치유

과식 말고 자연식물식, 쌓아두지 말고 청소 343
암 치유의 세 번째 방법 | 음식 치유

암에 좋은 호흡은 따로 있다 358
암 치유의 네 번째 방법 | 호흡 치유

생각과 생활방식과 습관을 바꾸자 일어나는 일 370
우울증, 불면증, 공황장애에서 벗어나기

육체의 죽음은 진짜 죽음이 아니다 384
죽음에서 벗어나기

3 보디 리셋 실천법

보디 리셋 생활 건강법 405

부록 I 건강·풍요·행복을 이루게 하는 5가지 요건 419
"생각과 행동의 좋은 선택이 몸과 운명을 바꾼다"

부록 II 보디 리셋 생활계획표 422

'건강 세렌디피티 시리즈'를 세상에 선보이며 425

 **1**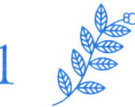

건강·풍요·행복이 창조되는 비밀

매일 천 번씩 말하고 상상한다

건강·풍요·행복이 창조되는 비밀 | 생각과 말

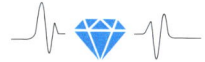

세상 사람들은 대체로 건강하고 풍요롭고 행복한 삶을 살기 원합니다. 풍요에는 경제적인 풍요와 더불어 정신적, 영적 풍요까지 포함되면 더할 나위 없이 좋겠지요. 그래서 많은 사람들이 좋아하는 '건강, 풍요, 행복 이 세 가지를 함께 창조하기'라는 주제로 이야기하려고 합니다.

어떤 분은 이렇게 물으실지도 모르겠어요.
'의사가 병 고치고 건강하게 사는 법 같은 이야기나 하지, 왜 난데없이 풍요나 행복까지 다루려 하지?'
그래요, 조금 뜬금없다고 생각하실 수도 있겠어요.
저는 그동안 수많은 환자들을 치료하면서 환자가 마음이

행복해지면 낫기 어려운 병도 쉽게 낫는 걸 많이 봤습니다. 이처럼 우리 몸의 건강은 우리 삶의 풍요나 행복과 서로 맞물려 있습니다.

올해로 제가 의사 된 지 47년째가 되었습니다. 그동안 많은 환자분을 만났는데, 이런저런 병 때문에 병을 고치려고 저한테 오신 분들이었죠

그런데 환자 대부분은 몸의 병이라는 고통 한 가지만 있는 경우가 거의 없었습니다. 어떤 병에 걸려 있는 경우, 대부분은 삶의 다른 문제, 풍요나 행복에도 문제가 있었어요.

경제적인 문제나 결핍으로 고통받고 있거나, 살면서 이루고자 했던 목표에서 멀어지면서 정신적으로 스트레스를 받거나, 주변 인간관계의 갈등과 불화로 고통받는 경우나 자녀 문제로 힘들어하는 등 대부분 삶에서 여러 가지 어려운 문제가 건강 문제와 겹쳐 있었죠.

그러니 질병이라는 것은 딱 그것 하나만 고치면 되는 독립적인 문제가 아니라 삶에서 얽혀 있는 고통의 한 단면이라고 보아야 할 것 같습니다.

내 삶이 무척 풍요롭고 행복한데 건강만 나빠졌다거나, 아무 문제 없이 즐겁게만 살았는데 병이 생긴다거나 그런 경우

저는 그동안

수많은 환자들을 치료하면서

환자가 마음이 행복해지면

낫기 어려운 병도 쉽게 낫는 걸

많이 봤습니다.

이처럼 우리 몸의 건강은

우리 삶의 풍요나 행복과

서로 맞물려 있습니다.

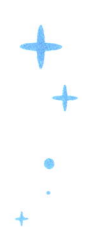

는 거의 없는 것 같습니다.

물웅덩이가 아무 흐름 없이 고여만 있다면 어떻게 될까요? 물은 차츰 부패되어 온갖 벌레와 병균의 온상이 될 수 있습니다.

우리 삶도 겉으론 아무 일 없이 평온해 보여도 이런저런 문제들이 불쑥 생기기도 하고, 제때 풀지 못하고 눌러놓았던 어려운 문제들이 실타래처럼 얽히고설켜 어디서 실마리를 찾아야 할지 모르게 되기도 합니다. 그러면서 마음도 고통스럽고 몸도 힘들고 건강도 나빠져 어려움을 겪지요.

그러니 내가 어떤 병에 걸렸다면, 그 병 한 가지만 바라볼 게 아니라 내 삶에서 특히 사고방식, 생활방식, 습관 등을 살펴봐야 합니다.

오랫동안 고여서 더러워진 웅덩이에서 파리나 모기, 하루살이 애벌레 같은 온갖 벌레들이 자라 우리를 괴롭힌다면, 모기약 같은 살충제만으로는 이 벌레들을 완전히 없애기가 어려울 거예요. 웅덩이 문제를 근본적으로 해결하는 방법을 찾지 않으면 임시처방이 될 뿐이지요.

더는 벌레들이 서식할 수 없는 맑고 깨끗한 물이 되게 하려면 그렇게 된 원인을 해결해야 합니다. 더러워진 웅덩이를 청소하는 것뿐만 아니라 물흐름을 좋아지게 해서 고이지 않게 하는 등의 조치가 필요할 겁니다.

병도 마찬가지예요. 일시적으로 증상을 완화하는 정도의 치료가 아니라 근본적으로 해결하고 싶다면 우리 삶을 들여다보는 게 좋습니다. 내 삶의 면면을 살펴보는 것이 시간이 걸리고 용기가 필요할지도 모르겠습니다. 하지만, 그래야 병을 만들어내고 삶을 어렵게 만드는 문제의 근원을 알 수 있습니다.

오히려 병을 계기로 삶을 어지럽히던 몸과 마음의 근본 바탕을 해결하면, 병만 해결되는 것이 아니라 풍요롭고 행복한 삶을 방해하는 많은 일들이 동시에 해결될 수 있습니다.

그럼 '나는 건강하고 풍요롭고 행복하다' 이 세 가지가 다 함께 이루어지려면 어떻게 하면 될까요.

간단히 말해서 딱 두 가지입니다.

첫째, '나는 건강하고 풍요롭고 행복하다'고 생각하고 말하기.

둘째, '나는 이미 건강하고 풍요롭고 행복한 사람이 되었다'고 믿고 그러한 사람처럼 행동하기.

믿음이라는 것은 복잡하지 않습니다.

원하는 일이 이미 이루어졌다는 생각을 마음에 품고 이미 이루어져 있는 모습을 마음의 눈으로 보는 것입니다. 위의 첫째, 둘째처럼 '생각하고 말하기'와 '그러한 사람처럼 행동하기'가 습관이 되면 믿음이 커지고 그 믿음에 의심이 없으면 현실이 됩니다.

그렇다면 어떻게 믿음을 갖느냐, 간단합니다. 날마다 이렇게 하시면 됩니다.

'나는 건강해 풍요해 행복해 그러니 감사해!'

입을 열고 한 번 따라 해보세요.

'나는 건강해 풍요해 행복해 그러니 감사해!'

매일 한 1,000번 정도 하시면 됩니다. 1,000번이라고 하니 어렵게 느껴지시나요? 한번 말하는 데 2초 정도 걸리니 1,000번 말하는 데 걸리는 시간은 30분도 채 안 걸립니다.

이것을 노력하며 애써서 하는 게 아니라 그냥 놀이처럼 말하면 됩니다. 물론 처음에는 쉽지 않고 어색하기도 하고 잊어먹기도 할 거예요. 하지만 마음속으로 말해 보고, 속삭이듯 말해 보고, 큰 소리로 말해 보고, 노래하듯 웅얼거리기도 하면서 놀이하듯 해보세요.

'나는 건강해 풍요해 행복해 그러니 감사해!'

다시 한번 말해 보세요.

'나는 건강해 풍요해 행복해 그러니 감사해!'

이렇게 말하다 보면 내가 건강해져 있고 풍요롭고 행복해져 있다는 믿음도 점점 더 커진답니다.

건강하고 풍요롭고 행복한 사람처럼 행동하기는 어떻게 하면 될까요?

우리가 날마다 하는 행동은 무엇인가요? 가장 기본은 숨쉬는 행동, 먹고 마시는 행동, 활동하고 잠자는 행동이겠죠. 이와 더불어 자연과의 관계, 사회적 관계, 사람들과의 관계 등 관계 속의 행동이 있습니다.

이 네 가지 행동 즉 숨쉬기, 운동과 활동하기, 음식 먹기, 관계 맺기에서 나는 이미 건강하고 풍요롭고 행복한 사람이

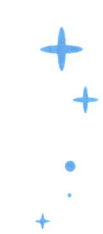

비극적인 영화를 보고 있었는데,
이제 그만 보고 싶다면 어떻게 해야 할까요?
스크린을 밝거나 어둡게 조절하고, 일부를 가리거나
잘라내고, 또 다른 스크린으로 바꾸면 그 영화가
달라질까요? 달라지지 않을 겁니다.
비극적인 내용이 담긴 필름은 그대로이니,
스크린을 어떻게 하든 그 내용은
달라지지 않을 겁니다.

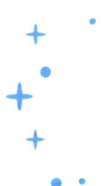

된 것처럼 행동하며 살면 됩니다.

이렇게 내가 그런 사람임을 전제로 늘 행동하면 내 믿음은 점점 커져 나는 이미 건강하고 풍요롭고 행복한 사람임을 확실히 믿게 되고, 어느 순간 더는 과거의 일이나 미래의 걱정을 끌어들이지 않게 됩니다.

내가 어떤 집안에서 태어났는지, 학력은 어떤지, 어떤 재능이 있는지, 가진 재산은 얼마나 되는지, 내 건강 상태는 어떤지에 더는 상관하지 않게 됩니다. 과거와 현재의 형편이 괴롭든 어렵든 좋든 나쁘든 내 마음에다 끌어들이지 않게 되는 거지요.

그러니 내가 이루려고 하는 미래, 건강하고 풍요롭고 행복하고 그리고 감사한 마음으로 사는 미래를 원한다면, 그것이 이미 이루어져 있는 미래를 지금 내 마음에 끌고 들어와 그걸 믿으면 되는 겁니다.

늘 이렇게 연습하십시오.

우선 과거와 현재의 형편이 좋든 나쁘든 어떻든 모두 내 마음에서 내려놓으십시오. 대신 내가 이루려고 하는 건강, 풍요, 행복이 이루어졌다는 믿음의 씨앗을 심고, 날마다 그 마음을 품고 '나는 건강해 풍요해 행복해 그러니 감사해!'라

고 말하고 이루어진 모습을 상상하면 믿음이 커집니다.

 영화를 보러 가면 스크린에 영상이 펼쳐집니다. 그 영상이 비극적인 내용이라면, 스크린을 비추는 영사기에 비극적인 내용이 담긴 영화 필름이 걸려 돌아가는 것일 테지요. 코미디 필름이 걸려 있다면 재미있는 영상이 펼쳐지겠죠.

 삶도 이와 같아요. 스크린에 펼쳐진 영상은 우리 육체가 날마다 경험하는 현실입니다. 그 현실을 비춰주는 필름은 바로 우리 마음이랍니다. 내가 날마다 마음먹은 생각이지요.

 스크린에 영상이 나타나려면 필름을 비춰주는 빛이 있어야 합니다. 빛이 없다면 그냥 아무것도 보이지 않고 깜깜하겠죠. 그 빛은 나의 근본 배경인 영혼입니다. 영적인 빛이 내 마음의 신념을 비춰 내 삶의 현실을 상영하고 있는 것이랍니다.

 만일 내가 비극적인 영화를 보고 있었는데, 이제 그만 보고 싶다면 어떻게 해야 할까요? 스크린을 밝거나 어둡게 조절하고, 일부를 가리거나 잘라내고, 또 다른 스크린으로 바꾸면 그 영화가 달라질까요? 달라지지 않을 겁니다. 비극적인 내용이 담긴 필름은 그대로이니, 스크린을 어떻게 하든 그 내용은 달라지지 않을 겁니다.

 오늘날 많은 분들이 삶의 고통과 어려움을 해결하려고 무던히 애쓰지만 잘 안 되는 이유는 이와 비슷합니다. 내가 가진 비극의 필름은 그대로 둔 채 스크린의 영상을 바꾸려고 합니다. 내 현실은 풍요롭지도 못하고 행복하지도 못하고 건강하지도 못하다는 내용의 필름을 계속 돌리고 있으니 삶의 비극은 언제까지나 계속될 뿐인 겁니다. 영상은 바뀌지 않습니다.

그러니 이제 영상을 바꾸려 하지 말고 필름을 바꾸는 연습을 하십시오. 지금 돌아가는 필름의 과거가 어떻든, 현재 형편이 어떻든 모두 내려놓고 대신 내가 건강하고 풍요롭고 행복한 모습이 상영되는 필름으로 바꾸는 훈련을 하는 겁니다.

우리는 늘 말을 조심해서 해야 합니다. 이런 속담도 있지 않습니까?

'말이 씨가 된다.'

'말 한마디로 천 냥 빚을 갚는다.'

성경에도 이런 구절이 있습니다.

'죽고 사는 것이 혀의 힘에 달렸나니'

그러니 부정적인 말의 씨앗은 조금도 남겨놓지 말고 모두 버립니다. 입으로 내뱉은 말이 현실의 창조자입니다.

'나는 병에 걸려 있어.'

'내 삶은 풍요롭지 못해.'

'나는 행복하지 않고 삶의 고통이 많아.'

이런 말을 자꾸 반복하게 되면, 그 말이 씨가 됩니다.

내가 그런 마음의 필름을 계속 가지고 있으면 내 현실의 스크린에서는 병을 앓고 풍요가 없고 행복이 없는 영상이 나올 뿐입니다.

그러니 어떤 경우에도 '나한테 병이 있어'라는 소리를 입으로 꺼낼 필요가 없습니다. '나는 뭔가가 결핍되어 있어' '나는 늘 뭔가 부족해'라는 소리도 할 필요 없습니다. '나는 사는 게 어렵다' '내 삶은 불행하다' 이런 말은 절대로 하지 마세요. 뿌린 대로 거둔다고 하지 않습니까?

내 형편이 어떻든 간에 무조건, 어떤 경우에도 틈만 나면 계속, '나는 건강해 풍요해 행복해 그러니 감사해'라는 말이 습관적으로 나오도록 하십시오. 그 말은 습관이 되고 내 현실로 나타납니다.

저는 우리 병원 오신 모든 분에게 늘 이렇게 말하도록 가르쳐드립니다.

아침에 일어나면서 '나는 건강해 풍요해 행복해 그러니 감

사해!'

식사하면서 '나는 건강해 풍요해 행복해 그러니 감사해!'

화장실에서 '나는 건강해 풍요해 행복해 그러니 감사해!'

걷거나 산책하면서 '나는 건강해 풍요해 행복해 그러니 감사해!'

잠자리에 들어서도 '나는 건강해 풍요해 행복해 그러니 감사해!'

무엇을 하든 어디서든 늘 이렇게 말하다 보면 내 믿음은 점점 커집니다. 이런 믿음을 지닌 사람은 어떻게 행동하게 될까요?

숨 쉴 때, 건강하고 풍요롭고 행복한 사람처럼 고요하고 깊게 숨 쉽니다.

음식 먹을 때, 건강하고 풍요롭고 행복한 사람처럼 맛있고 즐겁게 먹고 마십니다.

활동할 때, 건강하고 풍요롭고 행복한 사람처럼 즐겁게 일하며 놉니다.

잠잘 때, 건강하고 풍요롭고 행복한 사람처럼 꿀잠을 잡니다.

모든 관계에서도 이미 건강하고 풍요롭고 행복한 사람처럼 기뻐하고 감사하며 사랑합니다.

이처럼 나는 건강하고 풍요롭고 행복한 사람인 것이 모든 행위에서 나타나게 하는 겁니다. 차츰차츰 이렇게 해가면 어느 순간인가 나도 모르는 사이에 이미 건강하고 풍요롭고 행복한 사람이 되어 있는 자신을 발견하게 될 것입니다.

8~9년 전입니다. 당시 82세이신 어느 고등학교 교장을 하셨던 분이 저를 찾아왔습니다. 이분은 C형간염에 걸렸는데 그것이 간경화로 이어졌고, 간경화가 간암으로 진행되어 한 대학병원 암센터에서 치료를 받았습니다. 그러나 C형간염이 간암으로 진행된 경우 의학적으로 보면 예후가 좋지 않을 때가 많은데, 이분 역시 그런 경우였습니다. 대학병원에서는 이분께 이제 살날이 얼마 남지 않았으니 호스피스로 가시라고 권유했습니다.

이런 처지에 놓인 분이 오신 건데, 저라고 무슨 재주가 있어 치료할 수 있겠습니까? 그래서 저는 그분에게 그저 '나는 건강하고 풍요롭고 행복하다'는 믿음을 가지시게 했습니다.

과거에 내가 어떻게 살았든 간에, 무슨 잘잘못을 했든, 또 현재 내 병이 C형간염이든 간경화든 간암이든 상관없이 다 내려놓으시라고 했습니다. 오로지 '나는 건강해 풍요해 행복해 그러니 감사해'라는 말을 매일 1,000번 정도 무조건하시라고 했습니다. 그리고 그 간암 부위를 만지면서도 늘 말로 '감사합니다'라고 하시게 했습니다.

물론 이와 더불어 건강하고 행복한 사람처럼 운동을 하시라고 권했습니다. 날마다 햇볕을 쬐면서 맨손 맨발이 흙에 직접 닿게 하고 숨은 깊게 쉬면서 건강하고 행복한 사람이 되어 있는 모습을 상상하게 했습니다. 그러면서 마치 건강한 사람처럼 즐겁게 식사하고 잠도 푹 자고 항상 기뻐하고 감사하면 좋겠다고 말씀드렸어요.

얼마 후 이 환자분은 저에게 '나는 건강해 풍요해 행복해 그러니 감사해'를 하루 1,000번이 아니라 몇만 번은 한다고 하셨어요. 저는 솔직히 그렇게 한다고 이분이 나을 수 있을까 크게 믿음이 가질 않았습니다.

한 2년쯤 지난 후 이분이 우리 병원에 다시 찾아왔습니다. 몇 달 살기도 어렵다고 했는데, 거의 다 좋아지신 것 같았습니다. 얼굴 혈색도 좋고 무척 건강해 보였습니다. 저는 이분의 암이 어떻게 되었을지 궁금해서 그분의 간을 초음파로 확인해 보았습니다.

암이 그대로 있었습니다. 사이즈도 그대로였고요. 바로 암면역평형(Cancer-Immune Equilibrium) 상태, 암휴면기 혹은 암동면기(Dormant Cancer)라 부르기도 하는, 암이 정지되어 버린 상태였습니다.

미국 텍사스 엠디앤더슨암센터의 암 전문의인 김의신 교수가 KBS 〈아침마당〉에서 인터뷰한 것을 본 적이 있습니다. 이분은 세계 최고의 암 전문가로 존경받는 분입니다.

이분 말씀이 병원에서 도저히 치료할 수 없다는 이야기를 들었던 환자들 가운데 30년 넘게 살아 있는 사람도 있고, 어떤 치료에도 도무지 나아지지 않았던 암 환자들이 좋아진 경우가 있다고 합니다. 그래서 확인해 보면, 암이 없어진 게 아니고 그대로 있는데 정지된 상태였다고 했습니다. 조금 전 말씀 드린 그 할아버지 환자처럼 암면역평형 상태가 된 것이죠.

김의신 교수는 이런 환자분들에게는 공통점이 있는데, 하나같이 마음을 비운 분들이라고 합니다. 악착같이 암을 고치려 애쓰거나, 내가 아니면 우리 가족은 굶어 죽게 될 거라며 뭐든 해야 한다는 스트레스 없이 그냥 모든 것을 내려놓은 분들이었다고 했어요. 이분들은 암 환자였지만 감기 정도로 여기고 즐겁게 마음을 비우고 그렇게 기분 좋게 살아간 겁니다.

김 교수는 자신이 알고 있는 한국인 환자 중에서도 암이 정지된 상태인 환자를 수백 명 보았다고 합니다.

캘리포니아 버클리대학의 통합종양학 의사인 켈리 터너(Kelly Turner)는 많은 말기 암 생존자들을 연구 분석하여 『왜 불치병은 호전되는가(Radical Remission: Surviving Cancer Against All Odds: Holistic Healing Practices for Cancer)』라는 책을 썼습니다.

켈리 터너는 더는 어떤 치료도 불가능한 말기 암 환자들 가운데 몇 년이 지나도 여전히 잘 살고 있는 사람들에게 강한 호기심을 느끼게 되어 연구를 시작했다고 합니다. 약 15년 동안 10여 나라의 환자들 가운데 말기 암이나 난치병 환자임에도 불구하고 이른바 '근본적 치유(radical remission)'가 이루어진 생존자 1,500여 명을 연구한 겁니다.

이 책을 읽어 보면, 의학적 치료로는 생존이 불가능했던 암 환자라도 적극적으로 몸과 마음과 영적인 노력을 기울이면서 암이 정지되어버린 사례를 수없이 볼 수 있습니다.

애리조나대 교수이며 통합의학의 세계적인 권위자인 앤드

마음은 창조에너지입니다.
에너지 양자장이라는 뜻이에요.
따라서 '나는 건강해 풍요해 행복해'라고 말하고,
그렇게 늘 생각하여 믿음으로 커지게 되면
반드시 이 물질 현실의 변화를
가져온다는 겁니다.

루 와일(Andrew Weil)은 『자연치유(*Spontaneous Healing: How to Discover and Embrace Your Body's Natural Ability to Maintain and Heal Itself*)』라는 책으로 우리나라에서도 잘 알려진 분인데, 얼마 전 『통합종양학(*Integrative Oncology*)』을 출간했습니다. 이 책은 통합 암 치유법을 다루었는데, 이 책에서도 암이 정지된 환자 사례들을 다루고 있습니다.

이렇게 암을 가지고도 오래 생존하면서 건강하게 살아가는 환자들은 과연 어떻게 한 것일까요?

이 환자들에게는 몇 가지 공통점이 있습니다. 가장 중요한 것은 이들이 자신이 암 환자라는 생각을 잊어버리고 건강한 사람처럼 즐겁게 살기 위해 노력했다는 겁니다.

'나는 건강하고 풍요하고 행복해' 늘 이렇게 말하고 또 그 말을 믿는 사람들이었습니다. 그래서 건강한 사람처럼 먹고 마시고 놀며 잠도 잘 잤습니다. 사람들과의 관계 속에서 자신이 암 환자라는 우울한 사실을 잊어버리고 늘 즐겁게 지냈던 겁니다.

치료 불가능한 말기 암 환자에게 일어난 암 정지 상태로 건강하게 여생을 보내는 것이 어떻게 가능한 걸까요?

이 질문에 대한 대답은 충남대학교 강길전 교수가 쓴『양자의학(Quantum Medicine)』을 보면 과학적인 근거를 확인할 수 있습니다. 이『양자의학』은 오늘날 현대 서양의학이 지닌 여러 가지 한계를 보완한 책입니다.

양자의학이란 몸을 다루는 생의학과 양자 파동장을 다루는 에너지의학, 마음을 다루는 심성의학을 통합한 새로운 의학으로 볼 수 있어요. 양자물리학자인 데이비드 봄(David Joseph Bohm)의 양자물리학에 근거해서 우리가 품고 있는 생각이 그대로 물리적 현실로 나타난다는 것을 과학적으로 증명하여 펴낸 책입니다. 특히 마음 차원에서 어떤 신념을 갖느냐에 따라 많은 변화가 일어남을 증명하고 있습니다.

이 마음이라는 것은 그냥 아무것도 없는 허무가 아닙니다. 마음은 창조에너지입니다. 에너지 양자장이라는 뜻이에요. 따라서 '나는 건강해 풍요해 행복해'라고 말하고, 그렇게 늘 생각하여 의식에서 믿음으로 자리잡게 되면 반드시 육체적 현실에 변화를 가져온다는 겁니다.

더 알고 싶은 분들은 위에 소개한 켈리 터너나 앤드루 와일이 쓴 책들과 강길전 교수의『양자의학』과『사언지유력을 키워라』를 읽으시면 좋겠습니다. 또 제가 쓴 책 중에『나를 살리는 생명 리셋』과 『비우고 낮추면 반드시 낫는다』에도 수많은 환자가 '나는 건강하고 풍요롭고 행복하다'는 말과 신념, 그리고 몇 가지 생활 속 실천으로 놀라운 변화를 일으킨 치유 사례를 정리해 놓았으니 관심이 있으신 분은 그 책을 참고하셔도 좋겠습니다.

그냥 숨 쉬는 것으론 모자란다

건강·풍요·행복이 창조되는 비밀 | 깊은 호흡과 상상

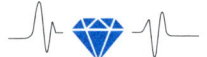

　앞에서 '나는 이미 건강하고 풍요롭고 행복한 사람이다'라는 믿음이 얼마나 큰 힘을 발휘하는지 이야기했습니다. 이제는 이 믿음 위에서 이미 건강하고 풍요롭고 행복하게 된 사람처럼 행동하기입니다.
　건강하고 풍요롭고 행복한 사람처럼 행동하려면 다음 네 가지를 잘하면 됩니다. 호흡, 음식과 식사, 활동과 운동, 환경과 관계 맺기. 먼저 건강하고 풍요롭고 행복한 사람처럼 호흡하기에 대한 이야기입니다.

　호흡에 관해 설명해 드린다고 하니 '숨은 그냥 저절로 쉬며 사는 거지 뭐 그렇게까지 건강·풍요·행복과 연결 지을 필요가 있겠어?' 하고 생각하실 수 있어요. '과연 호흡이 그렇게나 연결될까' 하는 의구심이 들 수도 있고요. 하지만 이 글을 끝까지 읽다 보면 호흡이 건강·풍요·행복을 창조하는 데 얼마나 큰 도움이 되는지 놀라시게 될 겁니다.

우리는 숨을 쉽니다. 살아 있으니 당연히 숨 쉬고 있음을 알지요. 하지만 숨은 쉬는데 제대로 호흡하는 사람은 아주 드물답니다.

우리가 생명을 유지하는 데 가장 필요한 것이 무엇입니까?

숨을 쉬는 것과 음식을 먹는 것, 움직이는 것이 기본일 겁입니다. 우리는 음식을 먹지 않고 물만 마시면서도 한 달 정도는 살 수 있고, 물조차 끊어 버려도 1~2주 정도는 살 수 있어요.

그런데 숨은 어떻습니까? 숨을 못 쉬면 5분 이상 살기 어렵죠. 이처럼 생명을 유지하는 데 가장 우선이자 중요한 것이 호흡인데도 우리는 별로 신경 쓰지 않습니다.

우리는 건강에 문제가 생기거나 삶이 좀 우울하고 지루하거나 하면 무엇을 어떻게 먹어야 건강하고 즐거울지를 생각하지요. 평소에도 음식에 관심이 무척 많습니다. 하지만 숨을 어떻게 잘 쉬는 게 좋을까는 생각조차 하지 않으시죠? 거의 관심이 없습니다. 근데 호흡을 잘하는 것은 음식을 잘 먹는 것보다 훨씬 중요하고 또 효과가 있습니다.

오늘 현대인들은 깊은 호흡을 하지 못합니다. 깊은 숨을 쉬어 폐 아랫부분 횡격막 근처까지 공기가 쭉 들어가야 하는데, 대부분 얕은 호흡을 하지요. 산소가 폐의 윗부분에까지밖에 들어가지 못하죠. 이처럼 얕은 호흡을 계속하다 보니 거의 모든 사람이 만성적인 산소 결핍 상태에 있습니다.

우리가 두려워하는 질환인 암이나 치매, 우울증, 불면증, 공황장애 같은 정신 신경장애, 그리고 만성통증까지 거의 모든 만성 질병이 세포의 만성적 산소 결핍과 관계가 있습니다. 산소가 늘 부족한 상태로 살아가면서 병이 생기는 거지요.

성인만의 문제가 아닙니다. 어린아이들에게서 보이는 자폐증이나 과잉행동, 난폭한 행동, 학습 능력 저하 등도 뇌세포에 충분한 산소가 공급되지 못하는 만성적인 산소 결핍과 관계있습니다. 특히 임신한 여성분들은 정말 깊은 호흡을 하셔야 해요. 그래야 태아에게 산소가 잘 공급됩니다.

호흡은 이처럼 아주 중요합니다. 의도적으로 깊은 호흡을 하려고 늘 마음을 쓰며 연습해야 합니다. 다시 강조하지만, 좋은 음식을 잘 먹는 것보다 깊은 호흡을 하는 것이 더 중요합니다.

깊은 호흡을 하는 방법은 아주 간단합니다.
먼저 어깨와 가슴을 뒤로 활짝 젖히고 척추를 바로 세우십시오. 숨을 깊게 들이마십니다. 이때 반드시 코로 공기를 들이마셔야 합니다. 아랫배까지 깊이 숨이 내려간다는 기분이 들도록 들이마셔 보세요. 그다음 서서히 숨을 길게 끝까지 내쉬면 됩니다.

갓난아기가 숨 쉬는 것을 관찰해보면, 아랫배가 볼록볼록 움직이는 걸 볼 수 있어요. 들이마시는 숨이 아랫배까지 내려왔다가 나가는 거지요. 공기가 실제로 아랫배까지 가는 것은 아니지만, 호흡의 중심이 아랫배라고 할까요.
그러나 나이가 들면서 호흡의 중심이 서서히 위로 올라갑니다. 가슴이 중심이 되지요. 나이 많은 노인 중에는 어깨를 들썩이며 숨을 쉬는 분들이 있습니다. 호흡의 중심이 가슴에서 더 올라온 거지요.
임종시에는 숨이 거의 목 정도까지밖에 못 들어갑니다. 저는 중환자실에서 환자가 임종하는 것을 많이 보았는데, 거의 대부분 마지막 숨은 목에서 헐떡거리며 쉬다가 세상을 떠나십니다.

우리는 어떻게 숨을 쉬고 있나요?
지금 내 호흡의 중심이 어디인지 한 번 살펴보십시오. 깊은숨을 쉬는지 아니면 가슴으로 쉬는 숨인지 보십시오. 혹시 너무 짧고 얕은 숨을 쉬고 있지는 않습니까?
우리는 숨 쉴 때 어린아이처럼 하면 좋습니다. 아랫배까지 숨이 내려가게끔 그런 기분으로 숨을 깊게 들이마시고 내쉬는 겁니다. 엄청나게 중요하니 호흡 연습을 의식적이고 의도적으로 하시는 게 좋습니다. 앉아 있든 걷든 무엇을 하든 틈만 나면 '숨을 깊이 쉬자' 하며 연습하십시오. 생각날 때마다 깊은 호흡을 하는 겁니다.

이제 저와 함께 깊은 호흡을 연습해 봅시다.

어깨와 가슴을 펴고 척추를 바르게 세웁니다.
생기를 코로 깊게 빨아들입니다.
숨을 깊게 들이마신 다음 잠깐 멈추세요.
숨이 차면 서서히 코로 내쉽니다.
또 숨을 코로 깊게 들이마십니다.

숨 쉴 때 어린아이처럼 하면 좋습니다.
아랫배까지 숨이 내려가게끔 그런 기분으로
숨을 깊게 들이마시고 내쉬는 겁니다.
엄청나게 중요하니 호흡 연습을 의식적이고
의도적으로 하시는 게 좋습니다.
앉아 있든 걷든 무엇을 하든 틈만 나면
'숨을 깊이 쉬자' 하며 연습하십시오.
생각날 때마다 깊은 호흡을 하십시오.

숨이 아랫배까지 내려간다는 기분이 들도록 길게 들이마십시오.

잠시 멈춥니다.

숨이 차면 코로 서서히 길게 끝까지 내쉽니다.

또 숨을 코로 깊게 들이마십시오.

우주에 있는 모든 생기를 다 빨아들이는 기분이 들도록 들이마십시오.

잠깐 숨을 멈췄다가 코로 서서히 길게 끝까지 내쉽니다.

깊이 숨쉬기를 해보셨는데 어떻습니까?

자, 몇 번 더 숨을 깊이 들이마시고 내쉬는 연습을 해보십시오. 그렇게 숨쉬는 것이 편해지면 이제 여기에 덧붙여 이런 생각과 상상을 해보십시오. 숨을 들이마실 때 생기가 들어온다고 상상하고, 내쉴 때 건강·풍요·행복·감사를 상상하는 겁니다.

깊은 호흡과 상상을 연습해 봅시다.

숨을 깊이 들이마시며 '생기가 들어온다'

더는 공기가 들어오지 못하면 멈춥니다.
코로 천천히 숨을 내쉬며 '건강해.'

숨을 쭉 들이마시며 '생기가 들어온다'
멈추었다 내쉬며 '풍요해.'

숨을 깊게 들이마시면서 '생기가 들어온다'
잠깐 멈췄다가 내쉬며 '행복해.'

또 숨을 깊게 들이마시며 '생기가 들어온다'
잠깐 멈췄다가 내쉬며 '감사해.'

이렇게 깊이 들이쉬는 숨으로 온몸에 생기를 가득 채운 다음 잠시 멈췄다가, 내쉴 때는 '건강해·풍요해·행복해 그리고 감사해'를 나 자신이 창조해서 내보내는 것입니다.

우리가 숨을 들이마실 때, 공기 속에 있는 산소와 질소 같은 것만 들어오는 것이 아닙니다. 생명에너지, 곧 생명이 우리 안으로 들어오지요. 그 생명에너지가 몸속으로 들어와 나를 살리는 겁니다. 만약 이 생기가 들어오지 않으면 우리는 몇 분도 못 버티고 생명이 멈춰버립니다.

이 우주에 있는 모든 생명체는 이 생명에너지로 생명을 유지하며 살아갑니다. 그러니 우리가 코로 숨을 들이마실 때는 늘 이렇게 생각하십시오.

'생명이 들어온다!'

'생명에너지가 들어온다!'

'생기가 들어온다!'

이렇게 생각하며 실제로 우주의 무한한 생명에너지를 숨으로 깊이 들이마시는 겁니다.

또 숨을 내쉬며 하는 상상은 내 안에서 건강을 창조해서 밖으로 내보내는 것과 같습니다. 또 풍요를 창조해서 밖으로 내보내고, 행복과 감사도 창조해서 밖으로 내보내는 것입니다.

이처럼 우주의 생명에너지는 삼라만상을 창조하는 창조에너지입니다.

얼음을 녹이면 물이 됩니다. 그 물을 가열하면 수증기가 되어 공기 중으로 날아가죠. 수증기를 더 쪼개면 보이지는 않지만, 에너지로 바뀝니다. 그 에너지는 양자물리학의 관점으로 보면 일종의 파동에너지입니다. 그래서 이 우주라는 깃은 에너지 양자 파동장과 같습니다.

좀 어려운 이야기지만 정리해 보면, 이 우주는 모든 생명을 살리는 생명에너지로 가득 차 있고, 그 생명에너지는 모든 것을 창조하는 창조에너지라는 말입니다.

그래서 숨을 들이마실 때 들어오는 생명의 창조에너지가 우리가 마음에 품은 생각인 건강이나 풍요, 행복과 같은 상념의 설계도대로 건강을 창조하고 풍요를 창조하고 행복을 창조해서 밖으로 내보내는 것입니다.

독일의 신경과학자이자 내과 및 정신과 의사인 요아힘 바우어(Joachim Bauer)는 『공감하는 유전자(Das empathische Gen)』라는 책에서 우리가 무엇을 생각하고 어떻게 행동하느냐가 우리 유전자에 각인되어 있다고 합니다. 유전자는 우리 생명의 설계도이자 생리 기능을 관할하는 프로그램 아닙니까?

요아힘 바우어는 우리가 선한 삶을 살면서 좋은 유전자를 작동시키면, 우리 몸은 건강한 세포를 창조하여 건강한 몸을 유지하고 더불어 풍요롭고 행복한 삶도 창조하여 그렇게 살아갈 수 있다는 겁니다.

'신념의 생물학'을 주장한 미국 스탠퍼드대학의 브루스 립튼(Bruce H. Lipton) 박사는 『당신의 주인은 DNA가 아니다

(*The Biology of Belief: Unleashing the Power of Consciousness, Matter & Miracles*)』라는 책에서 '신념' 즉 우리가 무엇을 믿느냐에 따라 우리 인생이 달라진다고 합니다. 내 믿음대로 에너지가 창조되어 내 건강을 만들어내고 풍요를 만들어내고 행복도 만들어낸다는 것이지요.

이처럼 우리가 마음으로 무엇을 믿고 무엇을 생각하느냐에 따라 우리 육체와 운명이 바뀐다는 사실을 늘 염두에 두시기를 바랍니다.

자, 우리 다시 한번 깊은 호흡 연습을 해보시죠.

우리가 경쟁하듯 살면서 다른 사람에게서 돈이나 행복을 빼앗아 내 것으로 만드는 것이 아니라, 이 우주 공간에 있는 무한한 생명의 자원인 생기에너지를 가져와 내 안의 창조 공장에서 내 신념으로 건강과 부와 풍요, 행복 등 그 무엇이든 창조해서 밖으로 내보내는 거예요

코로 숨 쉬며 '생기가 들어온다'
생명에너지 자원을 깊이 들이마십니다.
이제 '나'라는 창조 공장에서 건강을 창조해서 날숨과 함께 밖으로 내보냅니다. '나는 건강해!'

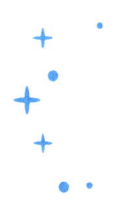

우리가 마음으로 무엇을 믿고

무엇을 생각하느냐에 따라

우리 육체와 운명이 바뀐다는 사실을

늘 염두에 두시기를 바랍니다.

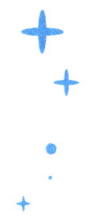

또 생명에너지 자원을 깊이 들이마십니다.

그 자원으로 내 안에서 풍요를 창조해 밖으로 날숨과 함께 내보냅니다. '나는 풍요해!'

다시 생명에너지 자원을 깊이 들이마십니다.

생명에너지 자원으로 행복을 창조해 날숨과 함께 내보냅니다. '나는 행복해!'

이처럼 '건강해·풍요해·행복해'라는 신념의 틀에 무한한 생명에너지를 자원으로 써서 건강과 풍요와 행복을 창조해 다시 밖으로 내보내는 깊은 호흡을 여러 번 계속하십시오.

또 깊은숨을 들이마시며 '생기가 들어온다', 내쉬며 '건강해·풍요해·행복해'를 상상할 때 나만 건강하고 풍요하고 행복한 게 아니라 모두를 위해 해보세요.

'생기가 들어온다, 여러분 모두 건강하세요!'
'생기가 들어온다, 여러분 모두 풍요하세요!'
'생기가 들어온다, 여러분 모두 행복하세요!'

모든 사람이 건강하고 풍요롭고 행복하도록 생명에너지를 축복의 말로 바꾸어 내보낼 때, 내 건강과 풍요와 행복은 더

충만해진다는 이야기입니다.

8세기 무렵 활동했던 인도의 성자 샨티데바(Shantideva)는 이런 이야기를 했습니다.

'이 세상에서 가장 어리석은 바보는 자기 앞으로 행복을 끌어오려고 애쓰는 사람이다. 이 세상에서 가장 지혜로운 사람은 다른 사람이 행복해지도록 행복을 밀어준다.'

물이 가득 찬 욕조에 앉아서 물을 내 앞으로 끌어오려고 하면 물은 왔다가 나가 버립니다. 반대로 내 앞의 물을 밀어주면 다시 돌아오지요. 깊은 호흡을 할 때도 마찬가지입니다.

한 번 같이 연습해 보실까요?

숨을 들이마실 때 무한한 우주의 생기가 가득 들어오면, 어떻게 하라고 했습니까? 예, 건강을 창조하는 겁니다. 내 안의 제조공장에서 건강을 창조해 날숨을 통해 내보냅니다.

'여러분 모두 건강하세요!'

또 숨을 들이마시며 우주의 생기가 가득 들어오면 내 안의 제조공장에서 풍요를 창조해 내보냅니다.

'여러분 모두 풍요롭게 지내세요!'

또 숨을 들이마시며 우주의 생명에너지가 가득 들어오면 이번엔 행복을 창조해 내보냅니다.

'여러분 모두 행복하게 지내세요!'

이렇게 세상 모든 사람이 건강하고 풍요롭고 행복하게 지내도록 밀어주는 것은 깊은 호흡만으로도 내가 건강하고 풍요롭고 행복하게 지낼 수 있는 최고의 방법이자 비밀입니다.

평소에 이처럼 깊은 호흡을 하면서 하루 한두 차례 정도 더 깊게 복식호흡을 하시길 권합니다.

복식호흡은 한 번에 20~30번 정도 아랫배까지 생기가 가득 차게 하면 되는데, 잠자리에 들기 전에도 20~30번 정도 복식호흡을 하면 생기가 온몸에 가득 찬 느낌을 받지요.

복식호흡 방법은 간단합니다.

우선 깊이 숨을 들이마실 때 내 아랫배에 풍선이 들어 있다고 상상하고 거기에다 들이마신 생기를 가득 채웁니다. 더는 들여보낼 수 없을 때 숨을 멈추고 항문을 조입니다. 그러면 아랫배에 빵빵하게 생기가 가득 찬 느낌이 옵니다. 이때 건강하고 풍요롭고 행복한 내 모습과 세상 모든 사람이 건강하고 풍요롭고 행복한 모습을 상상합니다. 그리고 서서히 길게 내쉬면서 '감사합니다'라고 마음속으로 말합니다.

복식호흡을 하다가 숨이 차면 보통 호흡으로 들이마셨다 내쉬기를 한 다음 다시 복식호흡으로 돌아가면 됩니다.

이제 같이 복식호흡 연습을 해보실까요?

깊이 숨을 들이마시며 생기를 쭉 빨아들여서 아랫배 풍선에 가득 채우고 항문을 조이며 상상합니다.

'우리 모두 건강합니다.'

'모든 천하 만민이 건강합니다.'

그다음 내쉬면서 '감사합니다.'

생기를 쭉 빨아들여서 아랫배에 가득 채우고 항문을 조이며

'우리 모두 풍요롭습니다'

'모든 천하 만민이 풍요롭습니다.'

내쉬면서 '감사합니다.'

한 번 더 생기를 쭉 빨아들여서 아랫배에 가득 채우고 항문을 조이며

'우리 모두 행복합니다.'

'모든 천하 만민이 행복합니다.'
내쉬면서 '감사합니다.'

이렇게 20~30번을 반복해서 하다 보면 생기가 온몸에 가득 차게 됩니다.

복식호흡을 한 다음에는 평소 호흡으로 돌아와 숨을 쉬면서 나와 이 세상 사람들이 모두 건강하고 풍요롭고 행복하게 되어 있는 모습을 상상합니다.

그렇게 하다 나도 모르게 잠이 들면 내 잠재의식과 유전자는 열심히 일하며 내가 가장 건강하고 풍요롭고 행복한 상태가 되도록 창조하고 있습니다. 복식호흡을 하면서 잠들었다가 아침에 깨면 훨씬 생기 넘치고 기분이 좋아집니다.

2019년에 한 환자분이 우리 병원에 오셨습니다.

이분은 당뇨합병증이 너무 심해서 심근경색이 왔고, 치료받던 대학병원에서 더는 어렵겠다는 말을 들었다고 합니다. 저한테 오셨을 때 제대로 걷지도 못했습니다. 본인이나 가족 모두 생존하기 어렵다는 걸 알고 있었습니다.

이분은 숨을 무척 가쁘게 쉬었고 인슐린 펌프를 달고 있었는데, 당뇨가 심해져 조절되지 않는 상태였습니다. 신장 기능이 나빠져 얼마 지나지 않아 투석해야 할지도 모르겠다고 했습니다. 망막 장애도 있었고요.

이 환자분이 살아온 이야길 들어보니, 해외에서 무슨 사업을 하다가 실패했고, 스트레스가 많아 습관적으로 과식하다 보니 당뇨가 점점 심해졌다고 했습니다.

이분께 제가 권한 치유법은 자연에서 난 채소, 과일, 통곡물 등을 생채식하고 생기호흡을 하게 했어요. 생기가 가장 좋은 치유력이기 때문이지요.

이분은 집으로 돌아가 계속 의식적으로 생기호흡을 하셨답니다. 걷기는 힘들었지만 자연으로 나가 햇볕도 쬐고 맨발로 흙을 밟으며 한 걸음씩 내딛는 연습을 했고요. 숨이 차올랐지만 생기호흡에 집중했다고 합니다. 사실 이것 말고는 이분이 할 수 있는 것이 없는 상태였다고 할까요.

숨을 들이마시며 '생명이 들어온다' 내쉬며 '나는 건강해!'
숨을 들이마시며 '생명이 들어온다' 내쉬며 '나는 풍요해!'
숨을 들이마시며 '생명이 들어온다' 내쉬며 '나는 행복해!'
이렇게 석 달 정도 했을 때 검진일이 다가와 대학병원에 가서 검사를 받았답니다. 그런데 담당 의사가 깜짝 놀라 이렇게 말했다네요.

'내 생전에 이렇게 빨리 당화혈색소 수치가 정상이 되고 심장 상태도 좋아진 건 처음 봅니다.'

잘 걷지도 못했던 이분은 몇 개월 만에 등산하러 다닐 정도로 건강이 좋아졌습니다.

그런데 더 흥미로운 이야기도 저한테 들려주었습니다.

이분은 그 뒤로도 계속 생기호흡을 하면서 '나는 풍요해'라고 말할 때마다 '내 한 달 수입은 500만 원이다'라고 했답니다. 사업에 실패해 경제적으로 너무 궁핍했는데, '나는 이미 월 500만 원의 수입이 있다'고 믿으며 말로 선언했다는 거죠. 그런데 놀랍게도 실제로 500만 원의 수입이 들어오는 직업이 생겼답니다.

그러자 이분은 조금 더 목표를 높여야겠다는 생각이 들어 이번엔 몸 가득 생기에너지를 채우면서 '내 한 달 수입은 1,000만 원이다'라고 말하며 이미 1,000만 원을 받고 즐거워하는 자기 모습을 상상했다고 합니다. 그 후 이분 직업이 바뀌면서 매달 수입이 1,000만 원인 일이 생겼답니다. 지금 4년째 됐는데, 매달 수천만 원의 수입이 들어오고 있다고 합니다.

지금 이분은 다른 사람들에게 자신이 어떻게 병에서 벗어나고 궁핍에서도 벗어나 건강하고 풍요롭고 행복하게 될 수 있었는지 그 방법을 가르쳐주는 일을 하고 있습니다.

 세계적으로 유명한 일본인 건축가 안도 다다오가 이화여대에 와서 특강을 한 적이 있습니다. 워낙 유명한 분이니 수천 명이 모여들어 그분 강연을 들었지요.
 안도 다다오는 올해 82세로, 학력은 고등학교 졸업입니다. 암 수술도 여러 번 받아 몸속 장기를 다섯 개나 떼어냈다고 합니다. 그런데도 여전히 건강하게 활동하고 있죠. 이분은 이 강연에서 '나는 학력도, 몸에 장기도 별로 없는데 정말 즐겁게 삽니다'라고 했습니다. 안도 다다오는 날마다 자신이 건강과 풍요와 행복을 창조하여 경험하는 삶을 살고 있는 것 같습니다.

 생기호흡이나 복식호흡 모두 숨을 깊이 들이쉴 때 생기가 들어오고, 내쉴 때 나는 정말 행복하고 즐겁다는 것을 창조해서 밖으로 내보낼 수 있습니다.
 어떻게 이것이 가능할까요?
 양자물리학의 도움을 좀 받아 풀어보겠습니다. 이 우주에 있는 생명의 기운은 우리 눈에는 보이지 않습니다. 하지만 아무것도 안 보인다고 해서 허무가 아닙니다. 이 기운은 일종의 에너지 양자장으로, 온 우주에, 말하자면 온 허공에 생명의 창조에너지가 가득 차 있습니다.

우리가 호흡을 통해 이 생명의 창조에너지를 받아들인 다음, 나의 상상과 믿음의 설계도대로 창조하여 밖으로 내보냅니다. 내가 창조한 것이 건강과 풍요와 행복이면, 숨을 내쉴 때 그것들이 밖으로 나가서 현실이 됩니다.

이것은 이미 과학적으로 검증된 사실입니다. 앞에서 말씀드린 책 『공감하는 유전자』나 『당신의 주인은 DNA가 아니다』 등을 보면 많은 실증 사례를 보여주고 있어요. 내가 어떤 생각을 하느냐, 어떤 감정을 가지느냐가 우리의 건강과 운명을 펼쳐가는 데 결정적인 역할을 한다는 것입니다. 실제로 이런 사례와 결과는 저도 많이 보았습니다.

이제 여러분께서도 날마다 깊은 생기호흡을 하시길 바랍니다. 온 우주의 생명에너지를 깊은 호흡을 통해 끌어들여 건강과 풍요와 행복을 창조하고, 세상 모든 사람에게 건강과 풍요와 행복을 보내주는 삶을 사시길 바랍니다.

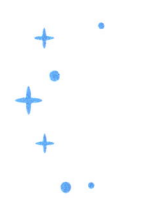

우리가 호흡을 통해
생명의 창조에너지를 받아들인 다음,
내 상상과 믿음의 설계도대로 창조하여
밖으로 내보냅니다.
내가 창조한 것이 건강과 풍요와 행복이면,
숨을 내쉴 때 그것들이 밖으로
나가서 현실이 됩니다.

즐겁게 먹고 마시고 잘 배출하고

건강·풍요·행복이 창조되는 비밀 | 음식과 식사

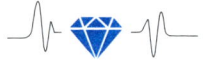

건강과 풍요, 행복을 창조하기 위해 우리는 어떤 음식을 먹고 또 어떻게 식사해야 할까요?

먼저 건강하고 풍요로운 음식은 어떤 것인지부터 살펴봐야 합니다. 한마디로 말씀드리면, 내가 사는 지역에서 그 계절에 나는 음식 재료로 만든 음식이 내 몸을 건강하고 풍요롭고 행복하게 해줍니다. 자연과 조화를 이루는 음식이라고 할 수 있겠죠.

음식 중에서도 채식을 주로 할 것인지, 동물성 음식도 가리지 않고 먹을 것인지, 또 생식할 것인지, 불로 조리한 음식을 먹을 것인지는 본인의 건강 상태, 그리고 기호와 신념에 따라 결정하시면 됩니다.

그런데 어떤 음식을 선택하더라도 유념해야 할 게 있어요. 우리 몸은 수십조 개의 세포와 그보다 열 배가량 많은 수백조 개의 미생물이 서로 돕고 함께하는 공동체라는 사실을 잊지 말라는 겁니다. 내가 먹는 음식이 내 몸 세포와 장 내 미생물들이 건강하게 생존하는 데 도움이 되는지를 생각해 보라는 이야기예요.

내 몸속 미생물이 좋아하고 또 미생물을 살리는 음식을 한 가지만 고른다면 식이섬유입니다. 살아 있는 섬유소를 매끼니 충분히 드시는 것이 중요한데, 이 섬유소는 우리가 주변에서 쉽게 구할 수 있는 자연식물식 곧 채소나 과일, 통곡식에 많이 들어 있습니다. 고기를 먹을 때도 식이섬유가 풍부한 채소나 효소가 들어 있는 음식과 같이 드시면 좋아요.

섬유소가 풍부한 음식은 장 내 미생물과 면역세포의 생명력을 활성화시켜줍니다. 음식을 드실 때마다 항상 이 점을 염두에 두는 게 좋겠습니다.

음식은 언제 먹는 것이 좋을까요?

답은 간단합니다. 배가 고플 때 먹으면 됩니다. 끼니 때가 되었어도 배가 고프지 않다면 음식을 먹지 않는 게 좋습니다.

우리는 배고픔과 식욕을 구별해야 해요. 움직이고 활동해서 정말로 배가 고파졌을 때가 비로소 우리 몸이 음식을 받아들여 소화 흡수할 준비가 된 상태입니다. 특히 장 내 세포와 장 내 미생물은 배고픔을 느낄 때 들어오는 음식을 왕성하게 소화, 흡수하지요.

음식을 얼마만큼 먹을 것인가도 중요합니다.

우리가 먹는 음식의 양은 배가 부르지 않을 정도가 좋습니다. 식사를 하다가 배가 부르기 시작하면 곧바로 숟가락을 내려놓으세요.

배가 부르다는 것은 우리 몸이 보내는 신호입니다. 이제 음식이 그만 들어오게 해달라는 신호죠. 그런데도 이를 무시하고 계속 많이 먹어 몸속으로 들여보내면, 그 음식은 이제 재앙이 되기 시작합니다.

우리가 먹은 음식물은 소화 흡수되고 각종 영양분으로 분해되어 세포로 들어갑니다. 세포 속에는 미토콘드리아라는 일종의 발전소가 있는데, 이 영양분은 발전하는 데 사용하는 연료가 됩니다. 미토콘드리아라는 아궁이에 우리가 먹은 음식물이라는 장작이 들어가 태워질 때 햇볕은 불씨 역할을, 우리가 숨 쉬며 마시는 산소는 휘발유 같은 역할을 합니다.

아궁이에 불을 피울 때 장작을 적당히 넣어가며 공기도 잘 통하게 하여 태우면 연기도 별로 나지 않고 화력이 세며 장작도 완전연소 될 때까지 잘 탑니다. 그렇게 태운 아궁이는 나중에 재도 별로 없이 깨끗하지요.

그런데 아궁이에 넣은 잔가지에 밑불이 아직 제대로 붙지도 않았는데, 꾸역꾸역 장작을 많이 쑤셔 넣으면 어떻게 될까요? 공기가 잘 통하지 않아 불이 제대로 붙지 않고 새까만 연기만 많이 납니다. 화력도 신통하지 않아 결국은 제대로 타지 못한 장작토막이 남는 등 불완전 연소가 됩니다.

우리가 과식하면 우리 몸속은 바로 이런 불완전 연소 상태가 된답니다. 새까만 연기처럼 우리 몸에 좋지 않은 활성산소가 많이 생겨나고요. 그래서 과식이 안 좋다는 말도 많이 하고, 과식하지 말라는 이야기를 늘 하지요.

배가 부른 데도 계속 먹게 되면 우리 몸은 넘치도록 들어오는 음식물을 소화 흡수하기 위해 많은 생명력과 에너지를 써야 합니다. 특히 효소를 많이 소진하지요.

우리 몸속에는 약 5,000여 종류의 효소가 있는데, 각 효소는 한 가지 일만 합니다.

예를 들면, 침 속에 있는 아밀라아제(amylase)는 탄수화물

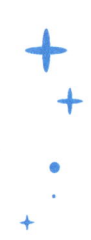

'과식하지 마라' '과식하면 안 좋다'는
말을 그냥 흘려듣지 말아야 합니다.
정말로 과식하지 않도록 주의해야 해요.
식사하면서 어느 정도 배가 찼다는 느낌이 오면
그만 먹는 게 좋습니다. 더 먹게 되더라도
배가 부르기 시작하면 숟가락을 내려놓으세요.
즉시 식사를 중지하는 것,
이 습관은 대단히 중요해요.

을 소화하는 효소이고, 펩신(pepsin)은 위에서 분비되는 소화 효소로 단백질을 분해해요. 리파아제(lipase)는 지방을 분해하는 효소로, 췌장에서 만들어져 췌장 관을 통해 십이지장으로 분비되며 중성지방을 지방산으로 분해하는 역할을 합니다. 이처럼 하나의 효소는 한 가지 일을 맡고 있어요.

그런데 이 생체 효소 5,000여 종의 원형이 되는 잠재효소가 있다고 합니다. 마치 모든 세포로 분화할 수 있는 줄기세포처럼 어떤 효소로도 분화가 가능한 효소예요. 이 잠재효소는 우리 몸이 평생 만들어낼 수 있는 총량이 정해져 있다고 합니다. 그러니 어떤 효소를 과하게 사용해서 잠재효소를 고갈시켜 버리면, 질병을 일으키고 수명이 줄어들 수 있다는 말이지요. 결국 효소는 우리 몸의 생명력과 관계있습니다.

그러니 '과식하지 마라' '과식하면 안 좋다'는 말을 그냥 흘려듣지 말아야 합니다. 정말로 과식하지 않도록 주의해야 해요. 식사하면서 어느 정도 배가 찼다는 느낌이 오면 그만 먹는 게 좋습니다. 더 먹게 되더라도 배가 부르기 시작하면 숟가락을 내려놓으십시오. 즉시 식사를 중지하는 것, 이 습관은 대단히 중요해요.

이제 음식을 어떻게 먹는 것이 좋은지 살펴봅시다.

건강하고 풍요로운 음식을 선택하는 것만큼 식사할 때의 마음과 행동도 중요합니다. 우리가 식사하는 시간이 하루 중 가장 행복하고 즐거운 시간이 되는 것이 좋아요.

또 음식을 오래 씹어 먹는 습관을 들이는 것도 무척 중요합니다. 입에 넣은 음식이 거의 물처럼 될 때까지 씹어서 식도로 흘려보내세요. 음식을 오래오래 씹어서 삼키면 당연히 장 내 미생물과 세포가 좋아합니다.

잘 씹지 않고 몸속으로 들어온 음식물은 완전히 분해되지 않은 상태로 소화기관인 위로 넘어가 위에 부담을 주고 소화를 방해하지요. 천천히 오래 씹으면 소화효소인 아밀라아제가 충분히 분비되어 소화가 잘되게 돕지만, 그렇지 않고 많은 음식을 대충 삼키면 소화불량을 일으켜 장 내 미생물과 장 내 세포들도 견딜 수 없게 됩니다.

장 내 염증이 많이 생기고 장 내 미생물이 약화하는 데도 과식과 음식을 급하게 먹는 습관이 영향을 미칩니다. 특히 몸에 좋지 않은 음식을 지나치게 많이 먹고 심지어 제대로 씹지도 않고 대충 삼키는 식사 습관이 좋지 않다는 것은 여러분도 잘 아시지 않습니까.

이런 식사 습관을 계속하다 보면 장에 염증이 생기고 모든 병이 시작됩니다. 그러니 음식을 먹을 땐 과식하지 않기와 오래 씹어서 먹기를 꼭 기억하고 실천하시기 바랍니다.

이제 식사 시간에는 이렇게 합시다.

식사할 때는 지금 내 앞에 어떤 일이 펼쳐져 있든 간에 모든 걸 내려놓고 식탁에 차려진 음식에만 집중하세요. 오로지 음식의 맛과 향기를 음미하면서 가장 즐겁고 행복한 시간이 되도록 하는 겁니다.

내 현실은 몸에 병이 생겨 근심 걱정이 가득하고, 치료받으면서도 마음이 어지러울 수 있지만, 식사 시간만큼은 그런 걸 다 내려놓는 겁니다. 그 병과 지금 하는 식사를 절대로 연결시키지 말아야 합니다.

그 대신 나는 이 세상에서 제일 건강하고 풍요롭고 행복한 사람이라 생각하고, 그 느낌으로 천천히 음식 맛을 음미하면서 오래오래 음식을 씹으면서 즐겁게 식사하는 겁니다. 이런 식사 습관을 들이면 정말로 좋습니다.

내가 어떤 병을 가지고 있더라도 식사 시간만큼은 건강하고 풍요롭고 행복한 사람으로서 음식 맛에 집중하고 맛있는 식사를 즐기는 것이 습관이 되면, 그 음식은 내 몸의 보약이 되고 그 시간은 내 마음을 행복하게 만듭니다.

다시 한번 강조하지만, 식사하는 지금 이 순간을 음식 먹

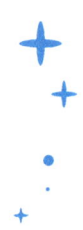

식사할 때는 지금 내 앞에
어떤 일이 펼쳐져 있든 간에 모든 걸 내려놓고
식탁에 차려진 음식에만 집중하세요.
오로지 음식의 맛과 향기를 음미하면서
가장 즐겁고 행복한 시간이 되도록
하는 겁니다.

는 그 자체만을 즐기는 시간으로 만드세요. 이런 식사 습관이 나를 건강하고 풍요롭고 행복한 삶을 누리도록 도와줄 겁니다.

물을 잘 마시는 방법에 관해서도 말씀드리겠습니다.

음식 못지않게 중요한 것이 물입니다. 그러니 물을 잘 마셔야 하고, 몸에 좋은 방법으로 마셔야 해요.

가장 좋은 물은 음양탕입니다. '탕' 자가 들어가니 약이 아닐까 생각되지요? 약은 아니지만 잘 마시면 약만큼 좋은 물이랍니다. 이 물은 볶은 현미에 뜨거운 물을 부어 우려낸 것으로, 언제 어디서든 늘 마시면 좋습니다.

곁에 두고 항상 간편하게 마시고 싶다면, 보온병과 생수 두 가지를 준비하면 됩니다. 보온병에는 뜨겁게 우려낸 볶은 현미물을 담아두고, 마실 때마다 생수와 섞어 마십니다. 이걸 음양탕이라고 부른답니다. 저는 외출할 때 늘 볶은 현미물 보온병과 생수를 챙겨 다니면서 자주 홀짝이며 마십니다.

이 음양탕은 아침에 자고 일어나서부터 점심때까지 5~7컵 정도(약 1L) 마시는 게 좋습니다. 물론 성인의 경우입니다.

이제 어떻게 아침 식사를 하면 좋을지 말씀드리겠습니다.

아침엔 장 내 미생물이 가장 좋아하는 섬유소 위주로 드시면 좋겠습니다. 조금 전 말씀드린 따뜻한 볶은 현미물을 마시고, 식사로는 과일과 채소 위주로 드시는 거예요. 이때 과일과 채소에 식물성 오일인 코코넛오일이나 올리브오일을 곁들여 함께 드십시오.

아침을 이 정도로만 드시면, 전날 저녁 식사 이후 오늘 점심때까지 약 18시간 정도 절식하는 효과가 나타나지요. 요즘 흔히 말하는 '간헐적 단식'이라 할까요. 그러나 완전히 굶는 것이 아니라 물과 과일, 생채소는 충분히 드시면 되는데, 이렇게 할 때 장 내 환경이 무척 좋아지고 해독됩니다.

잘 먹었다면 잘 배출해 봅시다. 방법은 커피관장입니다.

우리 몸은 몸속 노폐물을 소변이나 대변으로 또는 땀 같은 걸로 바깥으로 내보내지요.

그런데 몸속에 쌓인 노폐물을 더 적극적으로 내보내는 방법이 있습니다. 몸 밖으로 잘 빠져나가지 않는 장 내 노폐물과 독성물질까지 배출해버리는 방법입니다.

바로 유기농 커피로 장을 청소하는 커피관장(coffee enema)입니다. 이 관장을 하게 되면 커피에 늘어 있는 카페인이 체내 독소와 노폐물을 담즙을 통해 잘 배출하게 도와줍니다.

커피관장을 하는 방법은 아주 쉬워서 우리 병원에 오는 모든 분에게 권하고 있습니다. 저와 우리 가족도 10여 년 가까이 커피관장을 해오고 있습니다. 일단 커피관장을 해보면 너무 상쾌하고 기분이 좋아 그만둘 수 없게 되지요.

커피관장은 어떤 부작용이나 위험이 없어 안심하고 하셔도 됩니다. 좋은 유기농 커피를 선택해서 하시면 되고, 그 방법은 인터넷이나 유튜브 등에서 배울 수 있습니다.

신야 히로미(Shinya Hiromi)라는 미국 의사가 쓴 『면역력을 높이는 장 해독법』이라는 책을 읽어 보셔도 좋고, 저의 졸저 『나를 살리는 생명 리셋』에도 커피관장 방법을 자세히 설명해놓았으니 참조하셔도 좋겠습니다.

신야 히로미는 세계 최고의 위장 전문의로 꼽히는데, 커피관장을 극찬합니다. 이분은 대장내시경을 개발해 40만여 명의 대장을 내시경으로 들여다봤는데, 커피관장을 꾸준히 해온 사람들의 경우 장 내 환경이 무척 좋았다고 합니다.

또 다른 몸속 노폐물 배출 방법은 간 청소(liver flush)**입니다.**

독일인 의사 안드레아스 모리츠(Andreas Moritz)는 간에 있는 독성, 노폐물, 담석을 질병의 주요 원인으로 보고 이것들을 배출하는 간 청소법을 개발했습니다. 그는 간 청소법에 관한 책 『의사들도 모르는 기적의 간 청소(The Amazing Liver and Gallbladder Flush)』를 펴냈는데, 우리말 번역본은 제가 감수해 출간되었습니다.

이 책을 감수하면서 책에 쓰인 대로 우리 가족과 환자들이 간 청소를 했는데, 그 효과가 너무 놀라웠습니다.

간은 에어컨이나 정수기 필터처럼 우리 몸속 특히 혈액 속 노폐물을 걸러내는 필터 역할을 하기에 많은 노폐물이 간 내에 축적되어 있습니다. 안드레아스 모리츠 박사는 간단한 간 청소로 간에 있는 노폐물을 밖으로 배출하여 해독하는 방법을 개발한 거죠.

실제로 간 청소를 하면 간 속에 있는 많은 노폐물이 몸 밖으로 나오게 되는데, 우리 눈으로 직접 볼 수 있습니다. 미세한 담석들도 많이 나옵니다.

간 청소는 6개월 동안 매월 한 차례 정도 하시고, 커피관장은 하루에 한 번씩 매일 하시길 권합니다.

음식과 식사, 그리고 잘 배출하는 것이 얼마나 중요한지를 우리에게 가르쳐주는 한 환자 사례를 소개하겠습니다.

약 10년 전 경기도에 사는 50대 여성분이 우리 병원을 찾아왔습니다.

이분 직업은 공무원이었는데, 이미 여러 차례 암 수술을 받은 분이었습니다. 이분이 저한테 오셨을 땐 아무것도 할 수 없을 만큼 절망적인 상태였습니다.

이분 병력을 보면, 암이 발병되기 전에 20년 가까이 혈압약을 먹었다고 합니다. 그러면서 우울증과 불면증이 생겨 관련 약을 먹었고, 담석이 생겨 담낭 절제수술도 받았답니다. 그런데 갑상선암이 와서 갑상선 절제수술을 받았는데, 몇 년 후 유방암이 와서 유방암 절제수술을, 그 후 자궁암이 와서 자궁암 절제수술을, 또 얼마 후에 췌장암이 와서 췌장암 절제수술을 받고 항암 치료 중이었습니다. 그동안 이분은 얼마나 힘들고 고통스러웠겠습니까.

우리는 이 환자분을 통해서 무엇을 배울 수 있을까요?

이분이 처음으로 혈압약을 먹기 시작하고, 또 우울증 약을 먹어야 했을 때로 돌아가 봅시다. 왜 혈압이 높아졌을까요? 그 이유는 이분의 몸속 장 내 환경이 나빠졌기 때문입니다. 고혈압은 피가 더러워졌으니 장과 피를 청소하여 깨끗이 하라는 신호였습니다. 그런데 이걸 해결하지 않은 채 혈압약만 먹어 강제로 혈압을 낮추려 했고 우울증 약만 드신 거지요. 그러자 암이 왔습니다. 암도 병이라기보다는 여전히 몸속 장 내 환경과 피가 엄청나게 오염되어 있으니 어서 해결하라는 신호였습니다.

그동안 이 환자분은 어떻게 생활해 오셨을까요?

이 부분도 살펴보면 배울 점이 있습니다. 이분은 평소 일과 생활에서 스트레스를 많이 받았고, 과로하는 일도 잦았다고 합니다. 평소에 패스트푸드 음식을 자주 먹었는데, 간편하기도 하고 바쁠 때 금방 챙겨 먹을 수 있어 무척 좋아했다고 합니다. 달콤한 간식도 좋아해서 자주 챙겨 먹었고요.

늘 바쁘고 시간이 부족하니, 배고플 때 식사를 한 것이 아니라 시간이 날 때 패스트푸드를 챙겨 드신 거지요. 또 언제 먹을 수 있는 시간이 날지 몰라 늘 배부를 만큼 많은 양을 먹었다고 하니 자주 과식했을 겁니다.

이분이 드신 음식은 건강하고 풍요로운 음식과는 거리가 좀 멀지요? 오히려 많이 가공하여 즉석에서 조리한 생명력이 없는 음식이었죠. 또 늘 간식을 입에 달고 살았고, 배고프지 않아도 틈이 나거나 때가 되면 먹다 보니 과식이나 폭식하는 경우마저 있었습니다. 제가 앞에서 말씀드린 건강과 행복을 가져오는 식사와는 정반대였던 겁니다.

그 결과는 어떻습니까? 장 내 환경이 완전히 무너지면서 병들이 꼬리를 물며 이어진 겁니다.

이분께서 우리 병원에 오셨을 때, 저는 앞에서 말씀드린 대로 건강하고 풍요로운 음식을 찾아서 드시게 하고, 또 여러 가지 해독요법을 진행했습니다. 특히 간 청소를 했을 때는 무척 많은 노폐물과 간 내 담석이 배출되어 깜짝 놀랄 정도였습니다. 이분이 카메라로 찍어서 보내준 간 내 노폐물과 담석 사진은 샘플로 놔두고, 우리 병원에 오는 환자분들에게 보여드리며 간 청소를 하시라고 권유하고 있습니다.

이 환자분이 간 청소로 엄청난 양의 노폐물과 간 내 담석을 몸 밖으로 배출하자 얼굴이 완전히 달라졌어요. 밝고 맑아지고 생기가 돌았습니다. 암과 싸우느라 식욕도 사라지고 몸이 무너져 있었는데, 다시 식욕이 생겨났지요.

이분은 아봐타프로그램도 배워 실천함으로써 정신적 노폐물도 모두 청소하고 마음의 공간을 완전한 건강과 행복감으로 채울 수 있었습니다. 그 뒤로 이분의 모든 병증이 다 사라져 버렸습니다. 정말 놀랍지 않습니까.

이분은 좋은 음식을 선택해서 제가 권한 식사법대로 드시면서 건강하게 지냅니다. 어느 농촌 지역에서 자연농법으로 농사지으며 사는데, 건강만 좋아진 것이 아니라 사업도 순조롭게 잘 되고 있다고 합니다. 그야말로 건강하고 풍요롭고 행복한 삶을 살고 계십니다.

　지금까지 음식과 식사법을 통해 건강과 풍요와 행복이 창조되는 비밀을 알려드렸습니다.
　건강하고 풍요로운 음식을 선택해서 배고플 때만 먹되 절대로 배부르지 않게 먹고, 음식을 먹을 때 모든 생각을 내려놓고 지금 먹고 있는 음식 맛을 음미하고 감사하면서 그 순간들을 최대한 행복하게 즐기는 식사 시간이 되도록 하는 것이 비밀이었습니다.
　이런 식사를 하면서 살아갈 때 그 누구라도 건강하고 풍요롭고 행복한 삶을 누리게 될 겁니다.

'병이 있으니 운동해야 해'는 절대 금지

건강·풍요·행복이 창조되는 비밀 | 활동과 휴식

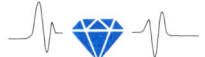

 지금 우리는 어떻게 건강하고 풍요롭고 행복한 삶을 창조하고 누리며 살 것인가에 관해 이야기하고 있습니다. 생각과 말, 호흡, 음식과 식사에 이어 이 글에선 활동과 휴식에 관해 말씀드리려 합니다

 활동이란 운동과 일하는 것, 휴식이란 저녁에 잠을 잘 자는 것으로, 어떻게 하는 것이 건강과 풍요와 행복을 가져오는 활동과 휴식인지 살펴봅시다.

 우리가 운동하면서 절대로 하지 말아야 하는 게 하나 있습니다. 그것은 바로 이런 말들입니다.

 '내가 건강이 안 좋으니 운동을 해야 한다.'

'병이 있으니 어쩔 수 없이 운동해야만 해.'

이처럼 운동과 질병을 연결하는 생각만큼은 절대로 하면 안 됩니다. 병이 있으니 운동한다고 생각하게 되면, 내 잠재의식 속에 병이 자리 잡게 됩니다. 아무리 몸에 좋은 운동을 하더라도 병이란 잠재의식이 방해꾼처럼 훼방을 놓아 운동 효과를 쓸모없게 만듭니다.

그러니 운동할 때는 어떤 운동이라도 좋아하는 걸 골라서 하시고 마음은 놀이나 게임을 하듯 즐겁게 가지고요.

'나는 이미 건강하고 풍요롭고 행복한 사람이니, 진짜 즐겁게 놀아볼까!'

제가 꼭 권하는 것 한 가지가 있습니다. 운동처럼 해도 좋고 가벼운 활동이라 해도 괜찮습니다만, 매일 혹은 규칙적으로 하면 건강에 큰 도움이 됩니다.

아침에 동산에서 해가 뜰 때, 그 해를 바라보면서 깊이 숨쉬기를 하는 것입니다.

해가 눈이 부시면 눈을 감아도 좋습니다. 이마에 햇빛이 들어가게 하고, 어깨를 뒤로 젖히고 가슴도 활짝 펴서 깊은 호흡을 합니다. 빛을 받으며 깊이 더 깊숙이 숨을 들이쉬고 내쉬는 거지요. 이때 신발과 양말을 벗고 땅에 맨발로 선 채

병이 있으니 운동한다고 생각하게 되면,
내 잠재의식 속에 병이 자리 잡게 됩니다.
아무리 몸에 좋은 운동을 하더라도
병이란 잠재의식이 방해꾼처럼 훼방을 놓아
운동 효과를 쓸모없게 만듭니다.
그러니 운동할 때는 어떤 운동이라도
좋아하는 걸 골라서 하세요.
마음은 놀이나 게임 하듯 즐겁게 가지고요.

로 하면 더 좋겠습니다.

이렇게 맨발로 서서 해를 바라보면서 깊은숨을 쉬는 이 운동을 10~15분 정도 매일 하는 것은 건강에 엄청난 도움이 됩니다.

이제 상상으로라도 이 운동을 같이 해보실까요? 떠오르는 해를 바라보며 서 있다고 여기십시오.

햇빛 에너지가 내 몸속으로 들어옵니다.
숨을 통해서 나를 살리는 생명이 들어옵니다.
땅으로부터 엄청난 생명에너지가 들어오고, 내 몸의 나쁜 에너지가 빠져나갑니다.

먼저 깊은 심호흡을 합니다.
숨을 깊게 받아들이면서 '생명이 들어온다'
숨이 가득 차면 잠시 멈추고 상상합니다.
'나는 이미 건강하고 풍요롭고 행복한 사람이다'
그런 사람으로서 즐겁게 사는 모습을 상상합니다.
숨이 차면 서서히 내쉬면서 '감사합니다!'

다시 생기를 쭉 빨아들여 가득 채운 다음 '생명이 들어온다'

숨이 가득 차면 잠시 멈추고
'나는 이미 건강하고 풍요롭고 행복한 사람이다'
숨이 차면 서서히 내쉬면서 '감사합니다!'

매일 아침 이렇게 10~15분 정도 해보세요. 우리 병원에 오신 많은 분에게 이렇게 해보시라고 권하는데, 모두들 좋아하고 또 큰 도움이 되었다고 말씀합니다.

낮에는 꽃 가꾸기나 텃밭 가꾸기 같은 것을 하면서 흙이나 식물을 맨손으로 만지는 활동도 좋아요. 또 가볍게 배드민턴이나 공놀이를 하는 것도 좋고요. 마치 야생 동물이 아무 제약 없이 자유롭게 들판에서 뛰어다니는 것처럼 즐겁게 놀아보세요.

야생 동물들한테는 병이 없지 않습니까. 저는 맨발로 흙을 밟으면서 즐겁게 노는 것이야말로 가장 좋은 운동이라고 생각합니다. 물론 다른 어떤 운동이라도 즐겁게 하시면 괜찮습니다.

일터에서 일할 때도 그것이 어떤 일이든 그 자체를 또 하나의 놀이나 오락처럼 생각해 보십시오. 물론 스트레스만 주는 일을 갑자기 놀이처럼 생각하기가 쉽지는 않을 겁니다. 그러면 평소 좋아하는 게임을 하듯 스트레스나 짜증을 한 단계씩 돌파해 나가는 것은 어떠실지요?

어렵고 힘든 일이라도 즐겁게 게임 하는 것처럼 생각한다면, 성과를 내야 한다는 스트레스를 줄이면서 해낼 수 있지 않을까요. 일에 휘둘리며 압박받기보다는 나 스스로 일의 주도권을 잡고 해 나가며 조절해 보시라는 말씀입니다.

'내가 먹고살려면 어쩔 수 없이 이 일을 해야 해.'

'죽고 싶을 만큼 하기 싫지만 살려면 억지로라도 해야지.'

이런 생각은 얼른 내다 버리세요. 또 내 마음에 이런 생각이 자리 잡지 못하게 손을 활짝 펴서 놓아버리고 완전히 없애버리는 게 좋습니다.

'나는 이미 건강하고 풍요롭고 행복한 사람이다.'

'내가 하는 모든 일은 즐거운 놀이다.'

항상 이렇게 생각해 봅시다.

운동할 때 어린아이처럼 즐겁게 놀며 게임 하듯 재미있게 하고, 일할 때도 놀이나 게임처럼 즐기는 겁니다.

그런데 이렇게 권유를 드려도 막상 하려면 쉽지 않은 것도 사실입니다. 많은 분이 운동하면서 이렇게 생각합니다.

'내가 병에서 더 빨리 낫기 위해 이걸 하는 거야.'

일할 때도 이렇게 생각하기 일쑤죠.

'내가 더 잘 살려면 스트레스 좀 받아도 할 수 없지. 더 애쓰며 해야 해.'

다들 이렇게 운동과 질병을 연결하고, 일과 스트레스가 연결되는 것을 당연하게 생각하시죠. 하지만 생각이 이렇게 연결되면 우리 몸에선 어떤 일이 벌어질까요?

우리 몸속 세포 안에는 23쌍의 염색체와 약 2만여 개의 유전자가 있습니다. 염색체와 유전자를 합쳐서 유전체, 영어로는 게놈(genome)이라고 하지요.

몸속 유전체를 피아노라고 한다면, 유전자는 피아노의 건반일 겁니다. 우리는 그 피아노를 연주하는 연주자이고요. 피아노에서 어떤 선율이 울려 나온다면, 그건 피아노 스스로가 하는 일도 아니고, 건반이 스스로 만들어내는 소리도 아닙니다. 그렇지요? 분명히 연주자가 연주하고 있는 겁니다.

연주자가 어떤 음악을 선택해서 어떻게 연주하느냐에 따라 선율이 달라질 겁니다. 평화로운 선율의 음악이 될 수 있고, 불협화음이 많은 격렬한 소리가 될 수도 있습니다. 또 마구 내리치며 소음만 만들어낼 수도 있겠죠.

이 모든 게 피아노가 아니라 연주자에 달린 일이란 겁니다. 연주자의 생각대로 피아노의 선율이 달라지듯, 우리가 하는 생각대로 우리 몸속에서도 그대로 벌어진다는 걸 분명히 기억하셔야 해요.

나는 이미 건강하고 풍요롭고 행복한 사람이라고 믿고 무슨 활동이든 즐겁게 한다면, 나라는 연주자가 즐겁고 평화로운 음악을 선택해서 피아노를 연주하는 것과 같습니다. 그 음악처럼 우리 삶이 건강·풍요·행복이라는 아름다운 예술작품으로 드러납니다.

이제 휴식에 관해 말씀드리겠습니다.

휴식 중에서 가장 중요한 것은 밤에 잠을 잘 자는 겁니다. 그러려면 잠자리 환경을 잘 만드는 것부터 시작해야 합니다. 어떤 환경이 건강하게 잘 수 있는 환경일까요?

우선 잠자는 곳의 공기가 잘 순환되는 것이 중요해요. 침실이 늘 맑은 공기로 차 있어야 한다는 말이지요.

그런데 요즘 현대식 건물들은 보온, 단열, 방음 등을 고려하여 지어서 그런지 창문이나 문을 닫으면 밀폐가 잘 됩니다. 집 안팎으로 자연스럽게 공기가 순환되지 않기에 환기 장치나 공기청정기를 가동하거나 직접 창문을 열어 환기해야 하지요. 이렇게 건물을 지었으니 침실 역시 공기 소통이 원활하지는 않을 겁니다.

밀폐된 공간에서는 잠자는 동안 공기가 점점 탁해지기 마

나는 이미 건강하고 풍요롭고 행복한
사람이라고 믿고 무슨 활동이든 즐겁게 한다면,
나라는 연주자가 즐겁고 평화로운 음악을
선택해서 피아노를 연주하는 것과 같습니다.
그 음악처럼 우리 삶이 건강·풍요·행복이라는
아름다운 예술작품으로 드러납니다.

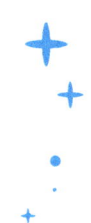

런이겠죠. 잠을 자는 것이 피로를 풀고 완전한 휴식을 하는 것이 아니라 오히려 탁한 공기 속에 갇혀 있다 깨어나는 꼴이 됩니다. 지금 여러분의 잠자리 환경은 어떤지 한 번 살펴보시기를 바랍니다.

우리의 잠자리 환경도 야생에서 사는 동물들이 잠자는 곳과 비슷한 환경이면 좋겠습니다. 신선한 공기가 잘 통하여 마치 산에서 자는 것처럼 개운한 분위기라면 잠은 보약 같을 겁니다. 환기 때문에 잠자는 곳이 좀 차가워져 조금 더 두꺼운 이불을 덮고 자야 하더라도 밀폐된 것보다 공기가 잘 순환하는 것이 훨씬 낫습니다.

반드시 공기가 원활하게 소통되어 맑은 공기를 숨 쉬며 자야 하는 걸 잊지 말아야 합니다.

공기 소통 다음으로 중요한 것은 마음 자세입니다.

그냥 잠들면 되지 또 뭘 신경 써야 하는가 물을 수도 있겠습니다. 그런데 잠들기 전의 마음 자세가 다음 날 아침 그대로 내 마음에 남아 생기 있게 하루를 시작할 수 있게 한다면, 한 번 시도해 볼 만하지 않을까요?

잠들기 전 잠깐 하는 깊은 호흡과 상상이니, 꼭 해보시길 권합니다.

잠자리에 들면 잠깐 깊은 호흡을 합니다. 숨을 깊이 들이마신 다음 잠시 멈추고 '나는 이미 건강하고 풍요롭고 행복한 사람이 되었다'고 믿고 그 모습대로 즐겁게 사는 나를 상상합니다. 이렇게 몇 번 계속 깊은 호흡을 하다가 저절로 잠이 들면 됩니다.

늘 이렇게 숙면하다 보면, 어느 날 아침 상상대로 이루어져 정말 생기 넘치는 자기 자신의 모습을 발견하게 될 겁니다.

12년 전쯤, 남성 환자 한 분이 저를 찾아왔습니다.

당시 72세였던 그분은 이미 상태가 많이 나빠진 당뇨 환자였습니다. 약도 많이 쓰고 인슐린 주사를 맞고 있었는데, 당뇨 합병증으로 망막 장애가 와서 눈도 잘 보이지 않았고, 뇌경색도 왔고 심근경색이 와서 스텐트 시술을 여러 번 받았다고 했지요. 게다가 콩팥이 나빠져 곧 투석해야 할 상황이었고, 다리에도 감각 신경장애가 생겨 발이 땅바닥에 닿아 있는지 모를 정도로 감각이 없었습니다.

그분은 완전히 절망스러운 상태였기에 자식들에게 이미 유언도 하고 재산 분배도 끝냈다고 했습니다. 그러면서 저한테 오신 이유는 병이 나을 거라는 기대가 있어서가 아니라 자녀들이 하도 권해서 와본 것이라고 했어요.

저는 이 환자분에게 앞에서 말씀드렸던 깊이 호흡하는 방법과 놀이와 오락처럼 즐겁게 활동하는 방법, 자연식물식 위주의 식사와 생채식 요법을 가르쳐드렸어요. 이런 방법과 함께 이분이 자신의 마음을 다스릴 수 있도록 아봐타프로그램을 소개했습니다.

2년 정도 지난 후 이분은 정말로 건강해졌습니다.

전에는 밀폐된 사무실에서 주로 지냈고, 술을 좋아해 불고기와 소주를 많이 드셨는데, 그 환경과 음식을 먼저 바꾸셨다고 합니다. 맨손으로 흙을 만지며 꽃도 기르고 텃밭도 가꾸면서 자연에서 지내는 시간을 많이 늘렸다고 했어요. 음식도 자연에서 거둔 채소들로 생채식을 주로 해서 과식하지 않을 만큼 드셨고요.

이분은 아봐타프로그램에서 배운 기법을 사용하여 '나는 이미 건강하고 풍요롭다'는 말과 함께 '내 한 달 수입은 2,000만 원이다'라고 마음속으로 상상하기를 계속했다고 합니다. 여기에 자신이 가족들과 건강하고 행복하게 사는 모습을 이미지로 각인하는 훈련도 계속했고요.

이분은 태양광 발전 사업을 하면서 자신이 항상 믿고 상상한 대로 정확히 월 2,000만 원씩 1년에 2억 4,000민 원의 수입이 들어온다고 했습니다. 지금 84세가 되었는데도 여전히 건강하고 풍요롭고 행복하게 살고 계십니다.

  이분을 통해 제가 말씀드린 건강·풍요·행복을 창조하는 방법이 확실히 효과가 있음을 다시 한번 보았습니다.
  이분 외에도 많은 분이 건강하고 풍요롭고 행복한 삶을 누리고 있습니다. 여러분께서도 이와 같은 삶을 현실로 만들어 누리며 살아가길 바랍니다.

웃으면 복과 건강이 진짜로 옵니다

건강·풍요·행복이 창조되는 비밀 | 환경과의 관계

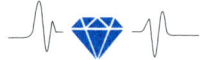

 건강하고 풍요로우며 행복한 삶을 누리기 위해서 어떻게 관계를 맺으며 살아가야 할까요?
 앞에서 자기 자신과 관련해 실천할 수 있는 부분들은 이미 말씀드렸습니다. 생각하고 말하는 방법, 호흡하며 상상하는 방법, 음식을 선택하고 식사하는 방법, 운동하고 휴식하는 방법을 통해 나는 건강과 풍요와 행복을 창조하며 이미 그런 사람이 되어 있다고 믿었습니다. 여기서는 마지막으로 환경과의 관계에 대해 말씀드리려 합니다.

우리는 모두 어느 누구든지 혼자서 살 수 없습니다.
'나는 혼자다!'

'나 혼자서만 살겠다!'

아무리 이렇게 외친들 사람은 지구라는 자연환경에서 단 한 발자국도 벗어날 수 없을 테고, 홀로 태어날 수 없으니 애초에 나란 존재는 사회 환경과 인간관계에 둘러싸여 있음을 부정하기 어렵습니다.

사람은 자연환경의 절대적인 영향을 받으며 살 뿐만 아니라 가정, 직장, 공동체, 국가, 인류 등 겹겹이 쌓인 사회 환경에서 지내며 다양한 관계로 연결되어 있습니다.

우리 인체도 세포가 생겨나 조직을 만들고, 조직들은 기관을 구성하고, 기관들이 연결되어 기관계를 형성하면서 생명체로서 활동하게 되지요. 우리 몸 안에는 수십조 개의 세포와 그 열 배인 수백조 개의 미생물이 있고, 이 세포들과 미생물들이 서로 협동하고 화목하여 조화를 이루면서 건강하고 행복하게 살게 해줍니다. 만약에 화목하지 못하고 조화가 깨진다면, 염증이 생기고 병이 생기는 거지요.

만일 세포 하나를 분리해서 내 몸 밖 어딘가에 따로 떼어놓는다면, 그 세포가 살 수 있을까요? 아예 말도 안 되는 거 아시지요?

또 만일 나라는 사람을 따로 떼어놓는다면, 이 지구 밖이나 우주 어딘가 뭐 상상 가능한 어디이든 간에 홀로 살게 분리한다면 어떨까요? 이 역시 말도 안 되는 소리이고, 역시 사람은 홀로 살 수 없습니다.

이처럼 우리는 자연환경이나 사회 환경에서 분리되면 살 수 없습니다. 그저 너무 명백한 사실이어서 오히려 염두에 두지 않고 살아가는 것이 아닐까요? 어쩌면 그 사실 자체를 아예 잊어버리고 자연과 사회와 사람들과 조화롭게 사는 걸 어려워하며 지낼 때가 많을지도 모릅니다.

그러니 애초에 혼자서 스스로 살아가는 게 불가능하다면, 어차피 자연환경이나 사회 환경 속에서 인간관계를 맺으며 살아갈 수밖에 없다면, 어떻게 해야 할까요? 환경과 관계를 맺으며 사는 것에 저항하거나 피하지 말고, 이왕이면 화목하고 조화롭게 또 즐겁게 받아들이는 것이 좋지 않을까요?

관계가 많이 단절될수록 또 화목하지 못하고 갈등과 분노로 채우며 살아갈수록 병이 생깁니다. 풍요가 어긋납니다. 불행도 오게 됩니다. 실제로 우리에게 일어나는 문제 대부분은 화목과 조화가 깨져서 갈등이 일어나기 때문에 생깁니다. 그것이 병을 만들고 삶에서 고통을 만들어냅니다.

한 가지 사례를 말씀드리고 싶습니다.

저는 1994년부터 아봐타프로그램(Avatar Program)을 환자 치유의 한 방법으로 활용해왔습니다. 이 프로그램에는 우리가 서로 화목하고 사랑을 이룸으로써 건강하고 풍요롭고 행복하게 살도록 훈련하는 여러 방법이 있습니다. 그 훈련으로 많은 환자들이 몸과 마음의 고통에서 벗어나 좋아진 경우가 많이 일어났습니다.

그런데 소문이 났는지 한 60대 여성 환자가 저를 찾아왔습니다. 그때가 1995년이라고 기억하는데, 제가 의과대학 교수로 있을 때였습니다.

그분은 자궁경부암 말기 환자였습니다. 저는 외과 의사이기에 그분께 왜 산부인과 환자가 외과를 찾아왔는지 물었습니다. 그러자 그분은 방사선 치료나 항암 치료 등 어떤 걸 해도 이제 반응이 없어 치료가 어렵다고 해서 와봤다고 했습니다.

이분 상태는 무척 심각했어요. 분비물이 너무 많이 나오고 악취도 심해서 진료하는 것이 힘들 지경이었습니다. 기저귀를 몇 개씩 하고 있어도 쏟아지는 분비물을 해결하기가 어려웠죠.

저는 이분을 입원시켜 치료하면서 살아온 이야기와 병력을 물어보았습니다. 그러면서 이분의 병이 어떤 병인지 또 어떤 방법으로 치료해야 하는지 이해하게 되었습니다.

이 환자는 스무 살에 시집갔는데, 신랑은 청상과부의 외아들이었습니다. 시댁에 들어가 보니 시어머니 나이가 이제 서른아홉밖에 되지 않은 무척 젊은 분이었어요. 남편은 건설 도급업 일을 했는데, 건설 현장에서 지내야 했기 때문에 주중에는 늘 외지에 가 있었고 주말에만 집에 왔습니다.

스무 살 새색시는 이 젊은 시어머니를 잘 모시려고 무던히 애를 썼다고 합니다. 그런데도 시어머니는 무엇이 맘에 안 드는지 남편이 주말에 오면 남편을 붙잡고 새색시 험담을 했습니다. 며느리가 시어미인 자신에게 함부로 한다며 트집을 잡고 작은 실수까지도 고자질했고요. 게다가 질투를 부리기까지 했다고 합니다.

그런데 남편은 그 말을 믿고 자기 어머니 편만 들었답니다. 우리 어머니가 어떤 어머니인데, 나를 유복자로 낳아서 홀로 고생하면서도 나 하나만 보고 사셨다, 그런데 시집온 지 얼마 안 되어 벌써 어머니를 잘 모시지도 않고 잘못하느냐고 폭언하고 주먹을 휘두르기까지 했습니다.

이 젊은 새색시는 얼마나 황당하고 슬펐겠습니까? 이런 일이 계속되니 마음에서 분노가 일어났고, 또 두려움도 컸고 희생당하며 살고 있다는 느낌이 있었습니다.

저는 이 부인의 이야기를 들으면서 이분에게 암이 발병하게 된 심리적 배경을 알게 되었습니다. 특히 분노와 슬픔과 두려움이 마음에서 떠나지 않는 한, 이 암에서 절대로 벗어날 수 없겠다는 것을 확실히 알 수 있었지요.

이분에게는 모발검사와 혈액검사를 한 후 해독과 면역증강요법 등으로 몸속 중금속 독성과 노폐물을 없애고 면역력을 강화하는 치료를 했습니다.

가장 중심 치유는 마음 치유로 아봐타프로그램 훈련법 중 하나인 '화해의 언덕 오르기'와 '감사의 마음 회복하기'를 하게 했습니다.

'화해의 언덕 오르기'는 밖으로 나가 산책하면서 하는 훈련입니다. 자기 마음 가운데 가지고 있는 삶의 두려움과 분노를 떠나게 하고, 상대방을 행복하게 잘 지내라고 축복하며, 눈에 보이는 모든 대상을 다 곱고 아름답게 보게 하는 훈련입니다.

저는 이분께 낮 동안 화해의 언덕 오르기를 반복해서 연습하게 했는데, 이분 마음 안에 있는 두려움과 분노와 희생당한 느낌이 사라지도록 한 것이지요.

'감사의 마음 회복하기'는 밤에 고요한 공간에 홀로 앉아

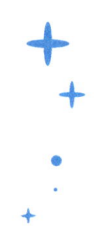

'화해의 언덕 오르기'는
밖으로 나가 산책하면서 하는 훈련입니다.
자기 마음 가운데 가지고 있는
삶의 두려움과 분노를 떠나게 하고,
상대방을 행복하게 잘 지내라고 축복하며,
눈에 보이는 모든 대상을
다 곱고 아름답게 보게 합니다.

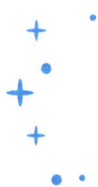

서 아버지와 어머니께 '감사합니다'라고 반복해서 말하는 겁니다.

처음에는 반복해서 말해도 맹숭맹숭 아무 느낌도 들지 않고 딴생각이 끼어들기도 하지만, 한 30분쯤 집중하며 계속 '감사합니다'를 말하다 보면 아버지와 어머니께 감사한 마음이 일어납니다. 실제로 감사의 마음 회복하기를 하면서 사무치게 눈물을 흘리지 않은 사람은 없었습니다.

저는 이 부인께 저녁마다 감사의 마음 회복하기를 하면서 '감사합니다'를 반복해서 말하게 했어요. 먼저 친정 부모님들에게 감사한 마음이 일어나도록 했죠.

'아버지 감사합니다.'

'어머니 감사합니다.'

'아버지 감사합니다.'

'어머니 감사합니다.'

다음 날 저녁에는 배우자에게 감사한 마음이 일어나도록 연습하라고 했습니다. 그런데 이분이 배우자에게 감사한 마음이 일어났겠습니까? 맞습니다. 잘 안 되었습니다.

그다음엔 시어머니에 대해서도 '시어머니 감사합니다'를 계속하게 했는데, 시어머니가 마치 독사처럼 보여 도저히 감사의 마음이 일어나지 않았답니다. 저는 그래도 시어머니에게 감사의 마음이 일어날 때까지 날마다 계속 반복해서 이 훈련을 하도록 했습니다.

어느 날 새벽 1시쯤 되었을 때, 병실 간호사한테서 연락이 왔습니다. 이 환자분이 간질 발작을 일으켜 침대 밑으로 떨어졌다는 겁니다. 너무 급한 상황이니 빨리 좀 와달라는 전화였습니다.

저는 급하게 병실로 달려갔습니다. 그런데 환자분에게 간질 발작이 일어난 것이 아니었어요. 발작을 하는 게 아니라 온몸에 전율이 일어날 만큼 눈물을 비 오듯 쏟아내며 크게 통곡하고 있었습니다.

무슨 일이 일어났던 걸까요?

그날 밤도 이분은 '시어머니 감사합니다'를 계속 반복해서 말하고 있었는데, 놀랍게도 시어머니에게 정말로 감사한 마음이 일어났다는 겁니다. 주체할 수 없을 만큼 눈물이 쏟아져 흘러내리면서 시어머니가 달리 보였다고 했습니다.

지금까지 40여 년 동안 '시어머니는 정말 못된 짓만 하는 악한 사람'이었고, '나는 전혀 잘못한 게 없는 선한 사람'이었는데 그 생각이 달라졌다는 겁니다.

그 부인 말에 의하면, 하늘에서 내 모습과 시어머니 모습을 보여주었는데 시어머니가 악하고 잘못한 것이 아니라 내가 악하고 잘못했음을 깨달았다고 합니다. '그동안 내가 시어머니 입장에서 한 번도 생각해 보지 않았구나' 하는 생각이 들면서 영화 속 한 장면처럼 자기 삶의 모습이 떠올랐답니다.

'너, 대여섯 살 먹었을 때부터 남의 것을 훔치는 버릇이 있었잖아. 너, 남을 속이고 거짓말도 많이 했어. 다른 사람 이용하려고도 했고. 네 마음도 악하고 거짓되고 정말 위선적일 때가 많아.'

이런 자신의 마음이 보였다고 합니다. 그때 이분에게 이런 생각이 들었다고 합니다.

'시어머니가 악한 게 아니라 정말 내가 악하고 거짓되구나. 하늘에서 내 거짓 되고 악한 모습을 보여주려고 천사를 시어머니 모습으로 내려보냈구나.'

이런 마음이 들자 시어머니에게 얼마나 감사한지 몰랐다고 합니다. 시어머니에게서 본 허물이 정확히 자기 모습이었다고 했습니다.

아봐타프로그램에는 '자기기만의 신호'라는 훈련이 있습니다. 자기기만이란 자기가 자기 마음을 속이는 것 아닙니까? 이 훈련은 다른 사람에게서 보이는 그 허물이 바로 자신의 허물임을 인식하게 하여 자기기만에서 깨어나게 하는 훈련이지요.

시어머니의 허물이 다름 아닌 시어머니라는 거울에 비친 자신의 허물이라는 깨달음이 그날 밤 이분께 일어난 것입니다.

그러자 시어머니가 너무너무 감사하고 곱게 보였습니다. 반대로 자기 자신은 너무 추하고 악하고 거짓돼 보였고요. 그때 시어머니를 원망하고 분노했던 마음과 남편에게 서운하고 원망했던 마음마저 다 무너져 버렸습니다. 부인은 그 두 사람에게 그저 감사했고 그들이 천사처럼 여겨졌습니다. 참 놀라운 일 아닙니까?

이튿날 아침에 그분 병실에 회진하러 갔는데, 부인의 얼굴이 완전히 달라져 있었습니다. 모든 긴장이 사라져 더할 나위 없이 편안한 얼굴이었습니다. 부인은 오랜만에 깊은 잠을 잤다고 했어요.

저는 부인께 손거울 하나를 선물로 드렸습니다. 날마다 그 거울을 보면서 무조건 웃으시라고요.

'행복한 느낌이 들 때까지 계속 웃어라.'
'웃음이 나올 때까지 나는 행복하다고 생각하라.'

웃음의 치유력은 정말로 강력합니다.

미국의 유명한 언론인인 노먼 커즌스(Norman Cousins)의 사례가 유명합니다. 그는 불치병인 강직성척추염으로 살아갈 날이 얼마 남지 않았다는 진단을 받았죠. 그때 이분은 이렇게 생각했답니다.

'죽는 건 어쩔 수 없지만, 어차피 죽는 거 슬퍼하며 절망 가운데 죽을 게 아니라 그냥 웃다가 죽자.'

그는 병실 TV로 코미디 프로그램을 계속 보면서 웃고 또 웃었습니다. 그 과정에서 이분의 병이 깨끗이 나았습니다.

이분은 자신의 완치 경험담을 담아 『불치병은 없다(Anatomy of An Illness)』라는 책을 냈고, 그 내용이 유명한 의학 잡지인 「뉴 잉글랜드 저널 오브 메디신(New England Journal of Medicine)」에 연재되며 큰 호응을 받았습니다.

노먼 커즌스는 이 일로 미국 UCLA 의과대학 교수로 특별 채용되었습니다. 웃음요법으로 10여 년 동안 환자들을 돌보며 마음을 치유했는데, 그 경험 역시 『희망의 생물학(The Biology of Hope)』이란 책에 담았습니다. 참 놀랍지 않은가요?

저도 이 부인이 이렇게 강력한 웃음 치유력을 얻으시도록 웃음 처방을 내렸습니다.

'무조건 밥 먹고 나서 30분씩은 웃기'

비록 행복한 느낌이 들지 않아도 일단은 웃으시라고 한 거죠. 이분은 제 말대로 식사 후 웃기 연습을 계속했습니다.

밤에는 '감사의 마음 회복하기'를 계속했고요.

'아버지 감사합니다.'

'어머니 감사합니다.'

'시어머니 감사합니다.'

'남편 감사합니다.'

낮에는 '화해의 언덕 오르기'를 하면서 자신의 마음속 두려움과 분노를 없애고 시어머니와 남편에게 축복의 말을 하고, 천지 만물을 곱게 보며 감사했습니다.

이렇게 하면서 입원한 지 2주쯤 지나자 이분 상태가 많이 좋아져 퇴원했는데, 한 달쯤 지난 후 분비물도 거의 나오지 않을 만큼 줄었습니다. 물론 그동안 생채식을 비롯한 여러 의학적 치료도 병행했지요.

석 달쯤 지나 이분에게서 전화가 왔는데, 이젠 등산도 다닐 정도로 많이 좋아졌다고 하셨어요.

이분께 제가 무슨 특별한 치료법을 쓴 게 아닙니다. 이분 마음 가운데 있던 암의 심리적 배경인 분노와 두려움과 슬픔과 피해의식이 사라지게 된 것이죠. 그 사라진 자리를 기쁨과 감사가 일어나 채웠고, 모든 천지 만물이 곱게 보이니 유전자의 발현이 바뀐 것입니다. 바로 이것이 유전자의 공감 능력 때문입니다.

앞서 언급한 독일 신경학자 요아힘 바우어는 『공감하는 유전자』라는 책에서 감사와 기쁨, 행복감에 유전자가 공감하면서 몸을 건강하게 바꾼다고 합니다. '이기적인 유전자'는 틀렸고 '공감하는 유전자'가 맞다는 것이죠. 후성유전학에 그런 논쟁이 많았습니다.

내 마음의 감정에 유전자가 공감합니다. 어떤 감정인지에 따라 유전자의 활동과 상태가 달라지는 것이죠. 분노와 두려움과 적대 감정은 염증을 일으키고 암을 유발하는 유전자를 깨워 병을 일으킵니다. 반대로 감사와 기쁨과 행복감이 돌아오면 암을 유발하는 유전자의 스위치는 꺼지게 되고 암을 억제하는 유전자가 깨어나 치유된 것입니다.

이 부인의 후일담도 재미있습니다. 그 뒤로 시어머니가 이분께 무척 잘 대해주신다고 합니다. 자신은 특별히 시어머니께 더 대접한 것도 없는데도 말이죠. 한번은 이분 내외가 사는 아파트가 너무 작으니 큰 데로 옮기라며 돈을 더해주시겠

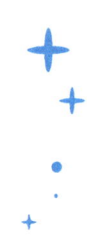

내 마음의 감정에 유전자가 공감합니다.
어떤 감정인지에 따라 유전자의 활동과 상태가
달라지는 것이죠. 분노와 두려움과 적대 감정은
염증을 일으키고 암을 유발하는 유전자를 깨워
병을 일으킵니다.
반대로 감사와 기쁨과 행복감이 돌아오면
암을 유발하는 유전자 스위치는 꺼지게 되고
암을 억제하는 유전자가 깨어나 치유됩니다.

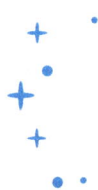

다고 했답니다.

그 후로 이제 한 10년이 지났는데요, 이 부인은 도시에 살다가 전남 강진의 한 농촌 마을로 이주했습니다. 자연과 조화를 이루고 환경친화적인 생활을 하고 싶다는 바람으로 간 거지요. 암이 발병했을 땐 광주에 살았는데, 이제 자연과 화목하며 조화롭게 지내면서 유기농 농사도 지으며 건강하게 계신다고 했습니다.

그다음 소식은 제가 확인해 보지 않아서 잘 모르겠습니다. 암이 다 사라졌는지 어떻게 되었는지는 모르지만, 저는 이분의 암이 정지된 상태가 아닐까 추측합니다. 이런 상태를 의학 용어로 암면역평형 상태, 또는 암동면기, 암휴면기라고 한다고 설명했지요? 암이 이렇게 잠들어 버리면 몸속에 암이 있어도 오래 삽니다. 암이 몸을 공격하지 않고 마음은 평화로운 상태니, 암과 내가 화목하게 조화를 이루며 사는 것 아닐까요.

이 부인이 좋아진 후 약 10년쯤 지난 후 경기도 의정부에 사는 30대 자궁경부암 환자분이 저를 찾아왔습니다. 어떻게 저를 알고 왔는지 물어보니, 그 부인한테 소개를 받았다고 했어요. 제가 무슨 '자궁경부암' 치료를 잘하는 전문의로 알고 찾아온 겁니다.

이분께 제가 그 부인의 자궁경부암을 치료한 게 아니라 그분이 스스로 마음을 치유하게 했다고 말씀드렸어요. 마음 가운데 자리 잡고 암을 만들어내던 그분의 생각과 신념을 바꾸게 했을 뿐이라고 설명해 드린 거죠.

이분 이야기에서 우리는 무엇을 배울 수 있을까요?

삶의 모든 관계에서 화목하게 지내며 조화를 이루는 것이 우리에게 그 무엇보다 중요하다는 사실일 겁니다.

자연환경을 감사히 여기고, 나와 관계있는 모든 사람과도 불화나 갈등을 일으키지 말고 감사하며 화목하게 지내는 것이 병의 치유에 큰 효과가 있다는 말입니다.

모든 병과 고통의 원인은 갈등과 불화에서 비롯되는 듯합니다. 그러니 모든 관계를 원만하게 회복하는 훈련을 하며 화목과 조화를 이루면 건강과 행복이 반드시 따라옵니다.

그 부인을 치유했던 화목을 이루는 훈련을 더 효과적으로 하는 방법을 소개하려 합니다.

이 훈련을 위해 밖으로 나가 산책할 때, 우리가 만나는 모든 대상을 위대한 자연의 걸작품으로 여기며 달리 보는 깃입니다. 길가의 돌멩이 하나, 풀꽃 한 송이, 구름 한 점 등 온

삶의 모든 관계에서
화목하게 지내며 조화를 이루는 것이
우리에게 그 무엇보다 중요합니다.
자연환경을 감사히 여기고,
나와 관계있는 모든 사람과도 불화나 갈등을
일으키지 말고 감사하며 화목하게 지내는 것이
병의 치유에 큰 효과가 있습니다.

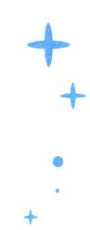

천지 만물을 신이 빚어낸 아름다운 예술 창조품으로 보라는 겁니다.

아름다운 예술작품을 보면 감탄이 저절로 우러나지 않습니까? 자연 하나하나에도 눈이 뜨이면 저절로 '와!' 하고 감탄이 일어나게 됩니다.

아직 그런 감탄이 일지 않는다면, 조금 과장하고 감정을 더하고 정성을 담아 감탄하고 감사해 보십시오. 나뭇잎을 보거나 날아가는 새를 보거나 푸른 하늘을 보거나 흘러가는 구름을 볼 때 건성건성 대충 보지 말고 눈과 마음을 모두 담아 보면 어느 순간 저절로 감탄이 일어날 거예요. 그 어느 것도 아름답지 않은 것이 없기 때문입니다.

많은 환자분들도 이처럼 마음의 변화가 일면서 자연의 모든 것에 감탄이 일어났고 감사도 진심으로 우러났다고 했습니다.

감사에 뒤따르는 기쁜 감정에 내 몸속 유전자도 공감하며 몸을 건강하게 바꾸어 가는 거지요.

평소에 무심코 산책했다면, 이제는 모든 대상 하나하나를 만날 때마다 감탄하고 감사하며 산책해보세요. 기쁨과 행복이 일어납니다.

1995년에 저는 독일 프랑크푸르트에서 열리는 아봐타프로그램에 참가하러 갔습니다. 그곳에 가면 단골 관광코스 중 하나가 괴테하우스(Goethe-Haus)입니다. 독일의 대문호 괴테의 생가를 갤러리처럼 만들어 놓은 곳이지요.

괴테하우스에 갔을 때, 저는 그림 한 점에 마음이 갔습니다. 18세기 사실주의풍으로 그려진 그림이었는데, 호수 양쪽에 갈대밭이 있고 호수의 잔잔한 물 위로 보름달이 아름답게 떠 있었습니다. 그 그림을 보자마자 와락 감탄사가 터져 나왔습니다. '아, 이래서 예술작품이라고 부르는구나!' 하는 마음이 들었습니다.

저는 사실 미술과는 거리가 먼 사람입니다. 어릴 때도 미술을 좋아하지 않아 미술 시간에 딴짓하다 화장실 청소 같은 벌을 받기도 했지요. 그런데 그 그림을 보자마자 '와~' 하고 감탄이 일어난 겁니다. 그때 감탄의 감정이 아직도 기억에 남아 떠올릴 때마다 기분이 좋아진답니다.

맑은 밤하늘에 환한 보름달이 뜬 것을 문득 보게 되면 저절로 '와~ 좋다' 하는 감탄이 일어나지 않나요? 이처럼 모든 대상을 보며 감탄하는 연습을 하다 보면 우리 유전자에 엄청난 변화가 일어납니다.

우리는 사람을 대할 때 여러 감정이 일어납니다.

좋아하는 사람도 있고, 어떤 사람에겐 별 느낌 없이 덤덤하지만 또 어떤 사람에게선 허물만 보여서 괜스레 밉고 기분 나빠지기도 합니다. 또 같은 사람에게도 좋은 감정과 미운 감정이 복잡하게 섞여 일어나기도 하지요.

그렇게 부정적인 감정이 들면 그 감정에 압도되지 말고 그저 재미있는 드라마를 보듯 해보십시오. 그 사람이 그 드라마에 나오는 배우이고, 그저 자기 역할에 맞는 연기를 하고 있다고 생각하면 어떨까요? 어떤 배우가 드라마에서 굉장한 악역을 맡아 나쁜 짓을 하더라도 우리는 그 배우가 실제로 그런 사람이라고 생각하지 않을뿐더러 그 배우를 미워하지는 않잖아요.

미움이 생기는 사람에겐 그처럼 한 걸음 물러서서 보는 것이 필요합니다. 다른 사람을 재미있는 드라마에 나오는 배우처럼 한 걸음 물러서서 보면서 감탄하고 감동하는 훈련을 하면 좋겠습니다.

지금까지 말씀드린 것을 요약하면, 우리가 사는 자연환경과 사회 환경, 그리고 모든 관계에서 화목하고 조화를 이루는 것이 바로 건강과 풍요, 행복을 창조하는 비밀입니다.

아래 쓰인 글을 소리 내어 같이 읽어 볼까요?

우리가 숨 쉬는 공기, 정말 감사합니다.
우리가 먹는 음식, 흙에서 나는 자연의 모든 것, 정말 감사합니다.
우리가 밟는 땅과 흙, 정말 감사합니다.
우리가 쬐는 따뜻한 햇볕, 정말 감사합니다.
우리가 깊이 잠드는 밤, 정말 감사합니다.
우리를 둘러싼 자연의 모든 것, 정말 감사합니다.
우리 가족 모두, 정말 감사합니다.
우리가 일하는 곳, 정말 감사합니다.
우리가 활동하는 공동체, 정말 감사합니다.
우리와 만나는 모든 사람들, 정말 감사합니다.

우리는 모든 것, 자연과 가족과 일터와 공동체와 더 넓게 보면 국가와 인류와 분리되어 살 수 없습니다. 하나하나 모든 것이 나와 떼려야 뗄 수 없는 존재들입니다. 내가 눈을 똑바로 뜨고 바라보면 감탄할 수밖에 없는 존재들이고 감사가 저절로 일어나게 하는 존재들입니다.

그래서 모든 대상에 감사하고 감탄하는 이 훈련을 늘 하면서 마음속에서 저절로 진심 어린 감사와 감탄이 나오게 하세요. 그러면 건강하고 풍요롭고 행복한 삶이 창조되어 우리 앞에 펼쳐지며 누리게 될 것입니다.

우리가 사는 자연환경과 사회 환경,
그리고 모든 관계에서 화목하고 조화를 이루는 것이
바로 건강과 풍요, 행복을 창조하는 비밀입니다.
진심 어린 감사와 감탄이 나오게 하세요.
그러면 건강하고 풍요롭고 행복한 삶이 창조되어
우리 앞에 펼쳐지며 누리게 될 것입니다.

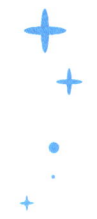

 2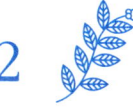

보디 리셋으로
건강과 행복을 얻은 사람들

비만은 몸이 리셋될 수 있는 기회의 문

비만 완치의 3요소

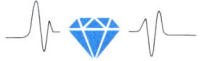

인류 문명사를 살펴보면, 사람들에게 비만이 없던 시기가 있었답니다. 언제일까요? 바로 수렵채집 시기이지요.

이 시기 사람들은 어떻게 먹고살았을까요? 한번 상상해 볼까요?

이때는 아직 농사짓기 전이었으니 먹을거리 대부분을 자연에서 얻었을 겁니다. 나무 과일이나 연한 잎사귀, 풀 종류, 씨앗 같은 식물을 채집하여 생으로 먹고 어쩌다 동물 사냥에 성공하면 고기를 먹었겠죠. 그러니 늘 조금은 배고팠을 테고 과식이란 말 자체도 없었을 겁니다.

먹을거리를 얻으려면 늘 부지런히 돌아다녀야 했겠죠. 해가 뜨면 일어나 맨발로 햇볕을 받으며 다녔을 겁니다. 신발도 없었을 테니까요. 해가 져서 어두워지면 그저 잠자는 것밖에 할 일도 없었을 겁니다. 그러니 긴장하여 스트레스를 받거나 과로할 일이 별로 없었을 테죠.

이 시대 사람들은 거의 병에 걸리지 않았고, 비만한 사람도 없었습니다. 이 말씀을 드리면 꼭 이런 질문을 하시죠.

지금 우리는 이 시대 사람들의 유전자를 그대로 물려받았는데, 왜 우리는 그들과 달리 수많은 질환에 시달리며 고통받고 병으로 사망하는 사람이 이토록 많은 걸까요?

우리 조상님들이 살아온 역사를 조금 더 살펴볼까요?

인류는 수렵채집 시기를 지나 농사를 짓고 가축을 기르면서 정착하여 살게 되었습니다. 그렇게 오랜 세월을 살아오다 어느 순간 산업혁명으로 인류 문명은 급속도로 발달하게 되었지요.

문명이 발달할수록 인류는 자연과 멀어지게 되었습니다. 특히 산업혁명 이후 사람들은 도시로 몰려들기 시작했고, 사육되는 동물처럼 좁은 공간에서 모여 살기 시작했습니다.

현대로 가까워질수록 사람들은 햇볕을 쬘 일도 줄어들었

고, 농축산업에 종사하지 않는 이상 흙과 접촉하는 일도 거의 없게 되었죠.

사람들이 먹는 음식도 이제는 자연식물식이라고 하기 어렵게 되었습니다. 재료는 동식물에서 얻지만, 화학물질이나 조미료를 섞어 가공한 식품들을 주고 먹고 있지요.

생활방식도 달라졌습니다. 빠르게 돌아가는 산업과 사회 시스템에 맞춰 지내다 보니 늘 긴장하고 과로하기 일쑤입니다. 또 스트레스 쌓이는 일이 자주 일어나게 되었습니다.

또 과거엔 보기 어려웠던 온갖 질병이 생겨나 괴로움을 당하고 있습니다. 비만도 현대의 대표 질환 중 하나가 되었습니다.

현대의 많은 질환과 비만은 관련 유전자가 변질하여 생긴 병이라 할 수 있습니다. 그러면 변질된 유전자가 정상이 되면 이런 병들이 사라지게 될까요?

유전자 이야기가 나온 김에 비만 유전자와 관련 호르몬 이야길 해드리겠습니다. 현대에 들어와 비만의 원인을 찾아내기 위해 많은 연구자와 의사들이 세포의 유전자와 호르몬을 연구하고 있어요.

세포 내 세포핵 안에는 23쌍의 염색체와 약 2만 3,000개의 유전자가 있습니다. 이 중 비만과 관련한 유전자는 세 번째 염색체에 있는 PPARG 유전자와 FABP2 유전자로, 비만을 조절하는 유전자입니다. 이 유전자들이 변이되어 지나치게 활성화하면 비만을 초래하는 것이 확인되었죠.

또 우리 몸에서는 식욕을 억제하는 렙틴(leptin) 호르몬과 식욕을 촉진하는 그렐린(ghrelin) 호르몬이 자연스럽게 분비되는데, 이와 관련된 유전자가 제대로 작동하지 않을 때 호르몬 분비에 이상이 생겨 비만이 온다고 합니다.

따라서 비만에서 벗어나려면 손상되고 변질된 비만 관련 유전자가 복구되어야 합니다. 고장 난 것을 고치려면 먼저 고장 나게 된 이유를 찾아야 하듯이, 비만 관련 유전자도 복구하려면 왜 손상되었는지 먼저 살펴보아야 합니다.

비만 관련 유전자를 복구하려면 어떻게 해야 할까요?

정답은 어쩌면 아예 비만이 없었던 때인 수렵채집 시기의 자연환경과 생활환경으로 돌아가는 걸지도 모르겠어요. 하지만 우리는 이미 문명의 혜택을 누리는 생활방식과 습관에 길들어 있으니, 그 시기의 환경으로 돌아간다는 건 말도 안 되는 불가능에 가까운 방법이겠죠.

우리 대부분은 주로 아파트같이 콘크리트로 지은 집에서

지냅니다. 딱히 걸을 일도 거의 없고 조금 거리가 떨어진 곳을 오갈 땐 자동차를 타고 다니죠. 일 역시 움직임이 적은 일을 하는 분이 대부분이지 않나요?

하지만 저는 우리 삶의 기본만큼은 태초의 자연환경으로 돌아가야만 비만의 근본 원인을 치유할 수 있다고 생각합니다.

양계장의 닭들은 살집이 많습니다. 주어진 사료를 먹으며 내내 사육장 우리에서 지내기 때문이지요. 그런데 그 닭들을 풀어놓으면 어떻게 될까요? 햇볕을 받으며 흙을 밟고 자유롭게 다니게 되면 얼마 지나지 않아 몸집이 날렵한 촌닭이나 산닭같이 됩니다.

집 안에서 기르는 반려견도 자주 밖으로 데리고 나가 햇볕을 쬐며 뛰어놀게 하면 몸무게가 줄고 건강하고 날렵한 몸매가 되지요. 가끔 유기된 개들을 보면 딱하긴 해도 마음껏 돌아다니며 자연에서 먹을 걸 구해 먹어서인지 건강해진 들개가 된 사례를 보기도 합니다.

이런 사례들에서 우리 사람의 비만을 완치하는 지혜를 배울 수 있지 않을까요?

근래에 아주 심각한 비만 환자 두 분이 좋아진 사례를 소개하겠습니다.

한 분은 나이가 70세 정도로, 법률사무소에서 바쁘게 일하며 지내셨다는데 체중이 120kg이었습니다.

이분은 약 10개월 전에 우리 병원에 오셨는데 스스로 걷지 못하고 휠체어에 실려서 왔습니다. 오랫동안 고혈압과 당뇨 치료를 받았고 뇌경색과 협심증, 이어서 혈관성 치매로 발전하였습니다. 언어 장애가 있었고 눈에 초점이 없는 상태였습니다. 어느 대학병원에 다니면서 여러 가지 병증을 치료받았는데, 이제 더는 어렵겠다 싶어서 저한테 온 것이죠.

제가 이분께 알려드린 방법은 간단해요.

우선 이분께 우리에 갇혀 있던 닭을 마당에 풀어놓듯, 집 안에서 지내던 애완견을 밖에다 풀어놓듯 그렇게 자신을 풀어놓고 지내시라고 했어요. 날마다 밖으로 나가 햇볕을 쬐고 흙을 만지고, 걸을 수 있으면 맨발로 흙을 밟아 보시라고 했지요. 음식은 불로 조리하지 않는 완전 생채식만 드시라고 했습니다.

여기에 더하여 날마다 마음 훈련을 하시게 했습니다. 이분 체중이 120kg이었지만, '나는 80kg이다' '나는 건강하고 온전하다'라고 하루에도 몇천 번씩 말로 속삭이고 80kg이 되어 건강해진 자기 모습을 상상하게 한 겁니다. 이처럼 말로 선언하고 마음으로 믿게 하는 마음훈련법은 아봐타프로그램에 참가하여 배우게 했습니다.

  10개월 만에 이분이 다시 우리 병원에 왔는데 완전히 다른 사람이 되어 있었습니다. 눈이 반짝반짝 빛나고 체중은 정말로 80kg으로 건강한 청년 같은 모습이어서 제가 오히려 무척 놀랐습니다. 혈압약이나 당뇨약, 그 외 복용하던 모든 약을 이제는 모두 끊고 먹지 않는데도 건강했어요. 이분은 이제 다시 법률사무소를 열어도 되겠다고 말씀하셨는데, 정말로 놀라운 변화가 아닐 수 없었습니다.

  왜 이렇게 바뀌었을까요? 유전자가 복구된 것입니다.

  다른 한 분은 30세 남성인데, 체중이 110kg이고 아토피가 무척 심했습니다.

  이 환자가 우리 병원에 왔을 때는 결혼하고 얼마 지나지 않았을 즈음이었어요. 이분은 자신의 병이 두려워 아이 갖는 걸 꺼리고 있었습니다. 혹시 자신처럼 아토피가 심한 아기가 태어날까 봐 염려한 거죠.

  저는 이 환자에게도 앞의 환자와 똑같은 방법으로 생채식과 아봐타프로그램을 주요 생활방식으로 실천하게 했습니다. 얼마 뒤 이분도 체중이 80kg 이하로 내려갔고, 아토피도 완치되었습니다.

왜 좋아졌을까요? 이분 역시 태초의 자연환경으로 돌아간 듯이 생활하면서 유전자가 완전히 복구된 것입니다.

저는 두 분이 어떻게 했는지 아침부터 저녁까지 '하루 생활 계획표'를 여러분께 소개해드리겠습니다. 비만으로 고민하고 계신 분이라면 이 방법을 참고하셔서 그대로 따라 하시면 반드시 좋아지실 겁니다.

'내 체중은 ○○kg' 선언하기

아침에 막 일어나면 보통 화장실에 가시지요? 미리 메모지에 이렇게 써서 화장실 거울에 붙여두세요.

'나는 날씬하고 아름답다'
'내 체중은 ○○kg'

앞에서 말씀드린 두 분은 '내 체중은 80kg'이라고 써서 붙여두었답니다.

눈 뜨자마자 화장실에 가면 좀 비몽사몽 한 상태이겠지만, 거울에 비친 자기 모습을 보며 메모지에 쓰인 대로 읽습니다.

'나는 날씬하고 아름답다'

열 번에서 스무 번 정도 웃는 얼굴로 읽으며 선언하세요.

이제 다음 메모지를 스무 번 정도 읽으며 선언합니다.

'내 체중은 ○○kg'

앞의 두 분은 110kg, 120kg의 거구였지만, '내 체중은 80kg'라고 쓴 메모지를 읽으며 선언했고, 목표한 체중이 된 자기 모습을 상상하면서 행복하게 말했다고 합니다.

따뜻한 물 한 잔, 햇볕 쬐며 맨발걷기

이제 따뜻한 물 한 잔을 드십시오. 볶은 현미차를 따뜻하게 우려낸 물이 특히 좋습니다.

물을 다 드셨으면 밖으로 나가십시오. 아침 햇볕이 들어오고 맨발로 흙을 밟으며 걸을 수 있는 곳을 미리 찾아놓으면 좋겠습니다.

우선 해를 바라보면서 깊이 숨쉬기를 하세요. 햇빛에 눈이 부시면 눈을 감아도 돼요. 이마에 햇빛이 들어가게 어깨를 젖히고 가슴도 활짝 펴서 깊숙이 숨을 들이쉬고 내쉬는 거지요.

이때 이런 상상을 함께 해보세요. 매일 아침 15분 정도 하시면 기분이 놀랄 만큼 상쾌해집니다.

햇빛에너지가 내 몸속으로 들어옵니다.
숨을 통해 나를 살리는 생명이 들어옵니다.
숨을 가득 채운 후 잠시 멈추고 상상합니다.
'나는 이미 건강하고 풍요롭고 행복한 사람이다.'
숨이 차면 서서히 내쉬면서 상상합니다.
'감사합니다.'
(15분 동안 위와 같이 반복해서 말하고 상상합니다.)

이제 천천히 맨발로 흙을 밟으며 걷습니다. 약 10~20분 정도 아침 햇살을 받으며 마치 수렵채집 시기의 인류처럼 걸어보세요.

이렇게 아침에 내딛는 맨발 걸음이 땅에 닿을 때마다 우리 몸을 비만하게 만든 근본 원인인 활성산소와 정전기가 땅으로 빠져나갑니다. 땅으로부터는 우리 몸의 에너지 소스인 ATP를 만들어내는 자유전자가 많이 들어오지요.

맨발걷기를 하고 돌아오면 따뜻한 물을 한 잔 더 드십시오.
따뜻한 물을 마셔야 하는 이유는 비만인 분들은 몸에 냉기가 많기 때문입니다. 평소에도 찬물을 마시지 않는 게 좋습니다. 뜨거운 물을 조금씩 홀짝거리면서 먹으면 몸의 냉기를 줄여주어 비만을 조절하는 데 도움이 됩니다.

커피관장

또 아침에 하시면 좋은 게 커피관장입니다. 커피관장을 하는 목적은 장 내 환경을 개선하고 혈액 내의 독성과 노폐물을 배출하는 데 큰 도움이 되기 때문입니다.

비만인 분들은 장 내 점막이 많이 손상되어 장누수증후군을 가지고 있습니다. 장 속이 오염되어 우리 몸에 유익한 미생물들이 활발하게 일할 만큼 좋은 환경이 아니죠. 그래서 우리 몸을 지키는 유익균은 허약하고 몸을 해롭게 하는 유해균이 왕성한데, 커피관장은 이런 문제를 해결하는 데도 도움이 됩니다.

커피관장에 사용하는 커피는 유기농으로 재배한 것이 좋습니다. 방법은 인터넷에서도 찾아볼 수 있고, 제가 쓴 책 『나를 살리는 생명 리셋』이나 대장 내시경을 개발한 미국 의사 신야 히로미가 쓴 책 『생활 속 독소배출법』을 보셔도 좋겠습니다.

아침 식사

드디어 아침을 드실 시간이 되었네요. 아침 식사로는 생채소즙이나 현미 생즙을 먼저 한 잔 드신 다음 제철 과일을 조금 드십시오.

생채소즙은 잎채소와 뿌리채소 여러 종류를 균형 있게 골라서 생즙을 짜낸 걸 말해요. 현미 생즙은 현미를 물에 불려두었다가 믹서기로 갈면 마치 두유 같은 생즙이 되지요.

생즙을 드신 다음엔 제철에 난 과일을 볶은 깨소금과 코코넛오일이나 올리브오일 같은 식물성 오일과 같이 먹습니다. 생채소와 과일도 이런 식물성 오일과 섞이면 잘 분해되어 소화 흡수되지요.

그런데 생즙 드시는 것을 많은 분이 오래 계속하지 못하는 경향이 있어요. 매일 재료를 준비해야 하니 여간 번거롭지 않은 것도 사실입니다. 생즙을 만들기 힘들다고 포기하지 말고, 건조해 만든 채소 분말을 구매해 물에 타서 드셔도 됩니다.

채소를 저온 건조해 만든 분말을 따뜻한 물이나 사과주스, 두유 같은 음료와 섞어 드십시오. 우리 병원에서도 생채소를 저온 건조해 만든 '생명순'이라는 채소 파우더를 환자분들에게 드시게 하고 있습니다.

직접 생즙을 짜서 마시든 건조채소 분말을 물에 타서 마시든 그걸 식사 전에 먼저 먹는 것이 아주 중요합니다.

음식 관찰하기

   채소즙과 과일을 조금 드신 후 아침 밥상을 마주한다면, 바로 수저를 들지 말고 잠시만 멈추세요. 차려놓은 음식을 한 2~3분 정도 천천히 관찰해보세요.

   이렇게 잠시 음식을 바라보기만 해도 눈으로 요기가 되어 식욕을 촉진하는 그렐린 호르몬 분비가 서서히 줄어듭니다. 그러니 잠깐이라도 늘 눈으로 먼저 드십시오.

   음식을 관찰하면서 만족감이 생기면, 음식을 많이 먹고 싶은 생각이 줄어듭니다. 배가 고플 때 먹는 첫술 밥맛과 배가 잔뜩 불러서 그만 먹어야겠다고 생각했을 때의 밥맛은 많이 다르지 않습니까? 이렇게 서서히 효용이 떨어지는 걸 경제학에서는 효용체감의 법칙이라고 하더군요. 처음에는 엄청나게 좋은 것이라도 쓰다 보면 서서히 효과가 떨어집니다.

   이처럼 잠시 눈으로 먼저 드시는 음식 관찰은 점심이나 저녁 식사를 할 때도 하십시오. 2~3분 정도 관찰하다 보면 식욕 촉진 호르몬 분비가 감소되어 많이 먹고 싶은 생각도 줄고 음식을 천천히 먹게 됩니다.

자기 암시와 입으로 선언하기

   음식을 관찰하는 동안 자기 암시를 하면 더 좋습니다. 방

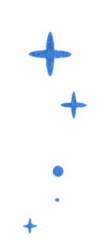

아침 밥상을 마주한다면,

바로 수저를 들지 말고 잠시 멈추세요.

차려놓은 음식을 한 2~3분 정도

천천히 관찰해보세요.

이렇게 잠시 음식을 바라보기만 해도

눈으로 요기가 되어 식욕을 촉진하는

그렐린 호르몬 분비가 서서히 줄어듭니다.

잠깐이라도 늘 눈으로 먼저 드십시오.

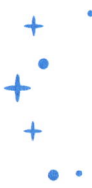

법은 숨을 천천히 쉬면서 반복해서 소망 성취를 선언하는 겁니다.

'내 체중은 ○○kg입니다. 감사합니다.'

내가 원하는 체중인 ○○kg이 이미 이루어졌다고 입으로 선언하세요. 음식을 관찰하는 2~3분 동안 계속 말해보세요. 말이 씨가 된다고 하지 않습니까?

앞에서 말씀드린 두 분도 체중이 110kg, 120kg이었지만 '내 체중은 80kg이다'라고 계속 말하고 이미 이루어졌다고 믿으니 실제로 그렇게 되었습니다. 그러니 음식을 먹기 전 2~3분 가량 음식을 관찰하면서 선언합시다.

'내 체중은 ○○kg입니다. 감사합니다.'
'내 체중은 ○○kg입니다. 감사합니다.'

음식 오래오래 씹기

비만인 분들은 거의 장 누수가 심해서 음식을 소화하는 소화 효소가 부족합니다. 그러니 침에서 나오는 소화 효소를 최대한 활용하는 게 좋은데, 음식을 입에서 오래 씹어 삼키면 됩니다.

음식을 오래오래 씹으면 자연스럽게 천천히 먹게 되지요.

그러면 먹는 양을 줄이는 데도 도움이 되고, 소화 흡수를 도와 장누수증후군 치유에도 도움이 됩니다.

식사를 시작하면 입에 담은 음식을 100번씩 씹어서 삼킨다는 생각으로 오래 씹어서 드시길 바랍니다.

식간에 따뜻한 물 마시기

끼니 사이에는 따뜻한 물을 조금씩 드십시오. 냉장고에 보관해두었던 찬물이나 차가운 청량음료는 절대 마시지 않는 게 좋습니다. 보온병에 뜨거운 물을 담아두고 조금씩 따라서 호호 불며 홀짝거리는 습관을 만들면 아주 좋습니다.

식전_ 채소즙과 과일 먼저!

점심과 저녁을 드실 때도 조리 과정이 단순한 음식과 생채식을 하면 좋습니다. 그렇게 평생을 드시라는 말이 아닙니다. 비만을 해결하는 데 필요한 최소 기간인 6개월에서 1년 정도는 이렇게 하시길 권합니다.

점심과 저녁도 아침 식사에서처럼 생채소즙이나 저온건조한 채소 분말을 타서 먼저 드십시오. 과일과 식물성 오일도 꼭 식전에 드시기를 권합니다.

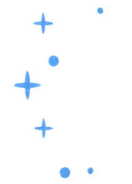

비만인 분들은 거의 장 누수가 심해서
소화 효소가 부족해요. 그러니 침에서 나오는
소화 효소를 최대한 활용하는 게 좋은데,
음식을 오래오래 씹어 삼키면 됩니다.
그러면 자연스럽게 천천히 먹게 되지요.
먹는 양을 줄이는 데도 도움이 되고,
소화 흡수를 도와 장누수증후군 치유에도
도움이 됩니다.

점심과 저녁 식사

먼저 생곡식 가루와 약간의 볶은 곡식을 드시면 좋습니다. 이런 음식은 집에서 직접 준비한 재료를 방앗간에서 빻아 와도 되고, 시중에서 파는 유기농 생곡식 가루 제품들을 이용해도 됩니다.

생곡식 가루와 볶은 곡식을 카레와 섞어 먹으면 아주 맛있습니다. 양배추로 만든 김칫국이나 여러 가지 생채소 샐러드에 뿌려 먹어도 맛있답니다.

식사는 여러 가지 생채소와 해조류를 중심으로 차리는 것이 좋습니다. 김에 채 썬 생채소를 넣고 볶은 깨소금을 살짝 뿌려 먹어도 아주 맛있습니다. 생미역이나 다시마 같은 해조류, 삶은 채소도 좋습니다. 양배추, 케일, 시금치, 다시마, 당근, 비트, 방울토마토, 마늘, 양파, 브로콜리, 버섯 등을 물에 살짝 삶아 된장소스와 먹거나 삶은 고구마나 견과류 가루를 곁들여 같이 먹으면 아주 만족스러운 식사가 됩니다.

아, 이때도 차려놓은 밥상을 한 2~3분가량 먼저 관찰하시기 바랍니다. 이렇게 관찰하는 것을 반드시 습관으로 만드세요. 바로 급하게 수저를 들지 말고 잠깐만 관찰해도 식욕 촉진 호르몬이 덜 나와 과식 방지에 도움이 됩니다.

아까 말씀드린 것 기억하시죠? 관찰하는 동안 '내 체중은

○○kg입니다. 감사합니다' 반복하기 말입니다. 천천히 숨을 쉬면서 내가 원하는 체중을 말로 선언하고 이미 이루어졌다는 믿음을 가지십시오.

그리고 세상에서 가장 행복한 사람처럼 맛있게 드십시오. 음식을 입에 담고 맛을 음미하며 오래오래 씹어 드시면 완전한 소화 흡수에 큰 도움이 됩니다.

절식

비만 치유를 위해 더 적극적인 방법이 있습니다. 절식하는 것입니다.

절식은 일 년에 한두 차례, 한 번에 1~2주 정도 하면 좋은데, 생채소즙과 과일, 식물성 오일, 따뜻한 물만 먹는 것입니다. 앞에서 말씀드린 식전에 먹는 음식을 세 끼 내내 먹는 것으로 생각하시면 됩니다.

세 끼니 모두 생채소즙, 과일, 오일 그리고 따뜻한 물만 마시면서 한 2주 정도를 보내면 엄청난 일이 몸속에서 벌어집니다. 우리 몸속에 있는 노폐물, 특히 장 내에 있는 비만세포까지도 대식세포가 다 잡아먹게 되지요. 이것을 오토파지(자가포식)라고 합니다. 오토파지로 우리 몸속에 있는 노폐물과 이상세포(비만세포나 비만세균)까지 다 청소한다는 연구 결과와 증거들이 아주 많습니다.

일본 의학자 오스미 요시노리는 세포의 오토파지 메커니즘을 규명하고 이를 지휘하는 유전자를 발견한 공로로 2016년에 노벨생리의학상을 받았습니다.

운동 치유

매일 아침 한 이삼십 분씩 햇볕을 쬐면서 맨발걷기를 합니다. 점심이나 저녁에도 시간 날 때마다 밖으로 나가 맨발걷기를 하거나 맨손으로 흙을 만지면 좋습니다.

꼭 맨발걷기가 아니더라도 야외에서 배드민턴이나 족구 같은 운동이나 놀이를 재미있게 하거나, 즐겁게 산책하는 것도 큰 도움이 됩니다.

몸 돌보기

하루를 보내고 잠자리에 들기 전, 내 몸에 오늘 하루도 고맙고 사랑한다고 말해보세요. '몸 돌보기'를 하는 좋은 방법은 따뜻한 물을 채운 욕조에서 하는 거예요. 이것은 신념관리 훈련 프로그램인 아봐타프로그램이 제안한 실천법입니다.

따뜻한 물에 몸을 담그고 내 몸을 정말로 사랑하고 감사한다고 말하는 겁니다. 뚱뚱하다고 싫어하지도 저항하지도 말고 그냥 '사랑합니다' '감사합니다'라고 말해주세요. 내 몸을 머리부터 발끝까지 쓰다듬고 만져주면서 '사랑합니다' '감사합니다'라고 해주세요.

  욕조에서 나온 다음에는 온몸에 코코넛오일을 골고루 바르고 마사지하면서 또 '사랑합니다' '감사합니다'라고 말해보세요.

  내가 무엇인가를 싫어하고 그것에 저항하면 오히려 더 따라붙게 되어 있습니다. 그러니 내 몸이 뚱뚱하다며 싫어하지 마세요. 있는 그대로 사랑하고 감사하세요. 어느 순간 저절로 내 몸이 날씬하게 바뀔 것입니다.

잠자기 전

  잠자리에 누워서는 잠들기 전까지 내 모습을 상상합니다. 이미 내가 원하는 체중인 ○○kg이 이루어진 모습 말입니다. 날씬한 몸을 멋진 스타일로 꾸민 후 거리를 걷거나 즐겁게 활동하는 모습을 상상해 보세요. 내가 날씬하게 되었을 때 꿈꾸는 모습이 이미 일어난 것처럼 상상하는 겁니다.

  이처럼 내가 원하던 모습이 이미 이루어진 상태를 영상적 이미지로 상상하며 주무십시오. 그렇게 주무시고 난 다음 아

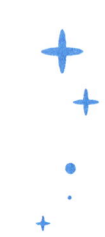

비만은 어떤 나쁜 병증이 아닙니다.
비만은 우리 생명을 리셋하는
좋은 기회의 문이기도 합니다.
낡은 건물을 허물어버리고 새 건물을 짓듯이,
비만이라는 낡은 육체를 건강하고 아름다운 육체로
완전히 새롭게 리셋하면 됩니다.

침에 일어나면, 앞에서 말씀드린 대로 다시 화장실 거울 앞에 서서 자신이 써놓은 메모대로 선언합니다.

간 청소

지금까지 말씀드린 생활 속 실천과 더불어 반드시 하면 좋은 것이 바로 간 청소입니다.

간 청소는 아주 간단한 방법으로 쉽게 할 수 있어요. 한 번 하는 데 일주일 정도 걸리지만, 효과는 정말 좋습니다. 제가 감수한 책 중에 『의사들도 모르는 간 청소』라는 책이 있는데 그 책을 보면서 따라 해도 좋고, 인터넷에도 간 청소 방법이 많이 소개되어 있습니다.

비만인 분들은 지방간이 많습니다. 지방간은 간에 기름이 끼어 있는 상태인데, 기름 외에도 노폐물이 아주 많이 쌓여 있지요. 그래서 간 청소를 하면 배출되는 노폐물의 양이 정말 엄청나게 많습니다. 한 달에 한 번씩 6개월 정도 간 청소를 계속하시고, 그 뒤로는 일 년에 두 차례씩 간 청소를 하면 좋습니다.

지금까지 비만 치유를 위한 3요소인 음식, 운동, 마음 치유법과 24시간 동안 실천하는 방법을 말씀드렸는데요.

사실 생채식과 절식, 햇볕 쬐기와 맨발걷기, 마음으로 믿고 상상하기 등은 너무 쉬워 보이고 과연 무슨 효과가 있을까 의심이 들 수도 있어요. 하지만 계속 실천하면 비만에서 영원히 벗어날 수 있는 완전한 치유법입니다.

비만은 어떤 나쁜 병증이 아닙니다. 비만은 우리 생명을 리셋하는 좋은 기회의 문이기도 합니다. 낡은 건물을 완전히 허물어버리고 새 건물을 짓듯이, 비만이라는 낡은 육체를 벗어나 건강하고 아름다운 육체로 완전히 새롭게 리셋할 수 있습니다.

그러니 위에 말씀드린 방법대로 실천하셔서 비만이 화가 아니라 정말 복이 되는 것을 경험하시기 바랍니다.

병이 아니라 경고 신호입니다

대사증후군의 원인 치유와 예방

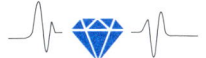

'대사증후군은 치료가 가능한가요? 예방 방법도 있나요?'
'예. 그대로 따라 실천하기만 하면 틀림없이 대사증후군에서 벗어날 수 있는 치유법이 있습니다. 당연히 예방도 가능합니다.'

여러분이 저에게 위와 같이 질문하셨을 때, 위와 같은 제 대답을 들으면 믿음보다는 의구심이 들 수도 있겠습니다. 제가 너무 자신만만하게 대답하니 그 따라하기만 하면 된다는 치유법이 사실은 실천하기 매우 어려운 것은 아닐까 하고요.

그러나 치유법은 정말로 간단합니다. 한마디로 말씀드리면, 적게 먹고 많이 움직이는 것입니다.

이 방법은 지난 40여 년 동안 제 임상 경험을 통해 효과가 확인된 치유법이고, 후성유전학이나 오토파지(autophagy) 이론, 장 내 미생물학, 세포생물학 등을 통해 과학적 의학적 근거가 증명된 치유법입니다.

이제부터 대사증후군이 왜 생기는지 그 원인부터 살펴보고, 그 간단한 치유법을 말씀드리겠습니다.

대사증후군(Metabolic Syndrome)이란 다음 다섯 가지 요건 곧 복부비만, 중성지방 수치 증가, HDL콜레스테롤 수치 저하, 고혈당, 고혈압 중 세 가지 이상을 가지고 있는 경우입니다. 1998년 세계보건기구(WHO)에서 붙인 용어이지요.

지금 우리나라 성인의 약 30%가 대사증후군에 해당하고, 미국의 경우에는 35~40%가 대사증후군이라고 합니다. 그 수치는 점점 증가하는 추세이지요. 젊은 층과 심지어는 청소년 대사증후군 환자도 늘어나고 있습니다. 이 다섯 가지 요건 중 하나도 해당하지 않는 사람은 전체 성인의 10% 정도밖에 안 된다고 합니다. 이 통계 수치만으로도 대사증후군의 원인이 무엇일지 어느 정도 짐작되지 않습니까?

50~60년 전까지만 해도 대사증후군 환자는 아주 드물었습니다. 그럼 도대체 그사이 무슨 일이 일어났기에 대사증후

군 환자 수가 이처럼 폭발적으로 증가한 걸까요?

대사증후군의 주요 징후는 복부비만인데, 지난 50~60년 동안 이 지구상에 갑작스럽게 뚱뚱한 사람과 뚱뚱한 동물이 늘어나기 시작한 것과 관계가 있습니다.

인류 역사를 살펴보면, 사람은 오랫동안 배고파도 이에 익숙해지도록 적응해왔습니다. 그런데 지금 우리는 어떻습니까? 배고프지 않아도 때가 되면 먹지요. 또 배가 부를 만큼 많이 먹어요. 하지만 우리 생활방식이나 습관은 별로 몸을 움직일 일이 없습니다. 그러다 보니 우리 허리둘레 사이즈는 점점 늘어났고 대사증후군 환자도 엄청나게 증가하고 있는 거죠.

우리가 음식을 먹으면 몸속에서 어떤 일이 일어나는지 한번 살펴봅시다.

우리가 먹은 음식의 영양소는 혈액을 통해 세포로 들어가 에너지로 바뀝니다. 무슨 음식을 섭취하든 세포 내로 들어가는 건 포도당인데, 이때 반드시 인슐린이라는 열쇠가 필요하지요. 인슐린이 세포막에 가서 초인종을 누르며 문을 열어 달라고 하는 것과 같아요.

그런데 우리는 대체로 늘 과잉영양 상태입니다. 시도 때도 없이 자주 음식을 먹으니 포도당이 넘쳐나고, 인슐린은 이 포도당을 들여보내 달라고 세포막에 계속 요청하게 되지요. 이런 상황이 반복되면서 세포가 더는 포도당을 받아들일 수 없으면 인슐린에게 문을 열어주지 않게 됩니다. 이런 상태를 의학 용어로 '인슐린 저항성'이라고 해요.

세포로 들어가지 못한 포도당이 지방세포에 저장되어 쌓이니 복부비만이 생깁니다. 하지만 지방세포에도 더는 저장할 수 없게 되어 남은 포도당은 오줌에 섞여 내보내니 당뇨가 생기는 거지요.

이런 상황에서 장 내 환경은 더 엉망이 됩니다. 면역을 담당하는 장 내 미생물 생태계(마이크로바이옴)에 혼란이 일어나고 노폐물이 쌓이면서 장이 망가지지요. 이 상태가 계속되다 보면 만성 염증이 생기고 장점막이 허물어지면서 바늘구멍 같은 구멍이 생기게 됩니다. 그런 틈으로 빠져나간 장 내 염증 물질이나 노폐물이 세포로 흘러 들어가 내독소혈증(Endotoxemia, 內毒素血症)으로 발전합니다. 이를 장누수증후군(Leaky Gut Syndrome, LGS)이라고 합니다. 장누수증후군은 면역세포로 하여금 정상세포를 공격하게 해서 질병을 일으키게도 하는데, 이를 자가면역 질환이라고 합니다.

이처럼 장 누수로 장의 염증 물질과 노폐물이 내독소혈증으로 발전하여 혈관 내벽에 쌓이면 고지혈증이 생기고, 혈관에 때가 많이 끼게 되면 혈관이 굳어지는 동맥경화 현상이 생기면서 자연히 혈압이 높아지게 된답니다.

모든 문제는 스트레스, 과로, 과식과 좋지 않은 음식으로 장 내 환경이 나빠지면서 시작되는데, 대사증후군의 다섯 가지 요건은 병이라기보다는 곧 심각한 병이 올 것이라고 알려주는 경고 신호입니다.

자동차 운전대의 계기판은 차의 상태를 알려주고, 이상이 생기면 경고 신호가 뜨지요. 엔진이 고장 나면 이를 알리는 신호가 뜨고, 타이어가 펑크 나면 타이어 교체 신호가 반짝입니다. 그러면 우리는 엔진을 고치고 펑크 난 타이어를 교체해야 합니다. 그 경고를 무시하는 분은 아마도 없을 테지만, 수리하지 않고 그대로 차를 주행하면 어떤 일이 일어날까요? 아마 제대로 작동하지도 않겠지만, 무리하게 시도한다면 분명히 위험한 일이 발생하지 않겠습니까?

대사증후군도 자동차 계기판의 경고 신호와 같습니다. 우리 몸속 장 내 환경이나 피의 환경을 바꾸고, 생활방식과 습관을 고쳐야 한다는 경고 신호입니다.

그런데 이 신호를 알아차리지 못하거나 무시하고 여전히

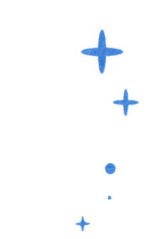

장 내 면역을 담당하는 미생물 수는
약 38조 개로 알려져 있어요.
이 미생물들은 섬유소가 주식이니,
섬유소가 부족하면 허약해질 수밖에 없고
면역력도 떨어지게 되지요.
그래서 대사증후군이 있을 때
섬유소를 2주만 집중적으로 먹어도
금방 건강이 좋아집니다.

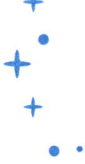

같은 생활방식과 습관으로 살아간다면, 고장 난 자동차가 사고를 일으키듯 깜짝 놀랄만한 일이 우리 몸에 벌어질 수 있어요. 대사증후군이 뇌경색이나 심근경색으로 발전하거나 콩팥이 망가지거나 암이 오는 등 큰 어려움으로 진행되는 것은 바로 이러한 이유 때문입니다.

경고 신호가 떴을 때 우리는 어떻게 해야 할까요?

사실 장누수증후군은 병이 아닙니다. 자동차에 경고 신호가 뜨면 엔진을 고치고 타이어를 교체하듯 우리도 바꾸면 됩니다. 장 내 환경과 피의 환경을 바꾸고, 생활방식과 습관을 바꾸면 장누수증후군은 쉽게 사라진다는 이야기지요.

대사증후군을 치유하는 방법은 무엇일까요?

적게 먹고 많이 움직이는 것입니다. 적게 먹되 채소와 껍질째 먹는 과일과 통곡식처럼 섬유소가 많은 음식을 주로 드시는 게 좋아요.

장 내 면역을 담당하는 미생물 수는 약 38조 개로 알려져 있는데, 이 미생물들은 섬유소가 주식이니, 섬유소가 부족하면 당연히 허약해질 수밖에 없고 면역력도 떨어지게 되지요. 그래서 대사증후군이 있을 때 섬유소를 2주만 집중적으로 먹어도 금방 건강이 좋아지는 것을 저는 자주 보았습니다.

장 내 미생물이 섬유소를 분해할 때 생성되는 주요 대사산물은 단쇄지방산(짧은사슬지방산, SCFA)이라는 신호 물질입니다. 이 물질이 몸의 염증 생성과 장 내 유해균의 성장을 막고, 장 점막을 두껍게 보호해 장누수증후군이 생기지 않게 한답니다.

반대로 섬유소 섭취가 부족해 유익한 미생물의 활동이 저하되면, 유해균이 왕성하게 활동하며 장의 보호막까지 먹어 치우는 일까지 생기는 거죠. 그렇게 생긴 구멍으로 장 내 염증 물질과 노폐물이 빠져나가 세포 내로 흘러 들어가 내독소혈증이 됩니다.

우리가 할 일은 식단을 근본적으로 바꾸어 섬유소를 많이 먹는 것입니다.

늘 바쁘게 사니 이 재료 저 재료 따지며 일일이 섬유소를 잘 챙겨 먹기가 쉽지 않아요. 또 음식을 주문 배달해 먹거나 외식을 하게 되면 나에게 필요한 식단을 선택해서 먹는 것이 잘되지 않습니다. 어떻게 필요한 섬유소를 쉽고 효율적으로 섭취할 수 있을까를 고민하지 않을 수 없지요.

제가 쉽고 단순하게 식사하는 방법 한 가지를 제안하겠

습니다.

우선 아침은 공복 상태를 그대로 유지할 정도로 조금 드시는 거예요. 아예 아무것도 먹지 말라는 게 아닙니다. 여러 종류의 생채소를 잘게 썰어 소스를 약간 곁들여 먹거나 과일과 물만 먹는 정도면 좋습니다. 생과일과 채소는 코코넛오일이나 올리브오일 같은 식물성 오일과 곁들여 먹으면 소화 흡수가 잘 되지요. 그리고 점심 식사 전까지 물을 충분히 마시면 됩니다.

이 정도면 칼로리가 부족하니 온몸의 조직에서 오토파지 작용이 일어나게 됩니다. 섬유소를 섭취했으니 장 내 미생물은 활발해지고 세포 내에서는 해독 작용이 일어나겠죠. 생채소나 과일이 없다면 건조채소 분말(섬유소 분말)을 물에 타서 드시고 공복 상태를 유지합니다.

점심과 저녁 식사를 할 때도 식사 전에 가능하면 생채소나 과일을 먼저 먹는 게 좋아요. 식단도 채소와 통곡식 위주로 하여 되도록 섬유소를 많이 드시면 세포들이 좋아한답니다.

외식이나 배달 음식을 드실 때, 따로 생채소 같은 섬유소 섭취가 어렵고 번거로울 수 있어요. 그럴 때도 건조채소 분말을 먼저 물에 타서 잘 씹어드시고 식사하십시오.

생채소와 과일이 있다면 먼저 그걸 드시면 되지요. 그러

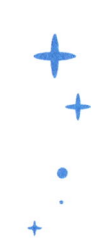

생채소와 과일을 늘 먼저 드세요.
그런 환경이 아니라면 그 대안으로
건조채소 분말을 드셔도 됩니다.
온라인 쇼핑몰이나 시장, 마트 등에서도
건조채소 분말을 쉽게 구할 수 있는데,
유기농이나 무농약 재배한 채소 분말이면
더 좋겠어요.

나 그런 환경이 아니라면 그 대안으로 건조채소 분말을 드시라고 권하는 겁니다. 온라인 쇼핑몰이나 시장, 마트 등에서도 건조채소 분말을 쉽게 구할 수 있는데, 되도록 유기농이나 무농약 재배한 채소 분말이면 더 좋겠어요. 건조채소 분말을 항상 준비해 다니면, 어떤 식사를 하더라도 채소와 과일 대용으로 미리 드실 수 있어요.

이처럼 아침 식사는 과일과 생채소와 식물성 오일, 물만 먹는 절식을, 점심과 저녁 식사는 과식하지 않을 정도만 먹고, 늦은 밤에는 음식을 먹지 마세요. 다음 날도 아침을 그 정도만 먹고 절식하면 점심 때쯤 약간 배가 고프게 될 겁니다.

사실 먹을 게 들어오지 않고 배가 고파야 세포 내에 쌓인 노폐물이나 독소를 자가포식하게 되어 자정작용이 일어납니다. 이때 장 내 미생물들이 좋아하는 섬유소를 섭취하면 이 미생물들이 더욱 활성화하고 활발하게 살아나는 놀라운 효과가 나타납니다.

좋은 음식을 먹는 것 못지않게 음식을 오래 씹는 것도 중요해요. 음식을 잘 씹어 침에서 나오는 소화 효소와 충분히 잘 섞어 삼키면 소화를 돕고 장 내 미생물에게도 도움이 되지요. 그러니 거의 물이 될 때까지 잘 씹어서 드세요.

좋은 물을 잘 마시는 것도 중요합니다.

평소에 많은 분들이 차나 커피, 주스 같은 건 많이 드시면서 물은 소홀히 여깁니다. 하지만 차나 커피, 주스는 물이 아닙니다. 물이라고 여기면 안 돼요. 물은 따로 마셔야 합니다.

저는 항상 따뜻한 물과 생수를 반반씩 섞은 음양탕을 드시도록 권합니다. 보온병에 볶은 현미를 뜨거운 물로 우려낸 걸 담아서 가지고 다니면서 생수와 섞어 마십니다.

아침에 잠자리에서 일어나서부터 점심 식사 전까지 이 볶은 현미물을 6컵 정도(약 1L) 마시면 좋겠습니다. 그러면 우리 몸에서 엄청난 해독 작용이 일어나게 된답니다.

장 내 환경 개선에 또 좋은 방법은 커피관장입니다. 이때 사용하는 커피는 유기농 커피가 좋겠어요. 커피관장은 장 내 환경을 깨끗이 하고 면역을 높이는 데 큰 도움이 됩니다.

우리 병원 환자분들에게 매일 한두 차례 꼭 커피관장을 하시게 합니다. 커피관장을 하면서 나온 배설물 냄새를 맡아보면, 이런 노폐물을 몸속에 둔 채 사는 것이 얼마나 가혹한 일인가 생각해보게 됩니다.

대사증후군을 치유하기 위해서는 운동이나 활동도 중요합니다.

가장 좋은 운동은 낮에 햇볕을 쬐며 맨발걷기입니다. 흙을 맨손으로 만지거나 맨발로 땅을 밟으며 걸어보세요. 땅에는 수많은 미생물이 층층 겹겹으로 존재하며 우리의 면역을 도와주고 있습니다. 한 숟가락 정도의 흙에는 약 15억 개의 미생물이 있다고 하지요.

맨발걷기로 흙과 직접 접촉하고 맨손으로 흙을 만지며 꽃을 기르거나 텃밭 가꾸기를 하면 면역력이 좋아지고, 몸속 활성산소나 정전기처럼 해로운 물질이 흙으로 빠져나갑니다. 그저 야외로 나가 햇볕을 쬐면서 가볍게 산책하며 노는 것만으로도 아주 좋은 운동이 되지요.

오늘날에는 흙을 만지거나 밟을 일이 별로 없습니다. 일부러 흙을 만지려 하지 않는 이상 흙과 접촉할 일이 아예 없을 정도지요. 특히 도시에 산다면 더 그렇습니다. 이처럼 너무 깨끗하고 위생적인 환경에서 지내면서 오히려 우리 몸의 면역체계에 혼란이 일어났다는 위생가설(hygiene hypothesis)이 등장했을 정도랍니다.

이 위생가설은 자주 손을 씻고 외부 자연과의 접촉을 완전히 차단하는 등 지나치게 위생적인 환경이 여러 가지 알레르기나 생활습관병을 유발하고 과잉 면역반응을 일으키는 데 일조하고 있다는 것입니다. 그러니 흙과 가까이하고 햇볕 쬐는 것을 너무 두려워하지 마세요.

또한 평소 틈나는 대로 가슴을 활짝 펴고 숨을 깊게 들이마시고 천천히 내쉬어 우리 체내로 산소와 생기가 충분히 들어오도록 깊은 호흡을 하십시오.

밤에 잠을 잘 자는 것도 대사증후군 치유를 위해 꼭 필요한 일입니다. 우선 잠자는 곳이 환기가 잘되는 것이 중요해요. 공기가 잘 통해 산소가 충분하게 유입되면 면역 증강에 큰 도움이 됩니다.

잠들기 전에 항상 상상 연습을 하십시오. 완전히 건강해져서 활기 있게 생활하는 내 모습을 그림이나 영상으로 상상하고, 그 모습을 기뻐하고 감사하는 겁니다.

사실 상상 연습은 잠자기 전뿐만 아니라 일상생활 내내 하는 것이 좋습니다. 나한테 대사증후군이 있다며 우울해하고 병으로 생각하기보다는 '나는 정말 건강하고 활기차다'고 상상하고 믿는 겁니다.

건강하고 활발한 내 모습을 머릿속에 그림이나 영상으로 만들어두고 늘 떠올리면서 '나는 정말 건강하고 활기차다'고 믿는 것입니다.

　대사증후군은 경고 신호일 뿐 '나는 완전한 건강시스템을 가진 건강한 사람이다'라고 말하며 믿는 연습을 계속해 갈 때 그 신념은 나의 '건강 집'을 짓기 위한 일종의 청사진이 됩니다.

'나는 정말 건강하고 활기차다.'
'나는 완전한 건강시스템을 가진 건강한 사람이다.'

　이 문장들을 늘 반복하여 말하고 선언하며 건강한 내 모습을 상상하고 행복해하시길 바랍니다.
　그러고 나서 깊은 잠을 푹 주무시면 됩니다.

　이러한 생활방식과 습관을 유지하면, 누구나 반드시 대사증후군에서 벗어나 건강한 삶을 누릴 수 있다고 확실하게 말씀드립니다.

병을 믿지 말고 건강을 믿으세요

당뇨병과 합병증(협심증, 망막증, 신부전) 치유와 사례

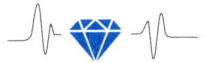

오늘날 많은 분들이 당뇨병과 당뇨 합병증인 협심증, 뇌경색, 망막증, 신부전 등으로 어려움을 겪고 있어요. 당뇨는 좀처럼 낫지 않는 데다 합병증까지 따라오니 두려워들 합니다.

여기서는 어떻게 하면 당뇨를 쉽게 치유할 수 있는지, 당뇨 환자 한 분을 사례로 들어 그 방법을 알려드리려 합니다. 이분이 당뇨를 치유한 방법은 무척 단순하고 쉬운 방법이었어요. 운동 치유, 음식 치유, 마음 치유 이 세 가지 실천법인데, 간단히 소개하면 다음과 같습니다.

첫째, 운동 치유법

햇볕을 쬐면서 맨발로 흙을 밟으며 걷기입니다. 하루 두세

차례, 한 번에 20~30분씩 놀이처럼 즐기면서 하면 됩니다.

둘째, 음식 치유법

흙에서 난 자연식물식을 가능하면 조리하지 않고 생채식으로 먹는 겁니다. 되도록 가공하지 말고 생채식을 하십시오. 생채식을 할 때 음식에 들어 있는 영양소와 효소, 생명에너지가 우리 몸에 큰 도움을 줍니다.

셋째, 마음 치유법

당뇨병이나 여러 합병증 때문에 힘들다는 생각을 버리는 겁니다. '나는 환자가 아니라 건강한 사람이다' 이렇게 생각하라는 거예요. '내 건강은 완전하고 내 면역시스템은 제대로 작동하고 있다'고 마음으로 믿고 건강해진 자신의 모습을 상상하면 됩니다.

2019년에 63세 남성 당뇨 환자분이 저를 찾아오셨어요. 트럭운송업을 하는 분으로 지난 25년 동안 계속 병원 치료를 받아왔는데 혈당이 제대로 조절되지 않았다고 했습니다. 지난 15년 동안은 인슐린을 썼고, 그것도 잘 안 돼 지난 6년 동안 인슐린 펌프를 쓰고 있었는데 그래도 가끔 혈당이

300~400까지 올라갔다고 합니다.

그러다 협심증이 와서 스텐트 시술을 4번이나 받았고, 눈망막에 장애가 일어나 시력에 문제가 생겼습니다. 신장 기능은 점점 떨어져 신장기능검사에서 BUN(Blood Urea Nitrogen, 혈액 요소질소 농도 검사), 크레아티닌(Creatinine, 혈액 크레아티닌 농도 검사) 수치는 높았고, 헤모글로빈(hemoglobin) 수치는 낮았습니다. 이처럼 당뇨로 신장 기능장애가 생기면 거의 예외 없이 헤모글로빈 수치가 떨어져요. 피를 만드는 조혈 작용이 제대로 되지 않기 때문이죠. 그래서 늘 어지럽고 걷는 것도 힘들어합니다.

이분은 완전히 절망 상태에 빠져 있었어요. 가족들조차 이분이 오래 생존하기 어렵겠다고 생각하는 것 같았습니다.

이 환자와 가족들에게 앞에서 언급한 3가지 치유 방법을 알려드렸어요.

우선 햇볕을 쬐면서 맨발로 흙을 밟으며 걸어보게 하고, 생채식 중심의 음식을 드시게 했어요. 이와 함께 가슴에 쑥뜸을 하게 했습니다.

한 열흘 정도 시나자 이분의 혈당 수치가 정상이 되었어요. 2주쯤 후에 인슐린 펌프를 제거했는데, 그때도 혈당 수치가 더는 오르지 않고 정상을 유지했지요. 한 달이 지나자 가벼운 산행을 한다고 했어요. 잘 걷지도 못하던 분이었는데 말입니다. 석 달 정도 되자 시력 장애가 개선되어 눈도 잘 보인다고 했어요. 검사해 보니 신장 기능이 좋아졌고, 혈당은 완전히 정상을 유지했습니다.

3개월 후 이 환자는 자신이 다니던 대학병원에 가서 다시 검진을 받았습니다. 담당 의사는 검사 결과를 보고 처음엔 아무 말도 하지 않고 가만히 있더랍니다. 그러더니 앞선 검사에서 당화혈색소(HbA1c) 수치가 9.6이었는데, 지금은 6.2로 정상이라면서 이렇게 물었다고 합니다.

'수치가 어느 정도는 떨어질 수 있지만 이렇게 정상 수준이 되긴 어려운데, 어떻게 된 겁니까? 혹시 다른 데 많이 아픈 곳은 없습니까?'

이분이 다른 아픈 데가 없다고 하자 담당 의사가 이렇게 물었답니다.

'어떻게 이런 일이 있을 수 있는지 모르겠습니다. 내가 지금 의사 생활을 수십 년 동안 하고 있는데, 이런 경우는 처음 봤습니다. 그동안 어떻게 하신 겁니까?'

이분은 '나는 이미 완쾌되어 건강하다'고 믿고 맨발로 흙길을 걸어 다녔고 생채식을 했다고 하자, 의사가 좀 놀랐다고 합니다.

그 후 이 환자분 가족들이 우리 병원을 찾아왔습니다. 이분이 곧 죽을 것으로 생각했는데 이제 이렇게 좋아지자 놀라서 환자의 모친과 두 누나가 오신 거예요. 이분들도 혈압약과 당뇨약을 드시고 있었는데, 그 치유법으로 이제는 가족 모두가 좋아졌습니다.

저는 지난 40년 동안 수많은 당뇨 환자들에게 생채식을 권했는데, 실천하신 분들은 대부분 좋아졌습니다.

한번은 어느 유명 대학의 교수님이 저를 찾아왔습니다. 그분은 TV에 자주 출연하는 분이라 독자 여러분뿐만 아니라 우리나라 국민이라면 다 아실 만한 분입니다. 어느 날 제가 병원에 출근했더니 그분이 병원 대기실에 앉아 계시는 거예요. 아침 일찍이라서 제가 깜짝 놀랐습니다. 그 교수님은 나 같은 지방 의사에게 찾아올 그런 분이 아니라고 생각했지요.

제가 '교수님, 어쩐 일로 오셨습니까' 하고 물었더니 그분이 자기 이야기를 들려주었습니다.

그분은 당뇨로 자신이 재직하던 대학병원에서 지난 8년여 동안 인슐린 주사를 처방받았다고 합니다. 그러던 어느 날, 제가 쓴 책들을 읽고 당뇨병 환자를 위한 생채식요법을 그대로 따라 했다고 합니다. 놀랍게도 13일 만에 인슐린 주사를 맞을 필요가 없을 만큼 혈당이 떨어졌다고 했습니다. 그래서 깜짝 놀라 저를 만나러 오신 겁니다. 이분은 이제 다 좋아졌습니다.

이번 기회에 동료 의사 선생님들께 제안하고 싶습니다.
저는 지난 40년 동안 수많은 당뇨 환자에게 위의 방법대로 실천하게 했어요. 심지어 신장 기능이 떨어져 신장 투석을 하는 당뇨 환자에게도 칼륨을 제한할 필요가 없는 경우에는 생채식요법을 해보게 했습니다. 신장 투석을 그만둬도 될 만큼은 해결하지 못했지만, 인슐린을 더이상 쓸 필요가 없을 만큼 당뇨가 조절되었습니다. 심지어는 인슐린 분비가 되지 않는 제1형 당뇨로 평생 인슐린을 써야 하는 그런 당뇨까지도 좋아진 경우를 보았습니다.

저는 이 생채식요법을 많은 의사 선생님이 같이 연구하여 환자 치료에 꼭 응용하기를 간절히 바라고 또 권합니다.

이미 생채식요법에 관한 연구가 활발하게 이루어지고 있지 않습니까? 예를 들면, 로푸드 다이어트(Raw Food Diet)라든가 주스 패스팅(Juice Fasting, 주스 단식), 생채식 연구 등 이미 책이나 논문을 통해 그 효능과 치유력이 증명되었습니다.

현재 세계적으로 많은 당뇨 환자가 있고 또 점점 늘어나는 동료 의사 선생님들께 제안하고 싶습니다.
저는 지난 40년 동안 수많은 당뇨 환자에게
위의 방법대로 실천하게 했어요.
심지어 신장 투석하는 당뇨 환자에게도
생채식요법을 해보게 했답니다.
신장 투석을 그만둘 만큼은 해결하지 못했지만,
인슐린 주사를 더는 맞지 않아도 될 만큼
당뇨가 조절되었지요. 심지어 제1형 당뇨로
평생 인슐린을 투약해야 하는 당뇨까지도
좋아진 경우를 보았습니다.
생채식요법을 많은 의사 선생님이 같이 연구하여
환자 치료에 응용하기를 간절히 바랍니다.

추세이니, 이 생채식요법이 당뇨 치유를 위해 반드시 필요한 치료법으로 널리 알려지고 활용되리라 생각합니다.

다시 그 환자 이야기로 돌아가면, **어떻게 해서 당뇨가 사라지고 건강이 좋아졌을까요?**

어떤 병이라도 그 근원을 찾아 따라가 보면 결국은 세포가 고장 나 있습니다. 세포 안에 독성물질이나 불순물, 노폐물 같은 것은 잔뜩 쌓여 있고, 반대로 꼭 필요한 필수영양소와 산소, 체온은 부족한 상태이지요. 이것이 병의 원인입니다.

병명이 무엇인가, 즉 고혈압이냐, 당뇨냐, 암이냐는 그 세포핵 속에 있는 어떤 유전자가 변질되고 손상됐느냐에 따라서 다를 뿐입니다. 모든 병은 세포와 유전자의 변질로 생깁니다.

그러면 병을 치료하기 위해서 어떻게 하면 될까요?

세포를 건강하게 만들면 됩니다. 세포 안에 있어서는 안 되는 독성물질과 노폐물, 불순물은 없애고, 필요한 영양소와 산소, 체온을 보태면 되지요. 세포가 건강해지면 병이 치유됩니다.

환자들의 모발 조직 중금속 검사를 해보면, 대부분 몸에 있어서는 안 되는 수은이나 납, 알루미늄, 바륨 같은 중금속이 축적되어 있습니다. 반대로 꼭 있어야 하는 영양소, 그중

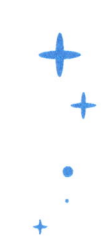

어떤 병이라도 근원을 찾아 따라가 보면
결국은 세포가 고장 나 있습니다.
세포 안에 독성물질이나 불순물, 노폐물 같은 것이
잔뜩 쌓여 있고, 꼭 필요한 필수영양소와 산소,
체온은 부족한 상태이지요.
이것이 병의 원인입니다.

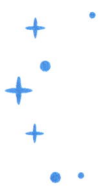

에서도 특히 칼슘, 마그네슘, 아연이 많이 결핍되어 있고 인이나 셀레늄 같은 영양소도 부족한 편입니다. 이처럼 체내에 있어서는 안 되는 중금속 등 독성은 제거하고 몸에 부족한 영양소는 보충해주는 요법이 꼭 필요합니다.

햇빛과 땅의 에너지를 받고 자란 자연식물식을 조리하지 않고 날것 그대로 먹는 생채식에 뛰어난 치유의 힘이 있습니다. 가공하더라도 되도록 최소한만 가공하여 드시기를 권합니다. 생채식 음식들은 몸속 독성과 불순물, 노폐물을 제거하고 대신 필수영양소와 산소, 체온을 보태줍니다. 몸이 좋아지면 현미잡곡밥이나 채식 위주의 식사를 하되, 원한다면 동물성 단백질을 약간 곁들일 수 있습니다.

운동 치유법으로 제일 좋은 방법은 햇볕 쬐며 맨발걷기라고 앞서 말씀드렸죠.

맨발걷기가 왜 중요할까요? 맨발로 땅을 밟고 햇볕을 쬐면 우리 몸속 독성은 빠져나가고 햇볕과 땅으로부터 좋은 생명 에너지가 몸으로 들어옵니다.

봄에 햇볕이 잘 드는 땅에 씨앗을 심으면, 싹이 나고 줄기와 잎이 나고 꽃이 피고 열매를 맺지 않습니까? 사람의 생명도 이와 똑같습니다.

이미 언급한 대로 흙 속에서 자유전자가 몸 안에 들어와 세포 발전소인 미토콘드리아가 에너지를 만드는데 도움이 됩니다. 이처럼 햇볕과 생기에너지가 들어와 병이 쉽게 치유되도록 도움을 줍니다.

마음 치유를 위해서는 병과 자신을 연결짓는 생각을 버리는 것이 제일 중요합니다.

'나는 당뇨병 환자다' '나는 당뇨 합병증으로 고통받는 병자다' 이런 생각을 버립니다. 또 거기에 더해 따라오는 근심 걱정과 두려움과 절망감을 떨쳐버립니다. 연습하면 생각을 바꿀 수 있습니다.

대신 '나는 이제 건강하다' '나는 완전하다'라고 말하고 건강해진 자신의 모습을 상상합니다. 늘 반복하면 마음 가득 믿음이 생길 수 있습니다.

자연은 우리를 완전한 건강과 면역시스템이 작동하도록 만들어놓았습니다. 그러니 우리 몸에 해로운 생각과 행동을 버리면 완전한 건강과 생명력이 드러나게 된다는 것을 꼭 믿으시길 바랍니다.

소개한 환자처럼 실천한다면 당뇨와 합병증을 앓는 분들이 모두 다 확실하게 좋아진다고 생각합니다.

먹구름이 사라지면 푸른 하늘이 드러난다

디스크탈출증과 척추관협착증 치유와 사례

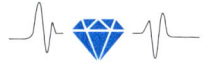

우리는 '척추가 아프다' '허리 디스크가 파열되었다' 이런 이야기를 자주 들어요.

실제로 디스크탈출증과 척추관협착증 환자가 무척 많이 늘어나고 있습니다. 특히 선진국일수록 이 질환 환자 수가 많아요. 그래서 **디스크탈출증과 척추관협착증을 우리 시대의 역병이자 대유행병**이라고 말하는 분들도 있어요.

저는 의료 봉사로 아프리카대륙에 20번가량 다녀왔습니다. 제가 속해 있는 의료봉사단체가 아프리카대륙의 나라들에서 진료한 환자 수는 연인원 20만 명이 넘어요.

환자들 대부분은 피부병이나 소화장애, 근육통 등으로 치료받으러 옵니다. 목이나 등, 어깨나 허리가 아파서 찾아오는 사람은 많지 않아요. 그 나라들에선 디스크탈출증이나 척추관협착증 환자 수가 상대적으로 적은 편이지요.

이처럼 디스크 관련 질환은 선진국일수록 환자 수가 많은 고혈압, 당뇨병, 심장병, 암 그리고 알레르기 질환, 자가면역 질환과 맥을 같이 하는 듯합니다.

디스크탈출증이나 척추관협착증에 대해선 참 말들이 많습니다. 질환 자체에 대해서도 전문가들 사이에 여러 다른 의견이 있고, 질환의 원인과 문제 해결책에 대해서도 아주 많은 이야기가 오가고 있지요. 유튜브 같은 곳에 들어가 보면, 주제는 같지만 내용은 무척 다른 영상이 많습니다.

왜 이렇게 말들이 많은 걸까요? 아마 해결이 잘 안 되기 때문일 겁니다. 해결 방법이 복잡하고 어려울수록 해결이 잘 안 되고 있다는 것을 의미합니다.

디스크탈출증과 척추관협착증의 원인과 해결책에 관한 주장과 이야기들을 하나하나 듣다 보면, 너무 복잡하고 다양해서 왜 이 질환을 우리 시대의 역병이니 대유행병이니 하고 말하는지 알 듯도 합니다.

하지만 이 세상에서 가장 효과 있는 방법은 내제로 쉽고도 단순합니다. 제 경험으론 반드시 그렇습니다.

우리 병원에도 디스크탈출증과 척추관협착증으로 오는 분들이 가끔 계십니다. 이런저런 시술이나 수술을 받고 오래 치료했는데도 잘 낫지 않는다며 오시지요. 이 환자분들 대부분은 다음 세 가지 방법으로 거의 극적으로 치유되었습니다. 쉽고 단순하지만 효과가 좋기 때문입니다. 간단히 소개하면 다음과 같습니다.

첫째, 말로 건강과 행복을 선언하고 마음으로 믿는 겁니다.
'나는 건강하고 행복하다.'
'나는 날마다 기분이 좋다.'
하루 1,000번 이상 이렇게 말합니다. 현실은 고통스럽겠지만, 마음으로는 내가 건강하고 행복하며 고통 없이 자유롭게 활동하는 모습을 상상하면서 그렇게 되었다고 선언하는 겁니다.

둘째, 생채소즙 절식입니다.
완전히 음식을 끊는 단식이 아니고, 1~2주 정도 과일과 생채소즙과 따뜻한 물만 먹는 방법입니다.

셋째, 마음 치유입니다.
내 마음속에 있는 억압되고 불쾌한 감정을 사라지게 하고, 늘 유쾌한 감정으로 바꾸는 것입니다.

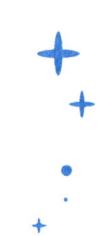

디스크탈출증이나 척추관협착증의 원인은
한마디로 육체 특히 근육의 긴장과 위축입니다.
척추 주변 근육의 긴장, 그리고 마음의 긴장과 억압이
이 병증의 선행 원인입니다.
몸의 통증을 줄이려면 어떻게 하면 될까요?
긴장되고 위축된 근육을 풀어주면 되지 않겠습니까?
이것이 디스크와 척추관협착증의 원인을 치료하는
방법입니다.

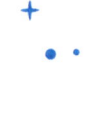

어떻게 이런 단순한 방법이 디스크탈출증이나 척추관협착증의 고통에서 벗어나게 할까요?

제가 발견한 이 질환의 원인은 한마디로 심신의 긴장(tension)과 위축(contraction)입니다. 척추 주변 근육의 긴장, 그리고 마음의 긴장과 억압이 이 병증의 선행 원인입니다.

그러므로 통증을 줄이려면 어떻게 하면 될까요? 긴장되고 위축된 근육을 풀어주면 되지 않겠습니까? 이것이 디스크와 척추관협착증의 원인을 치료하는 방법입니다.

마음의 긴장과 억압은 어떻게 풀 수 있을까요? 많은 사람들의 마음 가운데에는 억압된 감정, 특히 분노, 두려움, 열등감 등이 크게 자리 잡고 있습니다. 그래서 늘 잘해보려고 애쓰지요. 완벽해지려 하고 착하게 살려 하고 경쟁에서 이기고 싶어 합니다. 이런 감정이 사람들의 의식에 잠재되어 있습니다.

그런 감정을 억압한 채로 살아가기 때문에 늘 불쾌한 감정에 빠져 있고, 분노가 치밀어 오를 때가 잦습니다. 또 두려움과 절망감도 따라옵니다. 이처럼 억압된 불쾌한 감정이 디스크탈출증과 척추관협착증 통증을 유발하는 데 아주 결정적인 영향을 미치는 거죠.

어떤 전문 의사들은 이렇게 말합니다.

'디스크탈출증은 병이 아니다.'

'척추관협착증은 병이 아니다.'

이런 질환은 마음속 억압된 감정이 육체로 나타난 것뿐이니 디스크나 척추관 주변의 긴장된 근육을 이완시키고, 마음속 긴장을 풀어주는 방법으로 치유해야 한다는 것입니다.

그래서 위에서 말씀드린 첫 번째 방법, 말로 건강과 행복을 선언하는 방법이 놀라운 효과가 있습니다.

마음속에 억압된 불쾌한 감정을 사라지게 하고 대신에 유쾌한 감정으로 바꾸면, 근육의 긴장이 이완되는 데 큰 도움이 되지요.

이해가 되든 안 되든 틈만 나면 이렇게 말하고 상상할 것을 권합니다.

'나는 건강하고 행복하다.'

'나는 날마다 기분이 좋다.'

특히 아침에 막 일어났을 때 입버릇처럼 반복해서 말합니다.

'나는 건강하고 행복하다.'

'나는 날마다 기분이 좋다.'

부정적인 말은 하지 않는 게 좋습니다. 아픈데 아프다고 말도 못 하나 하시겠지만, 그래도 '나는 통증이 있다' 같은 말은 하지 않는 게 좋습니다. 대신 늘 '나는 건강하고 행복하다' '나는 날마다 기분이 좋다'고 말하며 통증 없이 기분 좋게 사는 내 모습을 상상하며 지내는 겁니다.

우리가 통증에 주의를 기울이면 기울일수록 통증은 계속되고 점점 커집니다. 통증에 사로잡히게 되는 거지요. 통증 대신 건강하고 행복한 쪽에 주의를 집중하세요. 그러면 분명히 편안해지고 통증이 줄어들게 됩니다.

두 번째 방법인 생채소즙 절식에 관해 말씀드리겠습니다. 생채소즙 절식은 의학용어로 주스 패스팅(juice fasting)이라고도 해요.

디스크 치료를 위해선 약 2주 정도 생과일과 생채소즙과 따뜻한 물만 마시는 절식을 하는 것입니다. 생채소즙을 만들기 어렵다면, 건조시킨 채소 분말을 물에 타 주스처럼 늘 마시면 돼요. 이처럼 과일과 생채소즙만 먹는 동안 몸속에서 놀라운 변화가 일어납니다.

생채소즙 성분은 거의 섬유소로, 이 섬유소를 많이 섭취하면 우리 몸의 면역계를 담당하는 장 내 미생물 생태계인 마이크로바이옴을 복구시키는 역할을 하지요.

왜 이런 일이 가능할까요?

생채소와 과일만 먹게 되면 우리 몸에 필요한 칼로리가 부족하게 되겠지요. 그러면 이 부족한 칼로리를 채우기 위해 세포 안의 여러 가지 노폐물이나 독성물질을 써버리는 오토파지(자가포식) 작용이 일어납니다. 세포 속 리소좀(Lysosomes)이 노폐물을 먹어 치워 깨끗하게 청소하게 됩니다.

체내 노폐물이 사라지니까 혈액 순환이 좋아지게 되고 따라서 세포 내로 유입되는 산소의 양은 당연히 풍부해지지 않겠습니까? 그렇게 되면 면역세포가 살아나 통증과 관계있는 항원 항체 면역 과잉 반응을 조절해줍니다. 또 변이되고 손상된 통증 관련 유전자가 복구되도록 조절해주는 강력한 효과도 따라오게 됩니다.

척추관협착증 환자 중 상당수에서 디스크 수액이 흘러나와 주변 근육에 부종이 생기고 염증 반응이 일어나는 경우가 있습니다. 그런데 2주 정도 생채소즙 절식을 하면, 그런 염증을 대식세포가 다 처리합니다. 밥이 안 들어와 칼로리가 부족하니까 체내의 염증 세포 같은 걸 먹어 치우는 겁니다.

또 노화로 협착된 척추관 속에 거미줄처럼 얽혀 있는 여러 가지 퇴행 조직들도 대식세포가 처리해버립니다. 그뿐만 아니라 새로운 세포를 재생하는 효과도 있어요.

이 짧은 기간의 생채소즙 절식만으로도 척추관 내 압력이 줄어들면서 통증이 줄고 편안해진다니, 놀랍지 않습니까? 저는 2주 동안 과일과 생채소즙만 드시는 절식을 강력하게 권합니다. 누구라도 거의 드라마틱하게 몸이 변화하고 통증이 사라지는 것을 경험하게 될 것입니다.

세 번째 감정 문제, 곧 마음 치유를 어떻게 하면 좋을지 소개하겠습니다.

불쾌하고 불편한 감정을 늘 억누르며 지내다 보면 자율신경 특히 교감신경을 흥분시켜 스트레스 호르몬이 많이 분비됩니다. 그러면 혈관을 위축시켜 혈류도 좋지 않게 되지요. 자연히 세포 내 산소 공급도 원활하게 되지 않습니다. 그래서 감정을 편안하게 만드는 것이 무척 중요합니다.

저는 지난 30년 동안 여러 가지 명상법이나 마음 수련 방법을 활용하여 환자 치유에 응용해 왔습니다. 그중에서 가장 효과적인 방법이 아봐타프로그램이었습니다. 이 프로그램 중에는 우리 안에 오랫동안 잠재해온 억압된 감정을 자유롭게 풀어내는 훈련법이 있어요. 누구라도 활용할 수 있고 효과가 아주 좋은 마음 치유법이지요.

유튜브에서도 아바타프로그램을 개발한 교육심리학자 해리 팔머(Harry Palmer)의 특강을 볼 수 있는데, 그중에서 〈Everything is Alright(다 괜찮다)〉라는 유튜브 영상을 한번 보시면 좋겠습니다. 영어로 되어 있지만, 자막을 한국어로 설정할 수 있습니다.

사람들은 불쾌한 감정이 생겼을 때 불쾌함을 표현하기보다는 대체로 참고 억압하는 경향이 있습니다. 불쾌한 감정은 큰일뿐만 아니라 사소한 일로도 잘 일어나고 억압한다고 해서 잘 사라지지도 않습니다. 그런데 제가 말씀드리는 이 방법을 계속 연습해 보면 마치 지우개로 지우듯 빠르게 불쾌한 감정을 지워버릴 수 있습니다. 방법도 간단합니다.

우선 '내 안에 억압된 감정이 있구나!' 먼저 자각하고 그 감정을 인정해야 합니다. 그래야 사라지게 할 수 있어요. 없는 걸 사라지게 할 수는 없으니까요. 그런데 그 감정을 지우기 위해 애쓸 필요가 없습니다. 그냥 내가 아닌 다른 사람들에게 행복하게 잘 지내라고 축복의 말을 하고, 자연의 모든 사물을 다 곱고 감사하게 보면 됩니다. 이게 다입니다. 정말 간단하지요.

너무 간단해 어떻게 그럴 수 있을까, 진짜로 가능한가 의심스러울 수도 있습니다. 그러면 그냥 한 번 해보십시오. 시간만 좀 내면 됩니다. 소리 내어 '감사합니다'라고 말하고, 다른 사람에게도 '행복하게 잘 지내세요'라고 말해보세요. 놀랍게도 내 안에 있는 억압된 감정에서 벗어날 수 있습니다.

지금까지 어떤 방법으로도 척추관협착증이나 디스크탈출증을 잘 해결하지 못했다면 제가 말씀드린 대로 한번 해보십시오. 스스로 해볼 수 있는 간단하면서도 확실한 방법입니다. 저는 통증 없이 완전한 건강을 회복하리라고 믿습니다.

첫째
'나는 날마다 건강하고 편안하다.'
'나는 날마다 기분이 좋다.'
이 말을 입버릇처럼 하루에 1,000번 정도 하십시오.
둘째
약 2주 정도 생채소즙 절식을 꼭 해보시고, 좋아진 다음에도 아침 식사는 생채소와 과일만, 점심과 저녁 식사를 하기 전에도 먼저 채소와 과일을 조금 먹고 나서 식사하세요.
셋째
'감사합니다.'

'행복하게 잘 지내세요.'

보이는 모든 사물과 대상에게 말해주세요.

뉴욕대학교 의과대학 재활의학과 교수이자 심신의학의 개척자인 존 사노(John E. Sarno) 교수는 디스크나 척추관협착증은 병이 아니라고 말합니다. 이분은 억압된 감정이 통증을 일으킨다는 사실을 많은 환자를 통해 확인했습니다.

사노 교수가 쓴 책『통증 유발자, 마음(*The Divided Mind; The Psychology of Psychosomatic Disorders*)』을 보면 감정만 해결했는데도 통증이 극적으로 좋아진 사례들이 많이 쓰여 있으니 참고하셔도 좋겠습니다.

토목건설업에 종사하시는 62세 남성 환자의 사례입니다. 이분은 척추관협착증으로 오랫동안 고통받았는데, 이분의 병력과 치유 방법을 살펴보면서 척추관협착증 및 디스크 질환에서 쉽게 벗어날 방법을 배울 수 있습니다.

이 환자분은 고혈압으로 20년 동안 혈압약을 먹었습니다. 그 후 척추관협착증이 왔는데, 통증이 너무 심해 신경외과와 통증클리닉을 찾아다니며 여러 가지 시술을 받았다고 합니다. 그래도 좋아지지 않아 한방병원에 가서 추나요법, 도수치료 같은 물리적 치료와 함께 약초요법 등도 받았는데, 여전히 나아지지 않았다고 해요.

그런 와중에 통풍이 와서 10년 정도 통풍약을 복용했고, 무릎관절증이 와서 1년에도 몇 차례씩 무릎에서 물을 뽑는 치료를 받았습니다. 그뿐만이 아니었어요. 고질적인 피부병인 무좀과 습진이 낫지 않아 이 역시 오랫동안 약을 쓰며 치료받았답니다. 치주염도 심해져 이가 흔들리는 바람에 임플란트 시술도 여러 개 했고요. 이 외에도 두통과 불면증, 비만, 전립선 비대 등 이 환자분의 병증을 나열하면 종합병원 전체를 한 바퀴 돌 만큼 많다고 본인이 고백할 정도였어요.

하지만 이러한 온갖 통증과 병증들이 3개월 사이에 모두 다 사라져버렸습니다.

어떻게 그런 일이 있을 수 있냐고 의아스럽게 생각할지 모르겠지만, 이분의 통증과 질환이 씻은 듯이 사라져버렸습니다. 어떻게 된 걸까요?

앞에서 말씀드렸듯이 디스크나 척추관협착증은 근육과 마음의 긴장과 위축이 선행 원인이 되어 발병합니다. 그런데 이 환자분은 그동안 여러 병원에서 치료를 받으면서도 선행 원인을 해결하기보다는 통증 잡는 치료에 집중했지요.

저는 이분의 척추협착증 자체를 치료하기보다는 맨 먼저 몸속 피의 오염을 없애 깨끗하게 되도록 했습니다. 피와 혈관이 깨끗해지고 피 흐름이 원활해지면 혈액 속에 산소가 풍부해져 근육이 이완되니까요.

이분이 혈관과 피를 깨끗하게 청소하자 긴장되어 굳어 있던 척추 주변의 근육이 이완되고 척추관 내의 공간이 넓어져 통증이 줄며 좋아졌습니다. 그야말로 갑자기 모든 병이 사라져버린 거죠. 실제로 제게 온 많은 척추관협착증 환자나 디스크 환자들이 이런 방법으로 모두 좋아졌습니다.

이제 구체적으로 이 환자분의 치유 방법을 알려드리겠습니다. 제가 제안하는 운동 치유와 음식 치유, 마음 치유 3가지 실천법은 단순하지만 그대로 따라 하면 놀랄 만큼 효과가 있습니다.

운동 치유 방법은 햇볕을 쬐고 맨발로 흙을 밟으며 걷는 것이며 하루 두세 차례, 한 번에 20~30분씩만 시간 내서 하시면 돼요.

음식 치유 방법은 흙에서 생산된 자연식물식을 불로 조리하지 않고 그대로 먹는 생채식입니다.

마음 치유 방법은 근심 걱정이나 분노, 두려움 같은 부정적인 생각을 버리고 기쁨과 감사, 사랑, 희망으로 바꾸어 마음을 변화시키는 거예요.

이분이 실천하신 방법 중 음식 치유를 구체적으로 말씀드리면, 두 단계의 음식 치유법을 실천하셨어요. 1단계는 생채식요법이고, 2단계는 생채소즙 절식입니다.

1단계 생채식요법을 할 때는 복용 중이던 혈압약을 그대로 계속 드시면서 했어요. 약 2주 정도 채소나 과일, 통곡식 등을 불로 조리하지 않고 날것으로 먹었습니다.

이렇게 식사하면 어떤 효과가 있을까요?

땅에서 햇볕과 바람과 비를 맞고 자란 채소와 과일, 통곡식에는 햇빛에너지와 땅의 여러 가지 영양소와 생명에너지가 응축되어 있습니다. 이 재료들을 불로 가열하지 않고 드시면 거기 담겨 있는 필수영양소와 효소, 생명에너지가 그대로 우리 몸으로 들어와 해독과 면역 증강에 크게 도움이 되지요.

2단계 생채소즙 절식은 2주 정도 음식을 먹지 않는 방법입니다. 물 외에 아무 음식도 먹지 않는 단식과 달리 이 절식은 생채소즙과 함께 볶은 현미를 따뜻한 물로 우려낸 차를 계속 마십니다. 또 생올리브 열매를 압착해 추출한 올리브오일이나 코코넛오일 같은 식물성 오일도 약간씩 드십니다.

이런 방법으로 2주 정도 생채소즙 절식을 하게 되면 몸이 극적으로 변합니다. 몸속에서 오토파지(자가포식) 작용이 일어나는데, 핏속에 들어 있는 여러 가지 불순물과 독성이 사라지고 장 내 환경이 크게 개선됩니다. 순식간에 몸이 좋아진다고 할까요.

절식과 더불어 몸의 독성과 노폐물을 디톡스하는 방법은 간 청소입니다. 우리 간 속에는 많은 노폐물과 독성물질, 담석 등이 많이 쌓여 있어요. 이분도 간 청소를 통해 간 내 노폐물과 담석을 몸 밖으로 배출시켰습니다.

이 외에도 모발검사에서 확인된 체내 중금속을 제거하고, 부족한 필수영양소를 보충하게 했습니다. 이 방법으로 혈액의 산소포화도가 높아졌는데, 세포에 산소가 원활하게 공급되면서 전신의 기능과 면역력이 향상된 것입니다.

이후 그동안 이 환자분을 괴롭혔던 질환들인 고혈압에서부터 척추관협착증까지 모든 병이 한꺼번에 사라져버렸는데, 마치 먹구름이 물러가고 푸른 하늘이 드러난 듯했답니다. 구름이 잔뜩 꼈다고 푸른 하늘이 어디 가버린 건 아니지 않습니까? 먹구름만 사라지면 원래 있던 맑고 푸른 하늘이 드러나듯이, 몸과 마음 가운데 있던 노폐물과 어둠이 사라지자 완전한 건강이 드러난 것입니다.

조물주는 우리를 푸른 하늘처럼 완전하게 만들었습니다. 병이란 우리가 잘못된 생각과 행동에 젖어 살면서 만들어낸 먹구름 같은 것이지요.

도시에서 생활하는 현대인은 햇볕, 바람, 흙 등 자연과 접하는 일이 별로 없죠. 땅에서 나는 음식과 거리가 먼 가공된 음식을 주로 먹고 스트레스는 많고 지나치게 과로하지 않나요? 그러다 보니 우리 몸은 점점 나빠지는데, 알고 보니 그런 생활방식과 습관으로 장 내 환경과 피가 오염되어간 것입니다.

몸을 치유하고 싶다면 이런 생활방식과 습관을 바꾸면 되지 않을까요? 잘못된 생활 습관을 바꿔서 몸과 마음을 깨끗하게 만들면 원래 우리가 가진 완전한 건강과 생명시스템이 드러나 병은 깨끗이 낫는 겁니다.

얼마 전 일본 도쿄에 사는 60대 일본 여성이 우리 병원에 찾아왔습니다. 척추협착증으로 고통받고 있었는데, 도쿄의 여러 통증클리닉과 대학병원에서 10년 동안을 치료받아도 상태가 더 심해질 뿐 낫지 않는다고 했어요.

앞에서 말씀드린 실천법들을 이분께 알려드리며 그대로 따라 하게 했습니다. 생채식요법과 맨발걷기 등을 실천하도록 한 거지요.

그런데 이분은 남편과의 불화 때문에 분노와 절망이 마음속 깊이 있었습니다. 이분이 남편을 용서하고 화목이 회복되지 않는 한 절대로 이 병은 낫지 않겠다는 것을 알 수 있었습니다. 분노와 두려움, 절망 같은 어두운 감정을 버리고 마음을 기쁨과 사랑과 감사로 바꾸는 게 좋겠다고 권유했습니다. 다행히 아봐타프로그램에 참여해 거기서 배운 훈련을 꾸준히 실천하여 마음의 평화와 화목이 회복되었습니다.

이 환자분은 한국에 처음 왔을 때만 해도 제대로 앉아 있지도 못했지만, 그후 완전히 좋아져 일본의 집으로 돌아가게 되었습니다.

너무나 단순해서 무슨 효과가 있을까 싶은 생채식요법, 햇볕 쬐면서 맨발걷기, 마음속 어두운 생각을 제거하고 긍정적 생각과 믿음으로 바꾸기 등은 제대로 실천만 하시면 짧은 시간 내에 몸과 마음을 건강하게 회복시킵니다. 앞의 환자분들이 좋아진 것도 이 단순한 치유법을 그대로 믿고 실천했기 때문이지요.

이처럼 체내 노폐물과 독성을 제거하고 마음을 덮고 있는 분노와 절망, 두려움 같은 것들을 모두 사라지게 할 때 모든 사람에게 원래 갖추어져 있는 완전한 건강과 생명의 아름다움이 그대로 드러나 모든 병이 쉽게 낫는다고 저는 확실히 믿습니다.

속이 아름다워지면 겉도 아름다워진다
아름다운 피부의 비밀

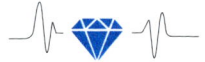

'아름다운 피부의 비밀'이라니 제가 피부 미용 전문가도 아닌데 무슨 생뚱맞은 피부 이야기인가 하시겠죠? 그런데 그럴 만한 이유가 있습니다.

저를 찾아오는 환자들 가운데 가끔 이런 말을 하는 분들이 계세요.

'원장님은 어려운 난치병 환자만 붙들고 있지 말고, 피부 미용 클리닉을 하십시오. 아주 대박 날 겁니다.'

'원장님 병원은 미인 생산 공장이에요.'

왜 이런 말들을 하실까요?

실제로 피부 미용 때문에 저한테 오는 환자는 단 한 분도 없었어요. 다들 잘 낫지 않는 어려운 질환들 때문에 오지요.

이분들을 치유하기 위해 저는 몇 가지 프로그램을 안내하고 그대로 따라 하게 하지요.

그런데 3개월이나 6개월쯤 지나면 한결같이 눈빛이 다 고와지고 피부가 깨끗하고 아름답게 변합니다. 참 신기하지요.

8~9년 전, 미국 뉴욕에 사는 한 60대 여성이 유방암 때문에 저를 찾아왔습니다. 이분은 고혈압, 당뇨, 심장 질환 같은 여러 가지 병증이 있었고 체중 82kg의 비만이었어요. 한국에 와서 우리 병원에서 하는 프로그램을 하며 지내다가 다시 뉴욕으로 돌아갔지요.

한 6개월쯤 지나 그분이 전화를 해왔어요. 우선 건강 상태가 많이 나아졌다고 했습니다. 그런데 피부 얘기를 한참 동안 즐겁게 하는 거예요. 자기 피부가 너무나 아름답고 깨끗하게 변했다고요. 주변 사람들이 자기 얼굴을 넋을 잃고 쳐다본다고 자랑하면서 참으로 좋고 감사하다고 했습니다.

어떻게 피부가 아름답고 깨끗하게 변했을까요?

속이 아름다워지니 겉이 아름다워진 겁니다. 장 내 환경과 피가 깨끗해지고 마음이 편해지니 겉의 피부와 눈빛이 고와지고 아름답게 변한 겁니다.

창자는 우리 몸을 지키는 파수꾼에 해당하는 유익균이 약

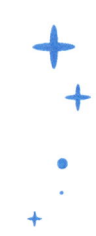

어떻게 피부가 아름답고 깨끗하게 변했을까요?
속이 아름다워지니 겉도 아름다워진 거지요.
몸속 창자와 피가 깨끗해지고 마음이 편해지니
겉의 피부와 눈빛이 고와지고 아름답게 변한 겁니다.

38조 개가 사는 곳으로, 이 미생물 군집과 그들이 지닌 유전체를 통틀어 마이크로바이옴(microbiome)이라고 하지요. 이 미생물들은 채소와 과일과 통곡식에 많은 섬유소를 좋아하는데, 특히 조리하지 않은 식이섬유를 아주 좋아합니다.

장 내 미생물은 우리 몸의 면역을 담당해요. 우리가 섬유소를 적게 먹으면 장 내 미생물의 먹이가 줄어드니 당연히 미생물의 활동이 약화될 것이고, 더 부족해지면 미생물이 허약해져 우리 몸은 면역력이 떨어지고 염증으로 발전할 수 있습니다.

이처럼 염증이 생겨 창자 벽이 손상되면 미세한 바늘 구멍 같은 게 생겨 장 내용물이 그 구멍을 타고 체내로 흘러 들어가게 되는데, 이것을 '새는장증후군' 또는 '장누수증후군'이라고 해요. 몸 밖으로 내보내야 할 장 내 독소나 노폐물이 몸 안으로 들어가서 피를 오염시킵니다.

이처럼 창자가 더러워지고 피마저 오염되니 피부에도 독성과 염증이 생겨 피부병으로 나타나기도 하고, 피부병까지는 아니더라도 이미 속이 깨끗하지 않은데 겉 피부가 깨끗할 리 있겠습니까.

진하게 화장하고 잘 꾸미면 피부가 어느 정도는 아름답게 보일 수 있을지 모르지만, 화장하지 않은 민낯 그 자체가 곱게 보일리가 없지요.

아름다운 피부를 원하신다면 좋은 섬유소 음식을 매 끼니 드시면 됩니다. 장 내 미생물들이 신나서 장 내 환경을 깨끗하게 청소하고 면역력을 높여줄 테니까요. 참 단순하면서도 명쾌하지 않습니까?

그러니 **장 내 미생물이 가장 좋아하는 생채소와 생과일과 통곡물을 되도록 조리하지 않은 생채식으로 듭시다. 아름다운 피부를 만드는, 피부 미인이 되는 지름길입니다.**

생채소와 과일을 매번 챙겨 먹기가 좀 어렵다고 하는 분들도 많아요. 좀 번거롭기는 하지요. 게다가 점심이나 저녁을 밖에서 해결해야 할 때는 제대로 챙겨 먹기가 어렵고요.

섬유질이 많은 음식을 되도록 가공하지 않고 날것으로 먹는 게 좋다는 것을 알면서도 준비하는 게 번거로워서 오래 계속하는 분이 많지 않습니다.

저는 환자분들이 지속적으로 섬유소 섭취를 할 수 있도록 삼사십 년 동안 이렇게도 해보고 저렇게도 해보며 고민했어요. 그러다 매 끼니 생채소와 과일 등을 챙겨 먹기 어려운 분들께 채소나 과일, 통곡식 등을 건조시켜 만든 분말을 드시게 했는데, 그것도 나름으로 효과가 있었습니다.

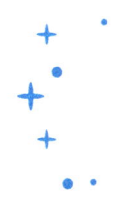

저는 환자분들이 지속적으로

섬유소 섭취를 할 수 있도록 삼사십 년 동안

이렇게도 해보고 저렇게도 해보며 고민했어요.

그러다 매 끼니 생채소와 과일 등을

챙겨 먹기 어려운 분들께

채소나 과일, 통곡식 등을 건조시켜 만든

분말을 드시게 했는데,

그것도 나름으로 효과가 있었습니다.

지난 십여 년 동안, 여러 환자에게 십수 가지 생채소나 과일을 저온건조해 분말로 만든 것을 당근주스나 사과주스, 물 등에 타서 드시게 했어요. 이 방법으로도 많은 양의 섬유소를 섭취할 수 있습니다.

이 건조채소 분말을 2주 정도 집중적으로 섭취해도 장 내 미생물이 부활하여 장 내 환경이 깨끗해지고 피도 깨끗해지는 효과가 나타나는 것을 늘 확인하고 있습니다. 자연히 피부가 아름답게 변했고요.

점심과 저녁에 무슨 음식을 드시게 되든지 섬유소를 꼭 먼저 드십시오. 생채소를 즙을 내어 먹어도 좋고, 여러 가지 생채소와 과일을 조금 드셔도 좋고, 그것이 어려우면 건조채소 분말을 물에 타서 드셔도 되니, 식사 전에 반드시 먼저 드십시오.

이런 식습관은 나를 지켜주고 건강하고 아름답게 가꿔주는 장 내 마이크로바이옴의 미생물에게 먼저 섬유소라는 먹이를 주는 겁니다. 그리고 나서 여러 가지 음식을 드십시오.

음식을 먹을 때도 잘 소화하며 먹는 방법이 있습니다. 늘 듣는 말이겠지만, 오래 씹어 먹는 겁니다. 소화 흡수에 좋은 음식을 먹는 것도 좋지만, 어떤 음식이든 꼭꼭 씹어 물처럼 되었을 때 삼키십시오.

이렇게 오래 씹는 것은 좋은 음식을 먹는 것 못지않게 중요하지요. 침에 있는 탄수화물 소화 효소인 아밀라아제가 음식을 충분히 분해해 위장으로 내려보내기 때문에 영양소를 소화 흡수하는 데 큰 도움이 된답니다.

하루라도 빨리 피부 미인이 되고 싶으신가요? 그러면 1~2주 정도 절식으로 장 내 환경을 리모델링해 보세요.

생채소즙이든 저온건조한 채소 분말을 물에 타서 먹든 1~2주 정도 그것만 마시는 겁니다. 거기에 볶은 현미를 우려낸 따뜻한 물을 계속 마셔주고요.

그러면 장 내 환경을 완전히 리모델링할 수 있습니다. 절식하신 분들은 정말 한 분도 예외 없이 피부가 아름답고 깨끗하게 바뀌었답니다.

어떻게 그럴 수 있을까요? 장 내 환경도 대청소로 깨끗해지지만, 피부에 있는 온갖 노폐물과 독 역시 모두 깨끗하게 청소되기 때문이에요.

절식으로 몸에 필요한 칼로리가 부족해지니 장이나 조직 속의 노폐물과 독소가 연소되어 대체 에너지로 쓰여지게 됩니다. 이렇게 자정작용이 일어나고 장 내 환경과 피가 청결해지면 그 아름다움이 자연스럽게 피부로도 드러나게 되는 거지요.

이처럼 섬유소만 먹는 절식을 한두 주 하는 것은 피부도 아름다워질 뿐만 아니라 결정적으로 내 몸 건강도 개선해 줍니다.

위에서 잠시 말씀드렸지만, 피부가 아름다워지려면 물도 잘 마셔야 해요. 물 중에서 제일 좋은 물은 볶은 현미를 우려낸 따뜻한 물입니다.

현미를 좀 진하게 볶아서 물에 우려내면, 탄 곡물에 들어 있는 탄소가 장 내 환경을 깨끗하게 해주고 염증 해결하는 걸 도와줘요. 이 볶은 현미물을 자주 마시면 몸속 수분도 충분해지니 보습 효과도 있습니다. 피부가 촉촉해진답니다.

속에서 조금씩 청소하며 치우는 방법도 있지만, 속에 있는 것들을 몽땅 내다 버리는 방법도 있습니다. 커피관장과 간 청소는 창자와 핏속 노폐물과 독소를 효율적으로 배출시켜 몸속을 깨끗하게 해주지요.

커피관장은 유기농 커피로 매일, 하루에 한두 번씩 관장하는 방법이고, 간 청소는 한 달에 한 번 정도 1년 동안 계속하면 좋습니다.

간은 영양분을 보관하는 창고 역할도 하지만 핏속의 독성과 노폐물을 걸러내는 필터 역할도 합니다. 우리가 사용하는 정수기나 에어컨도 몇 달 사용하면 많은 오염물질이 끼지 않나요? 그래서 더러워진 필터를 교환하거나 깨끗하게 청소해야 하지요. 우리 간도 똑같아요. 청소해 주어야 하고, 청소하면 깨끗한 상태가 됩니다.

저는 외과 의사여서 환자 수천 명의 간을 살펴보고 만져도 보았어요. 젊은 여성이나 어린아이의 간은 깨끗해서 색이 빨갛고 무척 곱습니다. 하지만 나이 든 남성분들 특히 과식하는 습관이 있거나 술을 많이 마시고 담배를 오래 피운 분의 간은 불결하고 색깔도 좋지 않아요.

간에 독성과 노폐물이 계속 쌓이면 지방간이나 간경화 같은 질환으로 진행할 수도 있습니다. 그러니 정기적인 간 청소로 간 내 독성과 노폐물뿐만 아니라 미세한 담석들도 꼭 배출해야 합니다.

아름다운 피부는 겉만 치장한다고 되지 않습니다. 피와 창자와 간까지 깨끗하게 되어야 피부도 깨끗하고 아름다워지니, 몸속 청소를 게을리하지 마시기를 바랍니다.

'미인은 잠꾸러기'라는 말이 있지요. 정말 맞는 말입니

다. 아름다운 피부를 위해서는 충분히 운동하고 휴식하는 것이 중요해요.

운동 중에서도 가장 좋은 운동은 하루 15~30분 정도 햇볕을 쬐고, 맨손이나 맨발로 흙과 접촉하면서 즐겁게 노는 거예요.

이렇게 말씀드리면, 자외선이 두렵다고 하십니다. 우리는 피부를 보호한다며 자외선 차단에 엄청 신경 쓰지요. 실제로 자외선을 지나치게 많이 받으면 피부가 손상되고 여러 가지 질병이 올 수 있으니 조심하는 게 좋습니다.

하지만 자외선을 너무 민감하게 여기거나 과도하게 대처할 필요는 없어요. 자외선 관련 정보들은 대체로 백인들의 피부를 기준으로 한 것이 많아 우리에게 맞는 것은 아닙니다.

인류는 한국인 같은 황색 인종뿐만 아니라 백인과 흑인도 있습니다. 백인 피부는 어릴 때는 곱고 아름답지만 빨리 노화하여 삼사십 대가 되면 벌써 피부가 거칠어져 있는 것을 흔히 볼 수 있어요. 멜라닌 색소가 부족해 자외선 같은 외부 자극에 취약하고, 실제로 다른 인종에 비해 자외선 피해를 쉽게 많이 받습니다.

그러나 우리 황인종이나 흑인은 멜라닌 색소가 기본적으로 많은 편입니다. 멜라닌 색소는 자외선으로부터 피부를 보호하는 방어막 역할을 하지요. 멜라닌이 피부 대신 자외선을 흡수해 피부를 보호한다는 말입니다. 그러니 자외선을 무턱대고 두려워할 필요가 없어요.

강한 햇볕에 심하게 노출되는 것은 당연히 피해야 합니다. 하지만 하루에 15~30분 정도, 특히 아침 햇볕을 쬐는 것은 필요하기도 하고 피부에도 좋아요. 그래야 피부에 윤기와 탄력성도 생기고 피부 혈관이 확장되어 피 순환이 좋아지죠. 창백한 얼굴이 홍조를 띤 건강하고 아름다운 얼굴이 되는 겁니다.

맨손으로 흙을 만지거나 맨발로 땅을 밟는 것도 우리 몸에 무척 유익해요. 흙과 접촉할 때 체내 독소가 배출됩니다. 피나 조직 속에 있는 활성산소와 정전기가 흙으로 흘러나가죠. 피부 미인이 되고 싶으면 맨발로 흙 밟는 걸 두려워하지 마세요.

맨발로 흙을 밟으며 배드민턴이나 공놀이 같은 걸 즐겁게 하는 것도 좋아요. 텃밭을 가꾸거나 꽃을 기르는 것도 좋고요. 이때 맨손으로 흙을 만질 때 몸속 독소도 배출되고, 흙으로부터 자유전자가 들어와 우리 몸을 온전케 하니 그야말로 일거양득입니다.

이렇게 낮에 몸을 움직이며 운동하고 밤에는 잠을 잘 자면 됩니다. 잠을 잘 자야 피부가 아름다워집니다.

우선 잠자리에 들기 전 따뜻한 물로 목욕하고 쓰다듬어주면서 '내 피부를 사랑한다'고 말해주세요. 목욕을 마치면 코코넛오일로 피부를 마사지하면서 '내 피부는 정말 아름답고 곱다'고 말해주고요. 진심으로 내 피부를 사랑하고 감사해줍니다.

잠잘 때 한가지 유념해야 할 것은 방 안에 산소가 잘 들어올 수 있도록 환기를 잘하는 겁니다. 환기는 진짜로 중요해요. 산소가 많이 들어와야 피부가 아름다워집니다. 깊은숨을 쉬는 것도 중요하니 의식적으로 깊게 심호흡하시기 바랍니다.

이제 속을 깨끗이 하고 피부도 아름다워졌으니 마지막으로 눈빛과 마음마저 아름답게 가꾸는 방법을 말씀드리겠습니다.

마음에 근심과 걱정, 부정적인 생각과 불쾌한 감정이 쌓이면 어떻게 보일까요? 아무리 감춘다고 해도 눈빛으로 드러날 겁니다. '얼굴빛이 어둡다'는 표현이 있듯이, 생각과 감정은 피부에도 드러난답니다.

아무리 잘생기고 예쁜 얼굴이라도 마음에 어둠이 가득 차 있으면 아름답게 보이지 않아요. 눈빛과 피부도 어두워집니다. 반대로 부정적인 생각과 불쾌한 감정이 기분 좋은 행복감과 감사로 바뀌면 어떻게 될까요? 피부도 좋아지고 눈빛도 고와집니다. 우리는 마음 치유로 완전히 아름다운 사람으로 빛날 수 있습니다.

저는 신념 관리 프로그램인 아봐타프로그램에 100번 이상 참가했습니다. 이 아봐타코스는 10일 동안 계속되는데, 첫날 참가한 분들을 보면 얼굴이 어둡고 피부도 좀 칙칙하며 눈빛도 어두운 분들도 끝날 즈음이 되면 마치 녹이 슨 고철이 용광로에 들어갔다가 말끔한 선철이 되어 나온 것처럼, 방금 사우나탕에서 사우나를 마치고 나온 사람처럼 피부가 윤기가 나고 눈빛이 고와지는 것을 자주 보았습니다.

왜 이렇게 변하는 걸까요?

우리 마음에 있던 근심 걱정이나 두려움, 분노 같은 부정적 생각과 불쾌한 감정이 사라졌기 때문입니다. 그 자리를 기쁨과 희망과 감사가 채우게 되니 그런 긍정적인 마음이 밖으로 드러나면서 피부와 눈빛이 고와지는 것이지요.

피부와 눈빛까지 고와지고 싶다면 '화해의 언덕 오르기'라는 훈련법을 실천해 보세요. 이 훈련은 아봐타프로그램 중

하나로, 지금 나를 구속하고 있는 여러 가지 어두운 생각이나 불쾌한 감정을 떨치는 데 도움이 됩니다.

훈련 방법은 단순해요. 내 마음에 있는 근심 걱정이나 분노 같은 감정을 없애려고 노력하는 것이 아닙니다. 그저 내가 아닌 다른 대상에게 행복하게 잘 지내라고 축복의 말을 해주는 것이에요.

'여러분 모두 행복하게 잘 지내세요.'

이렇게 축복의 말을 입으로 소리 내어 말해주면 좋아요.

또 내 눈에 보이는 모든 천지 만물을 신이 창조한 아름다운 예술작품으로 여기는 겁니다. 멋진 예술작품을 보면 당연히 감탄이 나오겠죠. 그처럼 모든 대상을 예술작품 보듯 감상하며 감탄하고 또 감사하는 거지요.

이 훈련을 늘 하다 보면 진심으로 감탄과 감사가 나오게 되고, 어느새 내 마음의 불쾌한 감정은 사라지게 된답니다. 기쁨과 감사가 마음에서 저절로 일어나지요.

일상생활에서 늘 하면 좋은 방법도 있습니다. 언제나 '내 피부는 정말 곱고 아름답다'라고 말해주는 거예요.

먼저 아침에 일어나면 거울 속 내 얼굴을 바라보면서 '내 피부는 정말 곱고 아름답다'고 열 번이나 스무 번 정도 소리 내어 선언합니다. 핸드폰이나 냉장고 문, 자동차 운전대처럼 눈길이 자주 가는 곳에도 '내 피부는 정말 곱고 아름답다'고 써서 붙여놓으세요.

'내 피부는 정말 곱고 아름답다.'

이 메모가 눈에 띌 때마다 입으로 소리 내 읽습니다.

저녁엔 앞에서 말한 대로 목욕하며 마사지도 해주고, 누워서도 잠들기 전에 내 피부가 이미 곱고 아름답게 변한 모습을 마치 영상을 보듯 생생하게 상상해 보세요.

일상에서 '내 피부는 정말 곱고 아름답다'고 계속 말해 왔으니, 이제는 이미 아름다워진 내 모습과 피부를 상상하는 거죠. 그 상상이 내 안의 필름이 되어 현실의 스크린에도 아름다운 모습으로, 즉 상상이 현실로 드러난답니다.

여러분께서 제가 안내하는 방법대로 하시면 모두 다 예외 없이 아름다운 피부와 건강한 몸으로 행복한 삶을 누리시리라고 확실히 믿습니다.

탈 문명의 삶이 필요한 이유
천식의 완치

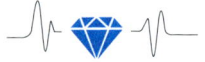

 흔히들 천식은 완치될 수 없다, 고혈압이나 당뇨처럼 완치가 안 되니 평생 관리해야 하는 병이라고 이야기합니다.

 그러나 그렇지 않습니다. 고혈압이나 당뇨도 원인을 고치면 완치될 수 있는 것처럼 천식도 그 원인을 고치면 쉽게 완치됩니다. 저는 지난 1986년부터 40여 년 가까이 고혈압과 당뇨뿐만 아니라 천식 환자들도 많이 만났는데, 그 원인을 치유하여 완치된 환자들을 많이 보았습니다.

 천식의 원인은 무엇일까요?
 현대 의학에서는 천식의 원인으로 집먼지진드기, 동물 털, 꽃가루같이 알레르기를 일으키는 항원 물질을 꼽지요. 이런 항원 물질이 환경 요인이 되어 알레르기가 쉽게 일어나는 유전 요인과 결합하여 알레르기 염증을 일으키는 것으로 봅니다.

그 알레르기 염증이 기도에서 일어나면 천식이고, 비강에 생기면 알레르기 비염이고, 피부에 일어나면 아토피라고 합니다.

우선 천식에 대해 이야기하자면 기도에 염증이 생기면 어떻게 될까요? 기도 근육이 수축하며 내부 점막이 부어오릅니다. 염증성 점액질 때문에 기도 안이 좁아지게 되고, 기도 통로가 좁아지니 공기가 드나들 때 쌕쌕 소리가 나고 숨이 차고, 가슴은 답답하고 기침과 가래가 나오지요. 이것이 천식이에요.

현대 의학에서는 천식 치료를 위해 원인 물질과의 접촉을 피하라고 합니다. 복용 약으로 알레르기 천식 조절제와 점막에 스테로이드가 들어가도록 흡입제를 쓰고요. 중증 환자의 경우에는 생물학적 제재의 주사약을 쓰기도 하면서 치료하고 있습니다.

그런데 천식을 일으키는 원인으로 지목된 꽃가루라든가 동물 털, 집먼지진드기 같은 항원 물질은 사실은 중간 원인입니다. 선행 원인은 따로 있습니다. 무엇이 처음으로 천식을 일으키게 했는지 살펴볼 필요가 있습니다.

지난 50년 동안 한국은 천식 환자 수가 10배가 늘었고, 20년 동안에는 4배가 늘었습니다. 선진국일수록 천식 발병 환자가 늘어나고 있어요. 기생충은 후진국 병이고, 알레르기는 선진국병이라는 말이 있을 정도입니다. 미국은 현재 천식 환자가 2,500만 명이라고 합니다. 인구 9명당 1명이 천식으로 확인된 환자이지요.

왜 이렇게 선진국일수록, 문명이 발달할수록 천식 환자가 많이 증가할까요?

이런 사정을 연구하는 학문을 의료인류학 또는 보건인류학이라고 합니다. 연구에 따르면, 문명이 발달할수록 선진국일수록 천식 환자가 많아지는 이유는 그들이 살아가는 생활환경이 독성과 화학물질의 바다와 같기 때문이라고 해요.

미국 내에서도 백인과 비교해 아프리카계 미국인이나 라틴계 미국인의 천식 발병률이 2.5배에서 3배 이상 높습니다. 소득이 높은 백인들은 비교적 청정한 주거 환경에서 살지만, 저소득층 사람들은, 아프리카계나 라틴계가 많은데, 주거 비용이 덜 드는 도로변이나 공장 주변 등에 많이 거주합니다. 이런 지역들은 자동차 매연 같은 오염물질이 많고 독성물질이 쌓이기 쉬운 곳이어서 거주민의 천식 발병률도 높은 것이지요.

게다가 수입이 적은 사람들일수록 정제된 탄수화물 식품과 동물성 식품, 화학물질을 많이 첨가한 초가공 식품, 음료수 등을 자주 먹어요. 이렇게 식사하니 비만한 사람도 훨씬 많고 알레르기 질환, 천식 환자도 많지요. 이들의 생활방식과 환경이 알레르기 염증을 쉽게 일으킬 수밖에 없는 상황임을 알 수 있습니다.

맑고 깨끗한 물이 잘 흐르는 곳에서는 애벌레가 자라기 어려워 모기 같은 날벌레들이 알을 낳지 않습니다. 벌레들은 웅덩이에 고여 있는 물이나 흐르는 속도가 느려 늘 혼탁한 물에 알을 낳지요. 그런 곳에서 애벌레들이 자라 우리를 괴롭히는 날벌레가 됩니다.

이와 똑같은 일이 우리 몸에서도 일어납니다.

우리 몸은 수십조 개의 세포로 구성되어 있는데, 세포에서도 생로병사가 진행되지요. 세포가 노화하면 쓸모없는 세포 내 소기관과 변성된 단백질, 대사 후 노폐물 같은 물질들이 생겨난답니다. 이 물질들은 세포 쓰레기라고 할 수 있어요. 세포 쓰레기가 그대로 축적되면 세포의 기능이 떨어지고 세포가 죽기도 해요.

우리 몸은 이런 세포 쓰레기가 쌓이면 스스로 청소합니다. 제가 이 책에서 거듭 설명하지만, 이것을 오토파지(autophagy)라고 부르지요. 오토(auto)는 '자동, 자기'란 뜻이고 파지(phagy)는 '먹는다'는 뜻으로, 오토파지는 '자가포식'이란 뜻입니다.

이렇게 표현하는 이유는 리소좀이라는 세포 내 소기관이 세포에 쌓인 여러 가지 노폐물을 흡수 분해해서 에너지나 세포로 재생시키는 역할을 하기 때문이지요.

이런 오토파지 기능을 처음 발견한 학자는 벨기에의 세포학자이자 생화학자인 크리스티앙 드뒤브(Christian de Duve)로 1974년에 노벨생리의학상을 받았습니다.

오토파지는 어떻게 일어날까요?

일본 생물학자 오스미 요시노리는 오토파지 메커니즘을 규명해 2016년에 노벨생리의학상을 받았어요. 우리 몸에 쓰레기가 쌓였을 때 이 쓰레기를 재활용하는 오토파지 유전자 15개를 발견하여 오토파지가 일어나는 메커니즘을 밝혀낸 거지요.

오스미 요시노리는 세포가 굶주렸을 때, 그러니까 에너지

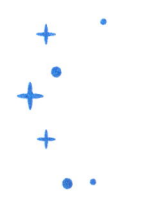

우리가 배울 점은 과식하면
오토파지가 일어나지 않는다는 것입니다.
과식, 그것도 탄수화물을 많이 섭취해
포도당과 인슐린 수치가 높거나
동물성 단백질 과식으로 아미노산 수치가 높으면
오토파지가 일어나지 않습니다.
세포 청소를 하지 않게 되죠.

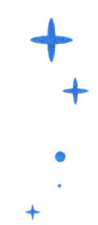

레벨이 떨어질 때 오토파지가 잘 일어나는 걸 발견했습니다.

우리가 식사를 제대로 하지 않아 배가 고파졌을 때, 세포에서 오토파지가 잘 일어난다는 것인데 그 이유는 단순해요. 우리 몸은 기초대사를 위해 에너지가 꼭 필요합니다. 그런데 몸 밖에서 음식이 들어오지 않아 영양소가 공급되지 않으면, 세포 내에 있는 쓰레기를 태워 부족한 에너지로 충당하기 때문입니다.

하지만 영양소가 풍부하면, 특히 포도당이나 인슐린 수치가 높고 아미노산 수치가 높을 때는 오토파지가 잘 일어나지 않습니다. 세포 속 쓰레기 따위를 먹으며 청소할 필요가 없는 거지요. 당연한 결과겠죠.

우리가 배울 점은 과식하면 오토파지가 일어나지 않는다는 것입니다. 과식, 그것도 탄수화물을 많이 섭취해 포도당과 인슐린 수치가 높거나 동물성 단백질 과식으로 아미노산 수치가 높으면 오토파지가 일어나지 않습니다. 세포 청소를 하지 않게 되죠.

꽃가루, 동물 털, 집먼지진드기 등을 알레르기 반응의 주요 원인으로 보지만, 예전에도 이런 것들은 늘 있었습니다. 그래도 지금처럼 알레르기 반응을 보이는 사람이 많지 않았죠. 요즘 사람들이 그처럼 심하게 알레르기 반응을 일으키는 것은 세포가 깨끗하지 못하고 오염되어 있기 때문이랍니다.

세포가 오염되면 고인 웅덩이에 벌레가 꼬이듯 염증이 많이 생겨납니다. **이처럼 세포의 환경이 오염되어 일어난 알레르기 염증 질환이 천식 발병의 최초 선행 원인입니다.**

염증을 쉽게 일으킬 수밖에 없는 세포 환경이니 동물 털이나 꽃가루, 집먼지진드기 같은 것에 닿으면 쉽게 알레르기 염증이 생기겠죠. 잘 먹고 잘사는 선진국일수록 천식 환자가 급격하게 늘어나는 이유입니다.

천식을 완치하려면 중간 원인인 집먼지진드기나 동물 털, 꽃가루와의 접촉을 피하는 것도 좋지만, 우리 몸에서 염증이 쉽게 일어나지 않도록 하는 것이 우선이지 않겠습니까? 우리 생활방식과 습관과 환경을 바꾸는 것이 먼저 할 일입니다. 세포 내부를 깨끗이 하면 천식을 일으키는 최초 원인이 해결되기 때문입니다.

저는 오토파지가 쉽게 일어나 세포 내부를 깨끗하게 만드는 데 최고로 효과 있는 치유법을 발견했습니다. 바로 생채식 해독법과 생채소즙 절식입니다.

서구에서는 이미 생채식 해독법과 생채소즙 절식을 많이

실험, 연구해왔고, 이에 관한 많은 책과 연구 문헌, 논문 등이 나와 있습니다. 우리나라 의사들이나 전문가들은 아직 이 분야에 관심이 좀 덜한 것 같습니다.

그럼 생채소와 과일, 통곡식 등을 불로 조리하지 않고 먹는 생채식과 생채소즙 절식을 할 때 왜 세포 내부가 깨끗해지는 걸까요? 거기에는 두 가지 이유가 있습니다.

생채식과 생채소즙 절식은 해독 기능을 합니다.

깨끗한 자연식물식 그대로를 필요한 칼로리보다 적게 먹으면 세포 내 오토파지가 활발하게 일어나 독성물질과 노폐물을 제거합니다. 칼로리가 적어도 비타민이나 미네랄 같은 필수영양소가 있어 생활하는 데는 아무 지장이 없습니다.

또 생채식 해독법과 생채소즙 절식은 고장이 난 오토파지를 복구하는 데도 결정적인 영향을 미치는 듯합니다. 물론 이것은 아직 확인되지 않은, 앞으로의 연구 과제입니다. 노벨상 수상자 오스미 요시노리가 발견했던 15개의 오토파지 유전자가 변질되거나 손상되면 오토파지가 잘 일어나지 않지만, 생채식 해독법과 생채소즙 절식을 하면 오토파지 작용이 잘 이루어지기 때문에 그렇게 추정하고 있습니다.

천식을 치료하는 전문 의사와 천식 환자, 환자의 가족분들은 이 생채식 요법과 생채소즙 절식을 활용한 천식 완치에 꼭 관심을 가져주셨으면 좋겠습니다. 저는 이 방법이 고혈압이나 당뇨뿐만 아니라 천식을 쉽게 완치시키는 확실한 길이라고 여깁니다. 평생 이 식단과 절식을 계속해야 하는 것은 아니니 단기간이라도 꼭 시도해 보시길 권합니다.

천식을 비롯한 많은 현대 병의 완치에 관한 철학적 의학적 명제가 무엇이냐고 묻는다면, 저는 이렇게 대답하겠습니다.

'사람이 문명을 만들고 문명이 병을 만든 것이다, 따라서 문명이 발달할수록 선진국으로 갈수록 천식이 많아진다, 따라서 천식을 완치하려면 우리 삶에서 문명을 빼야 한다.'

우리가 아파트에 살면서 자동차를 타고 다니고, 온갖 문명의 혜택을 누리더라도 우리 삶의 기본이 문명에서 벗어나도록 노력할 필요가 있습니다. 음식을 먹고 숨을 쉬고 운동하는 데 있어서 탈 문명의 라이프 스타일을 선택하는 지혜가 절실하게 요구되는 시대에 우리가 살고 있습니다.

세포를 깨끗하게 만들고 독성을 쉽게 해독시키는 청정한 자연식물식을 생채식으로 드시거나 가끔 절식하십시오.

하루에 15분 만이라도 햇볕을 쬐고 맨손과 맨발로 흙과 접촉하여 몸속 정전기와 활성산소를 제거하십시오.

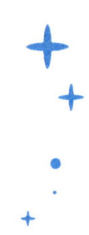

'사람이 문명을 만들고 문명이 병을 만든다,
따라서 문명이 발달할수록 선진국으로 갈수록
천식이 많아진다, 따라서 천식을 완치하려면
우리 삶에서 문명을 빼야 한다.'
온갖 문명의 혜택을 누리더라도 우리 삶의 기본이
문명에서 벗어나도록 노력할 필요가 있습니다.
음식을 먹고 숨을 쉬고 운동하는 데 있어서
탈 문명의 라이프 스타일을 선택하는 지혜가
절실하게 요구되는 시대에 우리가 살고 있습니다.

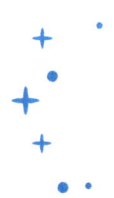

깊은 심호흡과 마음 치유로 스트레스를 관리하십시오. '화해의 언덕 오르기' 같은 훈련은 마음을 평화롭게 해주는 좋은 훈련입니다.

이 방법이 천식 치유와 건강의 기본입니다.

제게 오신 모든 환자가 이처럼 쉽고도 단순한 방법을 활용하여 병에서 벗어나 건강을 회복하였습니다.

다시 한번 강조하지만, 천식 환자는 알레르기 항원과의 접촉을 피해야 하고, 천식 증상을 관리하기 위해 흡입제 사용도 절대로 소홀히 해서는 안 됩니다. 하지만 세포 내 오토파지가 잘 일어나 세포가 깨끗해지도록 하여 근본 원인을 해결하는 것이 가장 중요합니다.

그래야 천식 환자들이 흔히 겪게 될 COPD(만성폐쇄성폐질환)나 비만, 아토피, 비염 또는 아주 고질적인 고혈압이나 당뇨, 암 같은 만성 질환으로 발전될 가능성을 예방할 수 있습니다.

생채식 해독법과 생채소즙 절식은 만성 질환의 근본 원인을 치유하고 삶의 질을 최상으로 높일 수 있는 최고의 방법이라는 점을 꼭 이해하셨으면 좋겠습니다.

감쪽같이 사라진 비염

비염의 원인 치유

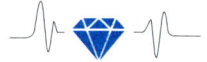

비염이란 코안에 생긴 염증이지요. 알레르기성 비염이 제일 흔하고, 콧물과 재채기, 코막힘, 콧물이 목 뒤로 넘어가는 후비루증후군 같은 비염 증세를 보이지만, 알레르기성이 아닌 비염도 있어요.

현대 의학에서는 비염을 해결하기 위해 알레르기를 일으키는 항원 물질인 꽃가루나 동물 털, 집먼지진드기와의 접촉을 피하게 합니다. 염증이 있으면 약이나 분무기를 처방하지요. 콧물이 너무 심하게 나오면 항히스타민제 약을 먹게 하고 스테로이드 분무기 등을 사용하게 합니다.

비염이 있으면 이런 치료를 잘 받아야겠지요. 그렇지만 비염을 근본적으로 해결하기 위한 해독과 면역증강요법을 병행할 필요가 있습니다.

저는 알레르기 내과를 전공하지도 않았고 이비인후과 의사는 더더욱 아니며 비염 연구를 하거나 비염 환자를 치료하려고 노력한 적도 없습니다. 그런데도 비염 이야기를 하는 이유가 있는데요, 우리 병원에서 환자분들을 치료하면서 그분들의 비염이 사라진 경우가 무척 많았기 때문이에요. 그래서 그 경험을 나누고 치유에 도움을 드리려고 해요.

지난 몇십 년 동안 우리 병원에 오신 환자분들은 대부분 만성 통증이나 고혈압, 당뇨, 비만 같은 대사장애 환자나 자가면역 질환, 암 같은 만성 질환을 앓는 분들입니다. 이분들은 자연치유의 도움을 받기 위해 오시는데, 한 3주나 4주쯤 치유하고 나면 비염이 사라졌다는 분들이 늘 있어요.

저는 그분들에게 비염이 있다는 것을 몰랐고, 환자들도 심각한 증세는 이야기해도 비염이 있다고 말하는 분은 없기 때문에 코에는 손도 안 댔습니다. 근데 비염이 다 사라졌다는 겁니다. 그제야 저는 '아, 그런 일도 있었구나' 하고 알아차리죠.

이명이 좋아졌다든가, 늘 두통에 시달렸는데 통증이 사라졌다거나 피부질환이 사라지고 피부가 아름다워졌다는 건

늘 듣는 이야기라 비염이 사라졌다는 이야기도 처음엔 무심코 지나쳤습니다.

그런데 우리 병원에 왔다가 비염이 좋아졌다는 소문이 났는지 아주 심한 비염 환자들이 가끔 오신답니다. 저는 그분들에게도 늘 하던 방식을 알려드리는데, 그대로 실천하신 분들은 어느새 비염이 사라집니다.

그게 어떤 방법이냐면요, 세포가 정상적으로 기능하게 돌려놓는 방법입니다.

저는 환자의 병명과 상관없이 모든 병은 세포 내 기능에 이상이 생긴 것으로 봅니다. 세포 내에 있어서는 안 되는 독이나 노폐물이 쌓이고, 반드시 있어야 할 필수영양소와 산소와 체온이 부족하면 병이 생기죠.

그런데 수많은 여러 가지 병명이 생기는 이유는 세포핵 안의 어떤 유전자가 제대로 작동하지 못하는지에 따라서 병이 드러나는 모습이 저마다 다양해서입니다.

그래서 세포가 정상적으로 기능하도록 독성물질과 노폐물은 없애고, 반드시 있어야 할 필수영양소나 산소와 체온을 보태주면 어떤 병이라도 쉽게 낫습니다.

저는 어떤 병이든 우선 몸속에 어떤 노폐물과 독성물질이 있는지 확인해 봅니다. 피 검사와 모발검사를 해서 중금속이 있으면 그것을 해독하고, 필수영양소가 부족하면 영양소를 보충하는 것을 우선하고 있습니다.

저는 우리 병원에 오신 어떤 질환의 환자라도 세 가지 기본 치유 방법을 따라 하게 합니다.

첫 번째 치유 방법은 생채식 요법입니다.

생채식이란 조리하지 않은 섬유소 중심의 식사를 하는 것입니다. 생채소나 과일, 통곡물이나 견과류, 식물성 오일인 코코넛오일이나 올리브오일 같은 오일을 주로 드시게 합니다.

두 번째 방법은 생채소즙 절식입니다.

1~2주 정도 식사를 중지하고 생채소즙과 식물성 오일과 따뜻한 물만 마시는 방법입니다. 매일 여러 종류의 생채소로 즙을 만들어 먹는 것이 번거롭다면 채소를 건조시켜 분말로 만든 것을 물이나 주스 등에 타서 먹어도 되지요. 절식을 제대로 하면 정말로 몸이 완연하게 변하는 것을 실감할 수 있습니다.

세 번째 방법은 간 청소와 해독입니다.

간 청소는 간 내 독성과 노폐물을 배출시키는 아주 효과적인 방법입니다. 이 방법대로 해보고 몸에서 엄청나게 빠져나온 노폐물과 간 내 담석을 보고 놀라시는 분이 많아요. 또 모

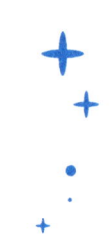

생채식이란

조리하지 않은 섬유소 중심의 식사입니다.

생채소나 과일, 통곡물이나 견과류,

코코넛오일이나 올리브오일 같은

식물성 오일을 주로 드시는 겁니다.

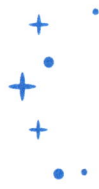

발검사에서 나온 중금속인 수은이나 납, 알루미늄 등을 해독하고 부족한 필수영양소를 보충해줍니다.

이렇게 단순한 방법인데 비염이 왜, 어떻게 좋아졌을까요?

다른 질환으로 오신 환자 중에 비염이 치유되었다는 분들도 이런 단순한 치유 방법을 실천했을 뿐인데 생각지 않았던 비염이 좋아진 겁니다.

저는 처음에는 무심코 몸의 독이 빠져나가니까 그렇게 된 것이려니 했습니다만, 지금은 비염 증상이 사라지고 좋아진 이유를 알게 되었습니다.

생채식과 생채소즙 절식 과정에서 우리는 많은 섬유소를 섭취하게 되는데요, 이때 장 내 미생물은 이 섬유소의 긴 사슬을 분해해 짧은 신경전달물질인 단쇄지방산(short chain fatty acid, 짧은사슬지방산)을 만들어냅니다. 이 단쇄지방산은 여러 가지 역할을 하는데, 그중 장 내 과잉 면역을 억제하는 역할도 하지요.

알레르기라는 것은 과잉 면역반응으로 생기는 염증입니다. 그 염증이 기관지에 생기면 천식이고, 코에 생기면 비염, 피부에 생기면 아토피라고 하지 않습니까. 그런데 섬유소 섭취가 늘면서 만들어진 이 단쇄지방산이 과잉 면역반응을 억제하는 걸 발견한 것입니다. 실제로 이런 작용에 관여하는 유전자도 발견되었지요.

요약하면 우리가 먹은 섬유소는 장 내에서 분해되어 신호물질(단쇄지방산)을 만들고 이 물질이 과잉 면역반응을 억제하는데, 이와 관련한 유전자가 있다는 겁니다.

섬유소는 장 내 환경을 약산성으로 만들어 유해균의 성장을 억제하고 유익균이 압도적으로 많아지게 합니다. 더 놀라운 것은 섬유소가 장 점막을 보호하고 두껍게 만든다는 점입니다.

반대로 장 내에 섬유소가 부족하면 어떻게 될까요?

장으로 들어오는 섬유소가 부족해지면 유익균이 약화되고 유해균이 번성하게 됩니다. 유해균은 장 내 염증을 일으키고 장 점막을 손상시키기도 하지요. 장 점막의 결체조직이 느슨해져 바늘구멍 같은 틈이 생기는 일까지 벌어지는 겁니다.

그 틈새로 장 내 염증 물질이나 독성 노폐물이 빠져나가 혈액으로 들어가 세포 내부에 내독소혈증을 일으킵니다. 이런 일이 벌어지는 현상을 장누수증후군이라고 해요. 이처럼 세포 내의 독성물질, 즉 내독소로 피가 오염되는 것이 모든 병의 시작이라고 보시면 됩니다.

그런데 우리 몸에는 피가 오염되었을 때 스스로 깨끗하게 하려는 자정작용 기능이 있습니다. 신체의 항상성을 유지하기 위해 독성을 분해하거나 배설시키는 작용을 하는 거지요. 오토파지도 그런 작용입니다.

비염의 경우, 코로 계속 맑은 콧물이 나오거나 재채기를 하는 것은 우리 핏속에 있는 노폐물을 스스로 쓸어내는 자기 청소 작업, 자정작용이라고 할 수 있습니다.

피부 땀구멍을 통해 노폐물을 쓸어내려 하는 것이 아토피고, 재채기와 기침으로 노폐물을 밖으로 쓸어내는 것은 천식으로 이해할 수 있어요. 신체의 이러한 자정작용은 참 놀랍지 않습니까?

섬유소를 섭취하는 것은 이런 자정작용을 돕는 일이에요. 이처럼 섬유소가 몸속에 들어왔을 때 알레르기 염증이 억제되고 장이 보호되는 이유는 우리 유전자가 먹거리 환경에 오랫동안 적응해서 그렇게 세팅되어 있기 때문입니다.

알레르기 비염이나 천식, 아토피 같은 많은 알레르기성 질환 환자 수는 선진국일수록 또 문명이 발달할수록 많습니다. 왜 그럴까요?

그 이유를 알아내려면 역사의 시곗바늘을 뒤로 돌려 살펴보면 됩니다. 초기 인류에겐 알레르기성 질환이 없었으니까요. 문명이 발달하지 않았던 시절인 수렵채집 시기나 구석기 시대 인류의 생활이 어떠했는지 살펴보면 답을 얻을 수 있습니다.

그 시대 인류는 어떻게 살았습니까?

우선 그들이 먹었던 음식을 살펴볼까요. 아마 주로 땅에서 나는 채소와 과일, 베리류, 씨앗, 견과류 등을 채집해서 날것 그대로 먹었을 겁니다. 운이 좋으면 물고기도 잡고 작은 동물도 잡아먹으며 살아갔겠죠.

현재 우리 인류의 유전자는 그 시대 인류의 유전자와 같으니, 우리 몸의 유전자도 그 시대 인류가 먹었던 음식에 적응된 유전자일 겁니다.

우리 인류는 그 후 불을 발견하고 농업혁명을 일으켜 집단생활을 하게 되었고, 산업혁명으로 기술과 기계 문명의 시대를 열었습니다. 지난 100년 사이엔 정말로 빠른 속도로 사회가 발전하고 변해왔어요. 도시에 사는 사람들의 생활환경은 수십 년 사이에 완전히 바뀌었다고 해도 과언이 아닐 겁니다.

그런데 지난 20년 사이에 비염 환자 수 역시 4~5배 늘었다고 합니다. 어째서 그렇게 많이 늘어나게 되었을까요?

단순하게 답을 구해보면, 수렵채집 시기에 주로 먹었던 채소, 과일, 통곡물, 씨앗, 견과류 등과 같은 음식과 환경에 오랫동안 적응해 왔던 유전자가 빠른 속도로 변하는 음식 문화와 환경 변화에 적응하지 못해서 그렇습니다.

오늘날 우리는 어떤 음식을 주로 먹나요? 우리가 먹는 식품들은 대체로 단맛, 짠맛, 매운맛과 감칠맛이 주류를 이루고 있습니다. 그런 맛을 내기 위해 정제된 단당류와 수많은 감미료와 화학물질이 들어갑니다. 맛 외에도 색과 형태 등을 보존하기 위해 착색제나 식품 보존제 같은 첨가물을 여러 종류 넣기도 하지요.

우리는 이렇게 가공된 음식뿐만 아니라 공장식 축산으로 길러진 동물성 음식도 많이 먹습니다. 동물성 음식은 수렵채집 시기 우리 인류에겐 구하기 어려운 귀한 음식이었겠지요. 그래서 어쩌다 한 번씩 맛보는 정도였을 겁니다. 그러니 장내 미생물들이 동물성 음식이나 현대의 가공식품을 잘 견디지 못하겠지요.

우리 장 속에는 많은 미생물이 있는데, 이러한 미생물군의 절대다수는 우리 몸과 서로 돕는 관계입니다. 우리는 좋은 세균과 병원균을 구별해야 하는데, 사실 병원균은 아주 적은 수만 있다고 여기면 됩니다.

하지만 오늘날 우리가 맛있게 먹는 많은 음식이 장 내 좋은 미생물들에겐 그다지 좋은 음식이 아닙니다. 그런 음식들로 배를 채우기 때문에 섬유소 섭취가 부족하게 되면 좋은 미생물들은 약화되고 유해균만 급증하게 되는 거지요. 앞에서 말씀드린 대로 유해균이 증가하면 염증이 생기고 장누수 증후군으로 발전합니다.

남아메리카나 아프리카, 호주 대륙 등의 오지에는 지금도 문명 이전의 생활방식대로 살아가는 부족들이 있습니다. 전기도 없고 상하수도도 없으며 현대 서양 의료 문명의 혜택도 거부하며 사는 원주민들도 있지 않습니까?

그 사람들은 채소와 과일, 통곡물 위주의 음식을 주로 먹고 사냥으로 얻은 동물성 음식을 먹으며 사는데, 그런 삶의 방식을 유지하면서도 건강하게 살고 있습니다.

요즘 슈퍼푸드(Super Food)라고 하면서 우리 몸에 가장 좋은 음식들을 선정하여 소개하는 것을 자주 봅니다. 이 슈퍼푸드에 선정되는, 우리 건강에 가장 좋다는 식품은 어떤 것들입니까?

대부분 생채소와 과일, 정제되지 않은 통곡식, 견과류, 베리류의 먹거리이지 않습니까? 이런 음식 대부분은 현대에 와서 생겨난 것들이 아닙니다. 원시시대 수렵채집 시기부터 인류가 먹어왔던 바로 그런 식품들이지요.

오늘 우리는 두 가지 삶의 방식 중 하나를 선택할 수 있습니다.

첫째, 나는 지금 먹고 있는 가공 음식이나 동물성 음식, 단당류 음식 같은 것은 포기하지 않겠다, 병이 생기더라도 그걸 계속 먹겠다.

둘째, 나는 건강을 근본적으로 개선하기 위해 원래 내 몸의 유전자에 맞는 섬유소 중심의 식사로 돌아가겠다.

여러분은 어떤 것을 선택하시겠습니까? 어느 것이든 선택하여 그렇게 살아갈 수 있습니다. 하지만 내 병을 근본적으로 치유하기 위해 내 안에 있는 유전자가 가장 잘 적응하는 생활환경을 만들겠다고 결정하고 선택한다면, 우리는 건강을 되찾을 것입니다.

비염 이야기로 돌아가면,

우리가 꼭 알아야 하는 것은 '비염의 원인이 치유되어야만 비염이 낫는다'입니다.

원인을 치유하지 않고 증세 위주의 치료만 하게 되면, 비염이 잘 낫지 않을 뿐만 아니라 나중에 만성폐쇄성폐질환(COPD)이나 비만, 아토피, 천식으로 발전할 수도 있습니다.

그다음엔 당뇨, 우울증, 암으로 진행되기도 하고, 더 나이 들면 치매 같은 쪽으로 발전하기도 하지요. 실제로 많은 비염 환자나 천식 환자가 시간이 지나면서 그런 병증을 동반하게 된 경우를 보셨을 겁니다.

우리 병원에 오는 많은 만성 환자들이 고혈압이나 당뇨 같은 병을 가지고 있는데, 과거에 비염으로 고생하던 분들이 많았습니다. 이 비염이라는 것이 일종의 경고 메시지였던 거지요. '내 생명시스템을 원래대로, 내 유전자가 가장 잘 적응하도록 생활환경을 원상회복하지 않으면 안 돼'라고 말해주는 신호였던 것입니다.

우리는 비염을 비롯한 질병들에서 벗어나 생명을 리셋하기 위해서 어떻게 살아갈 것인지 대답을 찾아야 합니다.

우리 생활환경을 한번 돌아볼까요. 우리는 아파트처럼 밀폐된 콘크리트 건물에서 주로 지내고, 가까운 거리조차 자동차나 지하철 등을 이용해 움직이며, 스마트폰과 컴퓨터 같은 기기를 사용하여 이루어지는 과학 문명 생활을 즐기고 익숙해져 있습니다.

또 우리는 맛있는 음식을 탐하고 외식을 즐깁니다. 집 밖으로 한 걸음만 나가면 고깃집, 횟집, 패스트푸드점 등 수많은 음식점이 있고, 전화 한 통화로 맛있는 배달 음식을 먹을 수 있지요.

저는 그런 음식들을 전혀 먹지 말라는 게 아닙니다. 그런 음식들을 즐기더라도 조금씩 덜 드시고, 기본 식생활은 섬유소가 많은 음식을 위주로 하라는 겁니다. 내 유전자가 좋아하고 잘 적응하게끔 하자는 겁니다.

우리가 사는 주거 환경도 조금 개선할 필요가 있습니다.

현대의 건축기술은 우리 생활이 가능하면 외부 환경에 덜 영향받도록 꼼꼼하게 차단하여 건물을 짓습니다. 실내가 밀폐되어도 환기 시설을 잘 만들고 자주 환기하면 되는데, 말처럼 쉽게 되지 않지요. 환기가 잘되지 않으면 공기는 탁하고 집먼지진드기 같은 유해 생물과 곰팡이 같은 유해균이 번식하기 쉽습니다.

그러니 우리는 밀폐된 환경에서 지내더라도 늘 내부를 환기하고 틈만 나면 햇볕을 쬐고 가능하면 자주 땅을 밟아야 합니다. 위생 환경이 완벽하게 깨끗할수록 좋다고 여기지만, 흙이나 자연의 많은 미생물과 접촉하지 않게 되면서 사실은 좋은 미생물로부터의 도움도 받지 못하고 있는 겁니다.

그러니 되도록 손으로 흙을 만져보고 맨발걷기도 하고 햇볕을 쬐고 땅에서 자란 섬유소가 많은 음식을 먹으며 우리의 생활 습관을 리셋할 필요가 있습니다.

우리 삶의 가장 기본이 되는, 숨 쉬고 음식 먹고 활동하고 마음 쓰는 것을 병이 없던 과거 시기에 맞춰진 우리 인류 유전자가 가장 좋아하는 쪽으로 리셋하자는 겁니다. 그렇게 하면 비염을 비롯한 우리 몸의 모든 병이 사라지게 됩니다.

간단한 비염 치유 방법을 소개하겠습니다.

우선 한 일주일 정도 생채식을 하세요. 생채식은 불로 조리하지 않아 로푸드(Raw Food)라고도 하지요. 채소, 과일, 통곡식 등을 익히지 않고 생으로 드시는 건데, 이런 음식은 수렵채집 시기 인류가 먹었던 음식과 같아요. 우리 유전자와 우리 몸이 가장 좋아하는 식단입니다.

이 음식을 먹기 전에 서너 번만 '나는 비염이 완치되어 최고로 건강하다'라고 자신에게 말해줍니다. 또 내가 이미 완치되었다고 믿고 '완치되었으니 감사합니다'라고 말합니다. 생채식을 먹으면서도 '나는 이미 완치되었으니 감사합니다'라고 속으로 말하면서 드시면 좋습니다.

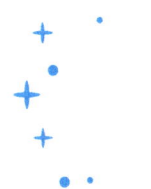

우리 삶의 가장 기본이 되는,
숨 쉬고 음식 먹고 활동하고 마음 쓰는 것을
병이 없던 과거 시기에 맞춰진
우리 인류 유전자가 가장 좋아하는 쪽으로
리셋하자는 겁니다.
그렇게 하면 비염을 비롯한
우리 몸의 모든 병이 사라지게 됩니다.

아침저녁으로 틈이 날 때마다 코로 깊은 심호흡을 하세요. 비염이 있는 분들이 심호흡하면 몸에서 놀라운 변화가 일어납니다. 자율신경이 조절되지요. 대부분의 비염 환자들은 교감신경이 흥분되어 있는데, 심호흡할 때 자율신경 곧 교감신경과 부교감신경이 조화를 이룰 수 있습니다.

낮에 햇볕을 쬐고 땅을 밟으며 재밌게 놀고 저녁엔 푹 주무세요. 잠자기 전 '내 비염이 다 완치되어 최고로 건강하다'고 믿고 이미 완치된 내 모습을 상상하면서 잠자리에 듭니다.

일상생활에서 이처럼 단순한 실천법을 따라 하면 비염은 반드시 치유됩니다. 그 원인까지 치유되어 다시는 비염이 없는 완치의 기쁨을 누릴 것이라고 저는 확실히 믿습니다.

아토피, 이렇게 하면 쉽게 낫는다

아토피의 정복

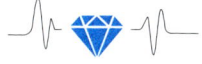

제목에서 '아토피 정복'이라는 말을 보고 고개를 갸우뚱하시진 않으셨나요? 아토피는 호전과 악화를 반복하는 정말 끈질긴 난치병으로 알려져 있으니 말입니다. 아토피를 도대체 어떻게 정복하겠다는 말인가, 믿기 어려우실 겁니다.

'아토피를 정복한다'는 말은 제가 지어낸 게 아닙니다. 일본 오사카대학병원 미생물병연구소의 고오다 미쓰오 교수가 한 말이에요. 그의 책 『원조 생채식』에도 아토피 정복에 관한 내용이 있는데, '어떤 난치성 아토피라도 생채식 요법을 잘 믿고 따라 하면 반드시 아토피가 완치된다'고 쓰여 있지요.

생채식 요법이 우리나라에서는 좀 생소합니다만, 이미 19

세기부터 알려져 있었습니다. 20세기 초에 활동한 미국 의사 버처 베너(Maximilian Oskar Bircher-Benner)가 생채식 요법으로 황달 환자를 극적으로 치유하자 이를 계기로 계속 발전하며 진화해왔지요. 생채식 요법은 생채식 해독법(Raw Food Detox)으로 불리기도 합니다.

저는 40여 년 전인 1983년에 고오다 미쓰오 교수의 생채식 요법을 알게 된 후 지금까지 많은 난치성 환자들에게 이 치유법을 응용해 왔는데, 놀랍고 극적인 치유 효과가 있었습니다.

현대 서양의학으로 잘 치료되지 않는 난치병들이 생채식 요법을 하면서 기적처럼 낫는 경우를 많이 목격했지요. 그러니 제가 이 생채식 요법을 환자 치료에 안 쓸래야 안 쓸 수가 없습니다. 너무나 놀라운 효과를 보여주니까요.

저는 1987년 나고야에서 열린 제23회 국제 생채식 절식요법 학회에 참가했습니다. 저도 발표하러 갔는데, 거기서 고오다 미쓰오 교수가 특강을 했습니다.

그때 그분의 얼굴을 보고 큰 충격을 받았습니다. 저는 30대의 젊은 의사였고, 고오다 미쓰오 교수는 78세의 할아버지 의사였는데, 이분 얼굴이 어린애처럼 맑고 깨끗하며 눈빛이 초롱초롱했습니다. 머리카락은 사춘기 소년처럼 빽빽하

그때 그분 얼굴을 보고 큰 충격을 받았습니다.
저는 30대의 젊은 의사였고,
고오다 교수는 78세의 할아버지 의사였는데,
이분 얼굴이 어린애처럼 맑고 깨끗하며
눈빛이 초롱초롱했습니다. 머리카락은
사춘기 소년처럼 빽빽하게 자라 있고
까맣게 윤기가 나는 걸 보고
할아버지 얼굴이 어떻게 저렇게까지
아름다울 수 있을까 놀랐지요.

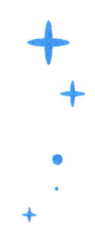

게 자라 있고 까맣게 윤기가 나는 걸 보고 할아버지 얼굴이 어떻게 저렇게까지 아름다울 수 있을까 놀랐지요.

그 뒤로 저는 고오다 미쓰오 교수의 병원에 가서 생채식 요법을 본격적으로 배웠고, 그 후로 지금까지 많은 어려운 환자들에게 이 요법을 응용하고 있습니다.

코끼리 피부처럼 딱딱해져서 어떤 의학적 치료로도 낫지 않을 것 같던 절망적인 아토피 환자도 이 생채식 요법으로 모두 완치되었습니다. 저는 아토피를 정복한다는 말이 허풍이 아님을 확실하게 알고 있습니다.

아토피 환자가 좋아지는 이유는 무엇일까요? 그것은 아토피의 원인을 해결하기 때문입니다.

현대 서양의학에서는 아토피의 첫 번째 원인을 피부 장벽이 약해지는 유전적 원인으로 봅니다. 곧 피부 장벽과 관련한 유전자의 변이를 그 원인으로 보지요.

두 번째 원인으로 알레르기 원인 물질인 집먼지진드기나 꽃가루, 특정 음식물 등과 접촉했을 때 일어나는 과잉 면역 반응을 꼽습니다. 그러니까 알레르기 염증이 원인이라는 겁니다. 이때 피부가 가려워 긁게 되면 피부가 손상되면서 2차 감염이 생기는데, 이것도 아토피가 악화되는 요인으로 봅니다.

그래서 현대 의학에서는 손상되고 약해진 피부 장벽을 보호하기 위해 보습제를 바르게 하고, 과잉 면역반응을 억제하기 위해 면역억제제인 스테로이드 크림을 쓰기도 하지요. 그래도 잘 낫지 않으면 면역주사 치료도 합니다. 이런 치료를 잘 받는 것도 좋다고 생각합니다.

이와 더불어 현대 의학이 파악한 원인의 배후에 있는 문제를 치유할 필요가 있습니다. 생채식 요법은 아토피의 근본 원인, 그러니까 최초로 발병하게 된 선행 원인을 해결해주지요.

생채식 요법은 어떻게 아토피의 근본 원인을 해결할까요?

우선 생채식 요법은 첫 번째 원인으로 꼽고 있는 변이된 피부 유전자를 복구시켜 주는 효과가 있습니다. 후성유전학은 변이된 유전자가 생채식 요법으로 복구된 것을 구체적으로 증명해주었습니다.

두 번째 알레르기 염증 반응을 일으키는 원인도 생채식 요법이 완전히 해결해줍니다. 장 내 환경을 깨끗하게 만들어 원인을 제거하기 때문이지요.

우리 몸에서 알레르기 면역반응이 과잉으로 일어나는 이

유는 장 내 환경이 오염되어 있기 때문입니다. 그것을 소장세균 과다증식이라고 합니다.

생채식을 하게 되면 장 내 환경이 깨끗해져 유해 세균이 증식하기가 어렵습니다. 장 내 유익균이 활발하게 활동하면서 장은 깨끗해지고 유해 세균이 줄어드는 거지요.

그래서 아토피 환자들이 생채식을 한 달쯤 하고 나면 대변에서 거의 냄새가 나질 않습니다. 전에는 대변에서 악취가 많이 나고 구취도 심했는데, 더는 냄새가 나지 않게 됩니다. 생채식으로 장 내 환경이 좋아져 염증을 일으킬 만한 원인이 사라져버렸기 때문입니다.

또 하나 놀라운 것은 생채식을 하면 과잉 면역반응도 억제됩니다. 예전에는 섬유소에는 영양분이 없어 아무리 많이 먹어도 모두 배설되어 버린다고 알고 있었어요. 하지만 연구 결과 그렇지 않다는 것이 확인되었죠.

섬유소는 긴 사슬 모양의 분자로 이루어져 있습니다. 그런데 장 내 유익균인 미생물들이 이를 분해해 짧은 사슬 모양의 단쇄지방산이라는 신경전달물질을 생성합니다. 이 신경전달물질이 과잉 면역반응을 억제하는 역할을 하는 것이죠.

앞에서도 이야기했듯이 아토피는 면역 반응이 지나치게 활성화된 상태이기에 스테로이드 같은 면역억제제를 쓰기도 합니다. 그런데 **생채식이 스테로이드 약제보다 더 강력한 면역억제 효과가 있다는 것이죠. 놀랍지 않습니까?**

생채식은 세포의 생로병사 사이클을 빨리 돌려 세포를 재생시키는 효과도 있습니다.

아토피의 근본 원인이 무엇인가를 조금만 깊이 생각해보면 이 질환의 정체를 파악할 수 있습니다.

저개발 국가의 어린이 아토피 환자는 약 5% 정도인데 선진국일수록 그 수가 늘어나지요. 한국, 미국, 일본 등의 어린이 아토피 환자는 20%에 달한답니다. 저개발 국가의 어린이 환자 수보다 무려 4배나 많은 겁니다.

성인 아토피도 마찬가지예요. 저개발 국가는 성인 100명 중 1명이 아토피 환자지만, 선진국에선 100명 중 3명이 아토피 환자입니다. 선진국일수록 아토피 환자가 서너 배 많습니다.

왜 그럴까요? **한마디로 말하면 문명이 아토피를 만든 겁니다.**

현대 문명이 아토피를 일으키는 근본 원인이라는 점을 현대 의학도 어렴풋이 짐작은 하고 있습니다. 너무 깨끗하고 위생적인 환경에서 지내기 때문에 박테리아, 바이러스, 기생충

등에 노출되지 않아 오히려 각종 면역질환에 걸릴 수 있다는 '위생가설'이 나오기도 했습니다.

평소에 너무 청결하게 살면 우리 몸이 면역자극을 받거나 면역반응을 할 일이 별로 없습니다. 세균이나 기생충과 접촉해야 그것을 방어하는 1차 면역이 할 일이 생기는데, 그 작용을 하지 않는 거지요. 대신 2차 면역에 해당하는 알레르기 면역반응이 과잉으로 일어나 아토피나 비염, 천식의 근본 원인이 되는 것입니다.

결국 현대 문명이 아토피를 일으키는 원인입니다. 그럼 어떻게 해야 합니까? 문명을 빼야 아토피가 해결되지 않겠습니까?

문명을 뺀 음식이 바로 생채식입니다.

수렵채집 시기에 그랬던 것처럼 생채소와 생과일과 생곡식과 씨앗과 견과류와 베리류 등을 일절 불로 조리하지도 가공하지도 않고, 천연 그대로 날것으로 먹는 것이 생채식입니다. 이런 음식이 몸으로 들어가면 수만 년을 그런 음식과 자연에 적응해왔던 우리 안의 유전자가 다시 깨어나게 되지요.

이 유전자들은 산업혁명기를 거치며 빠른 속도로 발전하는 문명과 의식주 변화를 따라가지 못하면서 손상되고 변이

되었어요. 결국 사람들은 아토피 같은 알레르기 질환, 고혈압, 당뇨, 비만, 암 같은 현대병으로 고통받게 된 것입니다.

우리가 편하게 아파트와 같은 건물에서 살고 자동차와 같은 이동 수단을 이용하며 문명의 혜택을 누리더라도 먹는 음식만큼은 어느 정도 탈 문명의 라이프스타일을 선택하는 것이 좋겠습니다. 원시적 방법으로 얻은 재료를 날것 그대로 먹는 것이 필요하지요. 그렇게 했을 때 모든 질환이 근본적으로 해결된다는 의학적 근거는 얼마든지 있습니다.

이런 이야기를 하면, 어떤 전문가들은 가끔 그 풀뿌리 같은 걸 먹고 어떻게 아토피가 해결되겠느냐며 냉소하고 비판합니다. 하지만 이미 많은 관련 학회가 있고, 연구와 논문과 서적들을 통해 사실이 입증되고 치유 효과가 검증된 사례가 허다합니다. 의심과 비판의 여지가 있더라도 객관적 정보와 사실을 확인하는 노력을 먼저 해보면 좋겠습니다.

저는 동료 의사들에게 생채식 요법에 관심을 가지고 연구해서 임상에 적용해 보라고 간곡히 권합니다. 이 치유법은 단순히 아토피 환자에게만 도움이 되는 것이 아닙니다. 같은 면역반응을 일으키는 알레르기 비염, 천식에도 극적인 효과가 있으며, 그 외에도 자가면역 질환, 고혈압, 당뇨와 많은 난치성 질환에도 놀라운 치유 효과가 있습니다.

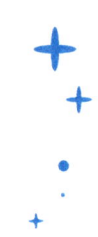

저는 동료 의사들에게

생채식요법에 관심을 가지고 연구해서

임상에 적용해 보라고 간곡히 권합니다.

이 치유법은 아토피 환자뿐만 아니라

같은 면역반응을 일으키는 알레르기 비염과

천식 환자에게도 극적인 효과가 있으며,

자가면역 질환, 고혈압, 당뇨와 난치성 질환에도

놀라운 치유 효과가 있습니다.

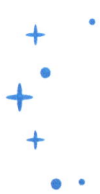

이렇게 효과 좋은 치유법을 쓰지 않을 이유가 어디 있겠습니까. 더 구체적인 방법은 고오다 미쓰오 선생의 『원조 생채식』과 많은 서양 의사들이 쓴 'Raw Food Detox(생채식 해독법)' 'Raw Food Diet(생채식 식이요법)'를 주제로 한 책들, 관련 연구논문 등을 참조하시면 좋겠습니다.

제가 MBN TV 《엄지의 제왕》이라는 건강 프로그램에서 〈생채식의 기적〉을 주제로 강의를 한 일이 있습니다. 이 영상이 유튜브에도 그대로 소개되어 있으니 이를 시청하셔도 좋고, KBS 《생로병사의 비밀》과 여러 방송 매체에서 생채식과 관련한 강의를 했으니 찾아보셔도 좋겠습니다. 유튜브에도 생채식 식단에 관한 믿을 만한 내용들이 있습니다.

제 책 『나를 살리는 생명 리셋』에도 생채식에 관해 자세히 소개했습니다. 많은 난치성 질환자들과 특히 아토피 환자들이 불편하지 않게 맛있게 먹으며 생채식 하는 방법이 쓰여 있으니 관심 있으신 분은 참고하시기 바랍니다.

다만, 영유아기 아이들은 생채소를 먹기 어려우니 생채식이 곤란합니다. 학령기 이후 생채소와 과일을 먹을 수 있을 때 생채식을 하는 것이 좋고, 성인기 아토피 환자분이라면 아주 맛있게 생채식을 할 수 있습니다. 생채식을 맛있게 조리하는 생채식 레시피 책도 많습니다. 미국이나 유럽의 대도시에는 생채식 전문식당(Raw Food Restaurant)도 많이 있습니다.

어떤 중증 아토피 환자라도 이 생채식 요법을 믿고 실천하면 반드시 아토피를 정복할 수 있습니다. 더불어 아토피 환자는 일상 삶에서 긴장과 과로를 피하고 스트레스를 관리할 줄 알아야 합니다. 틈 나는 대로 '내 피부는 아름답다'고 말로 선언하고 이미 깨끗하고 아름답게 변화된 피부의 모습을 마음의 눈으로 보는, 곧 상상하고 믿는 연습을 늘 합니다.

저녁에 잠들기 전에 이런 상상을 하면서 나도 모르는 사이에 잠이 드는 습관을 기르는 것도 좋습니다.

취침 전 따뜻한 소금물을 담은 욕조에서 반신욕을 하며 '몸 돌보기', 곧 온몸의 피부를 쓰다듬어주며 '사랑해, 감사해'라고 말해주며 귀여워해주는 연습을 합니다.

아토피를 치유할 수 있을 뿐만 아니라 아름다운 피부를 누리게 된다고 확실하게 말씀드릴 수 있습니다.

통증은 몸과 마음을 리셋하라는 경고 신호

두통과 생리통의 자연치유

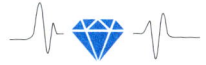

우리가 자주 겪는 두통이나 생리통은 병원에서 치료받아도 잘 낫지 않는 병 중 하나지요. 하지만 기본적인 생활 관리만 잘해도 두통과 생리통에서 벗어날 수 있습니다. 제가 지금부터 소개해드릴 몸 치유법과 마음 치유법만으로도 쉽게 낫기 때문입니다.

우선 두통과 생리통이 왜 생기는지 한번 살펴볼까요?

두통이어도 원인이 있어서 생긴 두통은 2차적 두통 또는 속발성 통증이라고 하는데, 뇌종양이나 뇌혈관 기형 등으로 통증이 일어나는 거지요. 하지만 여러 가지 검사를 해도 원인을 찾을 수 없는 두통은 1차적 두통 혹은 원발성 두통이라고 합니다. 두통 환자의 약 90% 내외가 이 원인 모를 1차적 두통으로 고통받습니다.

생리통도 자궁이나 난소 종양, 염증이 있어서 통증이 오는 경우는 속발성 생리통이라 하지만, 검사해도 특별한 이유를 찾지 못하는 생리통은 1차적 생리통이라고 하지요. 두통과 마찬가지로 생리통 환자 역시 90% 내외는 원인을 알 수 없는 통증으로 힘들어합니다.

그런데 사실은 우리 의사들이 두통이나 생리통의 원인을 찾지 못할 뿐이지 아무 원인 없이 통증이 생겨나지는 않습니다. 다만 원인을 모를 뿐이에요

제가 여러 환자분을 치료하면서 발견한 바로는, 우리 몸속 창자 내의 마이크로바이옴(microbiome)이 약화된 분들에게 통증이 많이 왔습니다. 마이크로바이옴은 '미생물(microbe)'과 '생태군집(biome)'이라는 말을 합쳐서 만든 합성어예요. 우리 몸에 사는 모든 미생물과 그 유전정보 전체를 가리키는 말이지요.

우리 장 속은 엄청난 수의 박테리아로 구성된 복잡한 생태계이고, 약 38조 개체의 유익균 미생물이 살고 있어요. 그런데 이 생태계가 교란 또는 파괴된 분들에게 여러 종류의 통증이 생겼습니다.

그렇다면 통증을 없애려면 장 내 생태계인 마이크로바이옴을 정상으로 돌리고 유익균을 살려내기 위한 생활 방법을 실천하면 되지 않을까요? 실제로 지금부터 말씀드릴 음식 섭취를 비롯한 몸 치유 방법과 마음 치유로 두통과 생리통이 신기하게 사라졌습니다.

과연 어떤 음식이 마이크로바이옴을 정상화하는 데 도움이 될까요? 좀 단순하게 말씀드리면, 채소와 과일, 통곡식이 좋은 음식입니다. 더 좋은 것은 껍질째, 생으로 먹는 방법이 유익균에게 가장 좋습니다.

이렇게 단순한 방법으로 마이크로바이옴을 살릴 수 있는데, 사실 우리는 그런 음식을 잘 먹지 않습니다. 별로 좋아하지 않으니까요. 오히려 유익균을 약화시키는 가공 음식을 더 좋아하고 있으니 좋은 미생물들이 사멸해가는 것이랍니다.

여기서 첫 번째 몸 치유를 위한 단순하면서도 가장 효과가 빠른 방법인 생채소즙 절식(주스 패스팅)을 소개하겠습니다. 이 방법은 생채소의 섬유소를 즙으로 만들어 마시면서 1~2주 정도 절식하는 것인데, 엄청난 효과가 있습니다. 원인 불명의 통증이 단기간의 생채소즙 절식으로 매우 쉽게 낫는다는 말입니다. 시들시들 죽어가던 마이크로바이옴을 정상

이렇게 단순한 방법으로

마이크로바이옴을 살릴 수 있는데,

사실 우리는 그런 음식을 잘 먹지 않습니다.

별로 좋아하지 않으니까요. 오히려

유익균을 약화시키는 가공 음식을 더 좋아하니

좋은 미생물들이 사멸해가는 것이랍니다.

으로 만들 수 있는 놀라운 방법이지요.

생채소즙이란 말 그대로 채소의 섬유소를 물처럼 만든 거예요. 여러 종류의 생채소를 갈아 즙을 내어 마시거나, 채소를 건조시켜 분쇄한 섬유소 가루를 따뜻한 물에 섞어 마시면 됩니다. 이 생채소즙과 따뜻한 물만 계속 마시면서 한두 주 정도 평소의 식사를 하지 않는 것이 생채소즙 절식입니다. 이 생채소즙 절식을 2주 정도 하게 되면 우리 몸속에서 어떤 일이 일어날까요?

서울대 미생물학과 천종식 교수는 마이크로바이옴을 연구하는 세계적인 학자입니다. 이분은 환자에게 2주 동안 섬유소만 섭취하게 했더니 마이크로바이옴이 살아났고, 심지어 암까지도 좋아질 수 있다는 연구 결과를 발표하기도 했어요.

생채소즙 절식이 장 내 유익균을 살려내는 데 어떤 도움을 줄까요?

우리가 2주 동안 채소만 먹는다고 생각해보십시오. 그러면 분명 배가 고파지겠죠. 다들 아시듯 몸이 활동하는 데 필요한 칼로리가 부족하지 않겠습니까? 그러면 우리 몸속에선 무슨 일이 일어날까요?

칼로리가 부족하니 몸이 제대로 기능하지 못하는 것 아

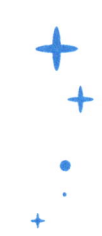

생채소즙이란 말 그대로
채소의 섬유소를 물처럼 만든 거예요.
여러 종류의 생채소를 갈아 즙을 내어 마시거나,
채소를 건조시켜 분쇄한 섬유소 가루를
따뜻한 물에 섞어 마시면 됩니다.
이 생채소즙과 따뜻한 물만 계속 마시면서
한두 주 정도 평소의 식사를 하지 않는 것이
생채소즙 절식입니다.

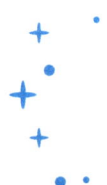

닌가 걱정하는 분도 계실 겁니다. 하지만 2주 정도의 절식이라면 걱정하실 필요가 없습니다. 오히려 몸에 좋은 일이 일어나지요.

우리 몸은 부족한 칼로리를 채우려 혈관 속에 있는 노폐물이나 독성물질을 연소시켜 칼로리로 사용하게 됩니다. 그러면서 몸속 세포 구석구석까지 대청소가 되는 거지요. 특히 실핏줄인 모세혈관 속에 낀 노폐물을 대식세포가 먹어 치우는 오토파지(자가포식) 작용이 일어난답니다.

우리 혈관에 노폐물이 쌓여 있고 독성물질이 끼어 있으면 당연히 혈액순환이 잘 안 될 겁니다. 혈관은 몸속 세포에 산소를 공급하는 통로인데, 혈관이 그런 노폐물로 좁아지면 산소가 잘 운반되지 않겠지요. 실제로 통증이 오는 이유도 세포 내에 산소가 부족해 생긴 현상입니다.

우리 뇌 조직은 미세한 실핏줄로 되어 있어요. 자궁 내벽도 다 미세한 실핏줄로 되어 있습니다. 혈관이 아주 풍부해요. 우리 몸의 모세혈관 길이가 약 10만 km인데, 약 15%에서 20%가 뇌에 있습니다. 뇌는 혈관 덩어리라고 생각해도 좋을 정도입니다.

그런데 뇌의 모세혈관이 막혀 산소가 제대로 통과하지 못하면, 어떻게 될까요? 세포에 공급해야 할 산소가 부족해지겠죠. 우리 뇌가 마치 불난 것 같은 상태가 된다는 말입니다. 그게 두통을 일으키는 원인입니다.

하지만 약 2주 정도 생채소즙 절식으로 유익균들의 먹이가 되는 섬유소가 풍족해지면 마이크로바이옴이 왕성하게 활동하면서 창자가 깨끗해지고, 대식세포는 모세혈관을 대청소하여 산소를 원활하게 공급할 수 있게 합니다. 그러면 두통이 신기하게도 사라지게 되는 것입니다.

앞에서도 말씀드렸듯이 두통의 원인을 찾아낼 수 없다고들 하지만, 이처럼 근본적으로는 뇌세포의 산소 부족과 관계있어요.

두통의 또 다른 원인 하나는 무엇인가 항원 항체 반응이 일어났고, 두통과 관련된 유전자가 변이되었기 때문입니다. 이런 사실이 연구 결과로 확인되고 있지요.

생채소즙 절식은 지나치게 민감한 항원 항체 면역반응을 정상으로 되돌리고 변이된 유전자를 정상적으로 복구하는 데도 큰 도움을 줍니다. 이것은 후성유전학이 나오면서 다 증명되었습니다.

천종식 교수가 이야기한 대로 채소와 과일과 통곡식을 껍질째 먹는 방법이 효과가 있는 것이지요. 그리고 생채소즙 절

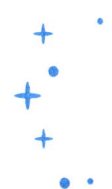

혈관에 노폐물과 독성물질이 쌓여 있으면
당연히 혈액순환이 잘 안 될 겁니다.
혈관은 세포에 산소를 공급하는 통로인데,
혈관이 그런 노폐물로 좁아지면
산소가 잘 운반되지 않겠지요.
실제로 통증이 오는 이유도 세포 내에
산소가 부족해 생긴 현상입니다.

식은 두통뿐만 아니라 생리통에도 마찬가지로 작용합니다.

생리통은 프로스타글란딘(prostaglandin)이라는 호르몬이 과잉 분비되어 혈관의 수축과 확장이 정상적으로 이루어지지 않으면서 오는 통증입니다. 생채소즙 절식은 자궁 내벽의 혈류를 좋게 만들어 산소가 충분히 공급되게 하니 통증이 정말 극적으로 사라집니다.

이것이 두통과 생리통의 원인을 고치는 몸 리셋 치유법입니다.

두통이나 생리통이 심한 분들에게 한 가지 공통점을 찾아볼 수 있습니다. 무엇일까요?

이분들은 마음속에 불쾌한 생각과 감정이 많습니다. 불쾌한 생각과 감정에 잡혀 있기 때문에 유쾌한 감정이 제대로 순환하지 못하지요.

몸에서도 혈관 속에 노폐물이 차 있으면 산소가 제대로 순환하지 못해 통증이 생기는 것이라고 설명드렸지요. 노폐물을 전부 청소하고 나서야 산소 공급이 잘 되니까 통증도 줄어든 거지요.

그렇게 몸을 치유했듯이, 마음 문제 역시 제대로 치유해야 완전한 건강이 회복됩니다.

우리 마음속의 가장 큰 문제는 분노와 두려움입니다. 특히 통증 환자들의 의식 속에는 분노와 두려움의 감정이 가득 차 있는 분이 많습니다.

많은 분들이 완벽한 사람이 되고자 애쓰고, 경쟁에서 이기려 애쓰고 그러다가 잘되지 않으면 분노가 일어나고 두려움이 생기며 심해지면 절망감이 생깁니다. 통증 환자들에게는 이처럼 분노와 두려운 감정이 많습니다.

이런 마음속 감정을 청소해야 합니다. 이 두려움과 분노가 몸에서 통증으로 나타난 겁니다.

부엌 아궁이에서 불을 때면 굴뚝에서 연기가 나옵니다. 다시 말하면, 굴뚝에서 나오는 연기는 부엌에서 불을 땐 것이 원인입니다. 통증은 이 연기처럼 우리 마음속 분노와 두려움이 몸의 감각으로 표출된 것이죠.

이 분노와 두려움을 해결하는 좋은 방법이 있습니다. 아바타프로그램의 '화해의 언덕 오르기' 훈련입니다. 저는 환자들에게 이 방법을 늘 활용하도록 권합니다. 방법은 간단해요.

우선 내 안에 있는 두려움과 분노를 억압하거나 감추려 하지 말아야 합니다.

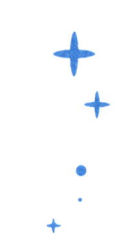

가장 좋은 방법은 그런 감정을
없애려고 노력하거나 외면하는 게 아닙니다.
먼저 내 안에 이런 불쾌한 감정이 있다는 것을
인정하는 겁니다.
그런 감정이 드러나지 못하게 억압하거나
그 감정에 붙잡혀 있지 마시라는 거예요.
그저 '그런 감정이 내게 있구나' 하십시오.

'아, 내 안에 정말 분노와 두려움이 있구나.'

'나에게 열등감이 있었네.'

'내 안에 불만족이 많구나.'

'내가 잘해보려고 무던히 애를 쓰고 있구나.'

내 마음에 이러한 분노와 두려움이 있음을 자각해야 합니다.

이런 감정을 발견했다면 그다음은 어떻게 하면 좋을까요?

가장 좋은 방법은 그런 감정을 없애려고 노력하거나 외면하는 게 아닙니다. 먼저 내 안에 이런 불쾌한 감정이 있다는 것을 인정하는 겁니다. 그런 감정이 드러나지 못하게 억압하거나 그 감정에 붙잡혀 있지 마시라는 거예요. 그저 '그런 감정이 내게 있구나' 하며 말로 속삭이듯 표현합니다.

그다음 눈을 다른 사람에게 돌려 그들이 행복하게 잘 지내라는 축복의 말을 합니다.

'여러분 행복하게 잘 지내세요.'

'세상 모든 사람들! 행복하게 잘 지내십시오.'

이렇게 계속 소리 내어 말하는 겁니다. 그리고 천지 만물을 신의 예술작품처럼 감사하며 바라봅니다.

놀랍게도 이 훈련을 계속하게 되면 분노와 두려운 감정이 사라진답니다.

어째서 그런 건지 궁금하지요?

우리가 욕조에 앉아 물이 내 앞으로 오도록 물을 끌어당기면 물은 되돌아 나가버립니다. 반대로 물을 앞으로 밀어주면 물은 나에게 다시 돌아오지요.

그동안 마음에 분노와 두려움이 쌓이고 몸에 두통과 생리통이 온 이유도 이와 비슷합니다. 행복을 내 앞으로 끌어오려고, 이익을 내 앞으로 끌어오려고 애를 쓴 겁니다. 끌어당겼지만 그게 잘 안 되니, 이제 분노와 두려움이 온 것이지요.

이번에는 행복을 내 앞으로 끌어오려고 하지 말고 밀어 보내십시오. '여러분 행복하게 잘 지내세요' 하고 내 쪽이 아닌 반대쪽으로 축복을 보내는 겁니다.

다른 사람에게 행복하게 잘 지내라고 축복의 말을 많이 하고, 축복을 더 밀어줄수록 행복이 더 많이 돌아옵니다. 분명히 내가 행복해집니다.

이처럼 모든 만물에 감사하고 사랑하는 마음으로 행복하게 잘 지내길 축복한 다음 해야 할 말이 있습니다.

'다 감사합니다.'

'다 감사합니다'라고 말하는 것은 놀랍게도 내 안에 있는 불쾌한 감정을 모두 사라지게 합니다.

이 '화해의 언덕 오르기' 연습을 할 때 햇볕을 쬐며 걸으면서 하면 더 좋습니다.

걸으면서 '여러분 행복하게 잘 지내십시오'라고 계속 말하고, 눈에 모든 보이는 대상에게 '다 사랑합니다' '감사합니다'라고 말하는 겁니다.

이제 몸과 마음 치유법을 모두 말씀드렸습니다.

정리하자면 한 2주 정도 생채소즙 절식 즉 섬유소만 드시고, 내 안의 두려움과 분노를 억압하는 대신 이를 인정한 뒤 세상 모든 사람에게 다 행복하게 잘 지내라는 말과 사랑하고 감사하다는 말을 입버릇처럼 하는 것입니다. 이렇게 하면 어떤 두통이나 생리통도 확실하게 낫는 경험을 하게 될 것입니다.

나를 살리려 하는 게 감기다

감기의 통합의학적 치유와 예방

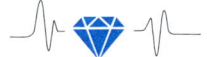

제목에 통합의학적 치유와 예방이라 쓰여 있으니, 통합의학이 무엇인지 궁금해하시는 분들이 계실 겁니다.

통합의학(Integrative Medicine)이란 몸에 생긴 병을 그 증세만 보고 고치려는 것이 아니라, 사람의 몸과 마음과 영성을 하나로 통합하여 치유하려는 의학입니다. 육체의 질병만이 아니라 인간 전체를 치유하려는 의학이지요. 다른 말로 전인치유의학(Holistic Medicine, 전체성 의학)이라고도 합니다.

서양의학은 인체를 세분화하고 전문화하여 몸의 어떤 특정 증세를 치료하는 데는 뛰어난 장점이 있습니다. 하지만 몸 전체를 고려한 치료에는 한계를 보이기도 하지요.

20세기 후반부터 인간 전체를 통합적으로 치유하는 방향으로 의학이 발전해야 한다는 주장이 늘면서 새로운 의학 사조가 나왔는데, 그것이 바로 통합의학입니다.

통합의학은 현대 서양의학, 동양 전통 의학, 보완 대체의학의 장점을 통합해 치유 효과를 극대화하기 위한 것입니다. 그 어떤 방법을 사용하든 인간의 치유에 유익하다면 이를 연구해 받아들이고 통합하려는 노력인 거지요.

미국이나 유럽에 가보면 통합의학 의원(integrative clinic) 간판을 흔히 볼 수 있습니다. 우리나라에도 통합의학을 치유 방법으로 채택해 연구하는 통합의학 대학원이 있고, 통합의학을 치유 방법으로 내세운 통합의학 병원이나 통합의학 클리닉을 꽤 찾아볼 수 있습니다.

감기 치유도 통합의학을 적용하면 상승효과가 있어 그 치유법을 소개하려 합니다.

감기 걸렸을 때, 우리 마음은 어떻습니까? '한 일주일 또 힘들고 괴롭겠구나' 하는 생각이 저절로 들어 기분이 우울해지고 근심 걱정이 몰려오기도 하죠. 하지만 그런 부정적인 생각을 접고, 감기가 왜 오는지 긍정적이고 적극적으로 살펴볼 필요가 있습니다.

감기는 지금의 몸 상태로 계속 가다간 체온이 떨어져 면역

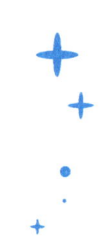

통합의학이란 몸에 생긴 병을
그 증세만 보고 고치려는 것이 아니라,
사람의 몸과 마음과 영성을 하나로 통합하여
치유하려는 의학입니다. 육체의 질병만이 아니라
인간 전체를 치유하려는 의학이지요.
다른 말로 전인치유의학이라고도 합니다.

에 나쁜 영향을 미칠 수 있으니, **우리 몸이 스스로 몸속 노폐물과 독성, 냉기 등을 밖으로 배출하는 쓰레기 대청소 과정이자 자기 치유 과정으로 볼 수가 있어요.**

그러니 감기 증세로 괴로워도 이렇게 생각해보세요.

'아, 내 몸이 지금 대청소 되고 있구나, 이렇게 쓰레기를 다 없애면 나는 더 활기차고 건강해질 거야.'

마음이 편해질 겁니다. 잘 쉬면서 감기가 나은 후 건강하고 활기차게 하고 싶은 일 맘껏 하는 자기 모습을 상상하는 것도 감기를 쉽게 이기게 하지요. 감기 증세에 사로잡혀 우울하게 지낼 필요가 전혀 없답니다.

이제 감기가 어떻게 오는지, 또 우리 몸에서 어떤 일이 일어나는지 자세히 살펴보겠습니다.

감기는 바이러스가 일으키는 병이에요. 그래서 항생제가 별 소용이 없지요. 그런데 이 감기 바이러스가 감기를 일으키는 최초의 원인이 아닙니다. 그저 여러 요인 중 하나일 뿐이지요. 이렇게 말씀드리니 여러분께서 의아해하실 수도 있겠네요.

사실 감기 바이러스는 어디에나 엄청 많습니다. 어떤 사람은 늘 감기를 달고 살고, 반대로 감기 걸리는 일이 거의 없는 사람도 있지 않습니까? 잘 걸리는 사람은 감기 바이러스가 몸속에서 활동하며 먹고 살 만한 환경이 만들어져 있다고 보면 됩니다. 다시 말하면, 감기는 바이러스 때문에 온 것이 맞긴 하지만 내 몸속에 그런 환경을 만든 것은 바로 나라는 말이지요.

체내 환경에서도 가장 선행 원인, 즉 바이러스가 활동하도록 만든 선행 원인은 한마디로 말하면 냉기입니다. 감기는 우리 몸이 차가워서 오는 겁니다. 영어로 감기를 '콜드(Cold)' '커먼 콜드(Common Cold)'라고 합니다. 콜드란 '한기, 추움'이란 뜻이지요.

실제로 감기는 추울 때 잘 걸립니다. '여름 감기는 개도 안 걸린다'는 말도 있지 않습니까. 여름에 감기 걸리는 사람이 전혀 없는 건 아니지만, 겨울 추위에 노출될 때 우리 몸의 온도가 떨어져 확실히 더 많이 감기에 걸립니다.

사람은 체온이 떨어지면 비상이 걸립니다. 면역력이 확 떨어지기 때문에 몸에선 체온을 유지하려고 안간힘을 쓰게 되지요. 열이 나기도 하고 오한도 납니다.

바이러스는 보통 32~35℃에서 가장 많이 복제된다고 알려져 있습니다. 체온이 39~40℃로 오르면 바이러스는 힘을 못

쓰지요. 감기 바이러스는 체온 조절이 잘 안 될 만큼 몸이 냉한 것을 아주 좋아합니다. 추운 날 밖에 나갔다가 몸이 차가워지면 금세 감기 기운이 돌지요.

이때 따뜻하게 쉬지 못하고 과로하거나 스트레스를 받는 상황이 더해지면 우리 몸의 에너지가 고갈되어 버립니다. 그러면 체온이 더 떨어지고, 교감신경이 흥분되어 피가 제대로 순환되지 않아요. 과로하고 스트레스가 쌓이면 감기에 잘 걸린다는 말도 이런 이유 때문이니 틀린 말이 아니지요.

평소에 물을 잘 마시지 않거나 비타민 C와 소금기가 부족해도 감기에 잘 걸립니다. 몸속에 소금기가 너무 부족하거나 땀을 많이 흘렸는데도 충분히 물을 마셔주지 않으면 피 순환이 잘 안 돼 노폐물이 쌓이게 되지요.

소화장애가 심하거나 소화기가 안 좋은 사람들도 감기에 잘 걸리는데, 장 내 환경과 감기가 밀접한 관계가 있기 때문이에요. 장 내 환경이 좋지 않고 소화장애가 있으면 대개 체온이 좀 떨어진 상태로, 감기 바이러스가 잘 침투하는 거지요. 특히 변비가 잦거나 대변 배출이 원활하지 않아 장 내 숙변이 많은 사람도 감기에 잘 걸립니다.

또 찬물이나 냉장고에 넣어둔 찬 음료를 좋아해 늘 마시는 분은 감기가 발병하기 쉬운 몸 상태가 될 수 있어요.

한마디로 정리하면, 우리 몸의 체온을 떨어뜨릴 만한 환경과 조건이 만들어지면 면역 기능이 떨어져 감기에 걸리게 되고 열을 올리게도 하고(발열) 춥게 만들기도 하는(오한) 것이죠.

감기에 걸리면 왜 오한이 올까요? 필요해서 오는 겁니다. 몸을 떨면 체온을 올리는 데 도움이 되기 때문이에요. 근육을 수축시키고 표면에 있는 혈관을 수축시켜 체온을 올리려 하지요. 겨울에 옷을 얇게 입고 나가면 몸이 저절로 덜덜 떨리지 않나요? 떨지 않으면 체온을 뺏겨 저체온 상태가 되어 위험하니 우리 몸이 자신을 살리려 떤답니다.

아이들 오줌을 누일 때 살펴보면, 쉬야를 하고 나서는 몸을 살짝 떱니다. 그것도 체내에 있는 따뜻한 물이 많이 나가니까 체온이 떨어지는 걸 막으려고 몸이 알아서 떠는 거예요. **그러니 감기는 내 체온이 너무 낮고 몸이 냉하니까 나를 살리려고 생긴 것이다, 꼭 필요해서 생긴 것이라고 긍정적으로 이해하는 것이 좋습니다.**

이처럼 감기 걸렸을 때 오한이 들고 미열이 오르는 것은 몸이 스스로 체온을 높이기 위해 애쓰는 것이니 해열제를 섣

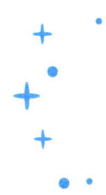

소화장애가 심하거나 소화기가
안 좋은 사람들도 감기에 잘 걸리는데,
장 내 환경과 감기가 밀접한 관계가 있기 때문이에요.
장 내 환경이 좋지 않고 소화장애가 있으면
대개 체온이 좀 떨어진 상태로,
감기 바이러스가 잘 침투하는 거지요.
특히 변비가 잦거나 대변 배출이 원활하지 않아
장 내 숙변이 많은 사람도 감기에 잘 걸립니다.

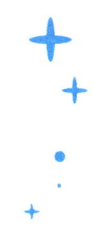

급하게 쓰는 것을 주의해야 합니다.

해열제를 감기 초기부터 쓰는 건 좋지 않습니다. 우리 의사들도 감기 초기부터 해열제 쓰는 건 피하려 하지만, 열이 오르는 환자 특히 어린아이가 감기에 걸려 열이 안 떨어지면 보호자가 무척 민감해져서 어쩔 수 없이 해열제를 쓰기도 합니다. 하지만 그다지 좋은 처방이 아닙니다. 오히려 감기가 오래 갈 수 있지요.

해열제를 써서 열을 떨어뜨리면 그날은 잠깐 괜찮은데 다음날 다시 열이 오르는 경우를 흔히 보지요. 우리 몸에 축적된 노폐물이나 냉기 같은 것이 남아 있기에 이런 것을 연소시키려면 반드시 열을 올려야 하기 때문이죠. 쓰레기를 태우고 있는데 찬물을 끼얹어 타다가 말면 다시 불을 댕겨 태워야 하는 것처럼 말이죠.

지난 몇십 년 동안 환자들을 치료하면서 오래 감기를 앓은 환자분들은 떠올려보면 거의 다 초기에 성급하게 해열제를 많이 쓴 분들입니다. 우리 몸은 애써 체온을 올리려고 열을 내고 있는데, 해열제로 재빨리 꺼버린 거죠.

그러다 보면 아이들의 경우는 2~3개월 이상 감기가 계속되면서 기관지에 염증이 생기기도 하고, 기침을 많이 해 입원하는 사례도 수없이 보았습니다. 그러니 해열제는 되도록 너무 빨리 쓰지 않는 게 좋습니다.

이제 감기에 걸렸을 때 숨 쉬는 법, 식사하는 법, 잘 배출하는 법, 체온 조절하는 법, 열 다스리기와 해열제 사용법, 기침, 콧물, 설사 대처법 그리고 감기 예방법까지 하나씩 말씀드리겠습니다.

숨쉬기

평소에도 숨 쉴 때 심호흡을 잘하면 좋지만, 감기에 걸렸을 때는 특히 숨을 천천히 코로 쉬며 깊은 호흡을 하면 좋습니다. 하지만 여러 괴로운 증세들이 있어 깊은 호흡이 쉽지만은 않지요.

우선 따뜻한 공기를 들이마시는 것이 좋습니다. 밖의 찬 공기를 막아 실내를 따뜻하게 하는 것이 좋지만, 그런 환경이 아니라면 마스크나 손수건 등으로 따뜻한 공기가 체내로 들어올 수 있게 하여 깊이 숨 쉽니다. 마스크나 손수건을 다리미로 다려서 따뜻하게 만든 다음 코에 대면 좋습니다.

감기에 걸렸을 때 입으로 숨쉬는 분이 있는데, 그러면 좋지 않습니다. 입으로 숨 쉬게 되면 공기 중 바이러스나 세균이 바로 목구멍으로 침투할 수 있어요. 그러니 꼭 코로 숨을 쉬어야 합니다.

식사하기

감기에 걸리면 입맛이 없지요? 여기엔 깊은 뜻이 있어요. 될 수 있으면 음식을 들여보내지 말라고 몸이 거부하는 겁니다. 몸 스스로 하는 자기 치료 방법이라고 할까요.

그런데 음식이 안 들어오면 우리 몸은 어떻게 될까요?

우리 몸은 들어온 음식을 에너지로 사용합니다. 세포 안에선 살아가는 데 필요한 에너지와 물질을 계속 생산하지요. 그 과정에서 제 일을 마친 세포소기관이나 세포질 노폐물, 변형된 단백질 찌꺼기 같은 쓰레기도 생겨요. 그런 노폐물이나 독성물질들이 계속 쌓이면 세포 기능이 떨어져 죽게 되겠죠.

그런데 세포 안에 있는 이런 쓰레기를 치우고 재활용하는 시스템이 있어요. 몸에 있는 노폐물을 불태워 에너지로 쓰는 오토파지(자가포식) 작용이 일어나지요.

외부에서 음식이 들어오지 않아도 어쨌든 몸에는 에너지가 필요하니 이 오토파지가 활발하게 일어납니다. 스스로 쓰레기 재활용으로 에너지를 만들어 쓰는 거지요. 그러니 우리가 먹지 않게 되면 몸이 대청소 되면서 피가 깨끗해지고 조직이 깨끗해지게 되는 겁니다. 그러니 **'입맛이 없다'는 '음식을 좀 먹지 마, 대청소가 필요해'** 이런 뜻입니다.

  그렇다고 해서 아무것도 먹지 말라는 얘기는 아닙니다. 따뜻한 물, 특히 볶은 현미를 우려낸 물이나 비타민 C가 많이 든 감잎차와 레몬차, 생강차 등은 따뜻하게 해서 자주 드시는 것이 좋아요.

  입맛이 없어도 밥을 드시고 싶다면 쌀죽이 괜찮습니다. 쌀죽에 쓰는 쌀은 진창미가 좋습니다. 진창미는 3년에서 5년 정도 된 묵은쌀이에요. 쌀 파는 곳에서 쉽게 구할 수 있지요. 진창미로 죽을 쒀서 드시면 감기에 아주 좋습니다.

  거기에 큰 대파를 넣어도 좋아요. 대파 흰 부분은 한방에서 '총백(葱白)'이라고 부르며 약재로도 씁니다. 감기 걸리면 파 뿌리를 끓여 그 물을 마시라는 이야기를 들은 적이 있지요? 대파 국물만 드셔도 좋습니다.

  진창미죽을 쑬 때 죽이 충분히 끓은 다음 대파 흰 부분을 서너 조각 썰어 넣고 전통 간장으로 간을 맞추면 아주 맛있게 드실 수 있습니다.

장 깨끗이 비우기

감기에 걸리면 몸속에서는 노폐물을 깨끗이 없애서 몸을 치유하는 일이 벌어진다고 앞에서 말씀드렸습니다. 그런데 창자가 대변으로 차 있으면 노폐물 배출에 어려움이 따르겠죠.

이럴 때 커피관장이나 레몬즙관장 또는 생리식염수관장 등으로 장을 비워주면 아주 좋습니다. 어린아이라면 글리세린관장으로 장을 비워주면 감기를 빨리 낫게 하는 데 도움이 됩니다.

휴식하기

감기에 걸리면 몸이 피곤해 움직이기 싫어집니다. 당연해요, 이제 좀 쉬라는 뜻이니까요. 그동안 지나치게 과로하고 스트레스가 많았으니 좀 쉬면서 스트레스를 풀라는 신호랍니다.

그래서 감기 걸렸을 때 제일 좋은 치료법 한 가지만 꼽으라면, 몸을 따뜻하게 관리하면서 푹 쉬는 겁니다. 사실 이것보다 더 좋은 치료가 없어요. 그러나 쉬는 대신 계속해서 과로하고 스트레스받고 과식하며 지낸다면 감기는 잘 해결되지 않을 겁니다.

몸을 따뜻하게 만들기

감기 치유를 위해선 몸에 냉기가 들어오지 않도록 몸을 따뜻하게 관리하는 것이 꼭 필요합니다. 약간 열이 오르더라도 몸을 따뜻하게 하세요. 특히 목 부위를 따뜻하게 감싸주는 건 아주 중요해요.

한의학에서는 목 뒤 중앙에 볼록하게 나온 부위를 풍문(風門)이라고 해요. 바람 풍, 문 문 자로 바람이 들어오는 문, 그러니까 감기가 들어오는 문이라는 얘기지요. 고개를 숙일 때 목 뒤 중앙에서 양쪽으로 약 1.5cm 정도 떨어진 오목한 두 지점을 풍지(風池), 바람 풍, 연못 지 자로 바람이 머물러 있는 연못이라고 부릅니다.

이처럼 평소에 바람이 드나드는 목을 따뜻하게 하고, 겨울철에는 목도리나 스카프 같은 것으로 감싸면 감기 예방에 좋습니다. 목을 따뜻하게 감싸주면 기분이 좋지 않습니까? 이처럼 다 이유가 있는 거지요.

감기 기운이 있을 때는 수건 같은 것을 다리미로 따뜻하게 다려서 목 뒤를 잘 감싸면 도움이 됩니다. 잠잘 때도 목을 따뜻하게 해주면 훨씬 좋습니다.

감기가 막 왔을 때는 목 뒤 오목하게 들어간 부위, 풍지를 따뜻한 수건으로 덮고 마사지하듯 비벼 줍니다. 감기가 머물러 있는 연못을 문질러 냉기가 나가게 한다는 기분으로 말입니다.

평소에 얇은 내의를 입는 것도 몸을 따뜻하게 하는 좋은 방법입니다. 너무 더울 때를 제외하고는 항상 내의, 특히 하의를 입고, 잘 때도 실크나 면으로 만든 양말을 신는 거지요.
우리 전통 의학에서는 '두한족열(頭寒足熱)'이라고 해서, 머리는 차게 발은 따뜻하게 하라고 했습니다. 동양의학에도 '수승화강(水昇火降)', 즉 찬 기운은 올리고 따뜻한 기운은 내리라는 말이 있습니다.
이처럼 몸을 따뜻하게 해주고, 반신욕으로 아랫도리를, 족욕으로 발을 따뜻하게 해주면 체온을 올리는 데 도움이 되지요.

열 다스리기 ① 미열

앞에서 열이 오르는 것은 우리 몸에 있는 노폐물을 태우고 냉기를 몰아내 체온을 제대로 유지하려는 자구책이니 무조건 열을 낮추려 하지 말라고 말씀드렸죠. 실제로 많은 병이 저체온 때문에 옵니다.
저는 어느 지방 도시에서 암 환자분 몇백 명을 모시고 강의한 적이 있었습니다. 환자분들이 입구로 들어올 때 간호사 선생님들에게 체온을 재게 했는데요, 36.4℃ 이하의 저체온인 분이 너무 많았습니다. 암 역시 산소 결핍이나 저체온과 밀접한 관계가 있는 거죠. 그러니 열이 오른다고 너무 무서워하지 마십시오.

이제 열이 오를 때 어떻게 치유할 것인지 방법을 소개하겠습니다. 이열치열(以熱治熱)이란 말처럼 열이 오르면 열을 올려주면 됩니다.

제 손자가 다섯인데, 이 아이들이나 우리 병원 환자들, 또 제가 감기에 걸리면 늘 사용하는 방법이 있습니다.

우선 앞에서 소개한 대로 생채소즙을 마시며 절식하고, 따뜻한 물 자주 마시고, 관장으로 장 청소를 합니다. 어른은 커피관장이나 레몬즙관장, 생리식염수관장을, 어린아이들은 글리세린관장을 하게 하는데, 장을 비우면 열이 빨리 떨어집니다. 관장은 노폐물 청소를 도와주기 때문이죠.

또 따뜻한 바닥에 누워서 각탕(脚湯)을 하게 합니다. 족욕처럼 따뜻한 물에 발만 담그는 것이 아니라 무릎 아래까지 푹 담그는 거지요.

양동이 같은 데다 42~43℃ 정도의 따뜻한 물을 담습니다. 아이들이라면 39~40℃ 정도의 물이 좋습니다. 그 물에 두 다리를 담그고 몸은 두꺼운 이불로 덮습니다. 그 상태로 한 20분 정도 각탕을 하는데, 도중에 물이 식으면 더운물을 조금씩 보태서 처음 온도를 유지합니다.

각탕을 하는 이유는 몸에서 땀이 많이 나오게 하려는 겁니다. 체온이 오르면서 땀이 날 때 몸에 있는 노폐물이 많이 배출되고, 또 열을 올리려 애쓰는 우리 몸을 도와주려는 거지요. 노폐물을 태우는 데 해열제를 쓰면 찬물로 불을 꺼버리는 것이지만, 각탕은 휘발유를 끼얹어 더 빨리 태워버리게 돕는 겁니다.

그렇게 땀을 쭉 뺀 다음에는 반드시 옷을 갈아입어야 합니다. 땀에 젖은 옷을 그대로 입고 있으면 체온이 떨어지게 돼요. 감기 걸렸을 땐 옷을 벗은 채 오래 목욕하면 안 됩니다.

각탕을 하고 나서 따뜻한 물이나 비타민 C가 많이 든 과일 주스 같은 것을 마시고 편하게 주무세요. 이처럼 오후나 저녁때 각탕을 한 후 푹 자고 일어나면 이튿날 아침에 거의 다 열이 떨어지고 감기 기운이 사라져버립니다.

어린아이들도 같은 방법으로 하면 되는데, 각탕하는 동안 땀이 안 나더라도 20분 이상은 하지 않습니다.

콧물과 코막힘

콧물이 나고 코가 막힐 때는 따뜻한 소금물을 만들어 코 안쪽을 씻어 주세요. 코 한쪽을 막고 소금물을 들이마신 후 입으로 뱉는 걸 한 세 번 정도, 좌우를 각각 해줍니다. 그다음 손으로 코 주변을 몇십 번 문질러 마사지해준 다음 코를 풀어 버립니다. 이렇게 하루에 두세 번 정도 하면 콧물과 코막힘에 아주 큰 도움이 됩니다.

기침

기침할 때 몸의 통증이 심하거나 기침이 자주 나면 병원에서 처방해준 약을 드십시오. 우리 가족은 한약을 먼저 쓰고 그래도 듣지 않으면 양약을 씁니다. 한약에도 뛰어난 장점이 있기 때문이지요.

통증을 다스릴 땐 해열진통제나 진통소염제보다는 단순 진통제를 쓰는 게 좋습니다. 통증이 심하면 트라마돌 같은 단순 진통제 주사를 맞고요. 비타민 C를 먹거나 비타민 C 정맥주사를 맞는 방법도 있습니다. 고열이 나면서 기침이 나오면 앞에서 말씀드린 각탕도 해보면 좋습니다.

기침에는 가슴 겨자팩찜질이 도움이 됩니다.

겨자팩을 만드는 방법은 간단해요. 겨자 가루와 감자 가루(또는 통밀가루)를 반반씩 섞어 아주 따뜻한 물을 넣어 잘 개어준 다음, 거즈 같은 천 위에 빈대떡처럼 잘 펼쳐서 팩처럼 만들면 돼요.

겨자팩찜질을 하기 전에 팩을 붙일 목이나 가슴에 코코넛오일 같은 오일을 잘 바르세요. 붙일 때는 겨자가 직접 피부에 닿지 않도록 거즈 천을 붙인 쪽이 목이나 가슴에 닿게 합니다.

팩을 붙이면 몇 분만 지나도 그 부분의 피부가 벌겋게 되고 뜨거워질 겁니다. 너무 오래 참으면 화상을 입을 수 있으니 뜨거우면 바로 떼야 합니다. 겨자팩을 목에 댔다가 뜨거워지면 가슴에 댔다가 또 그 주변에 대는 식으로 옮겨주세요. 절대 무리해서 오래 놔두면 안 됩니다. 피부가 상할 수 있어요.

겨자팩을 한 후에는 겨자의 매콤한 성분이 피부에 남아 있으니 물수건으로 팩이 닿았던 부분들을 꼭 닦아주어야 합니다. 그다음 코코넛오일 등의 오일을 다시 잘 발라주세요.

겨자팩찜질은 기침 잡는 데 아주 효과가 큽니다. 특히 폐렴에 걸렸을 때 항생제를 쓰더라도 이 겨자팩찜질을 해주면 큰 도움이 됩니다.

열 다스리기 ② 고열

앞에서 열이 날 때 절식과 관장, 각탕을 해보라고 말씀드렸죠. 그 방법들은 38~39℃ 정도의 열일 때 하고, 40℃ 이상의 고열이 날 때는 하지 않습니다. 열이 심하고 고열이 지속될 때는 반드시 해열제를 쓰셔야 해요.

열은 우리 몸속 노폐물을 태우고 냉기를 없애기 위한 자기 치유 과정이기도 하지만, 열이 지나치면 뇌를 손상시킬 수 있습니다. 다시 말해 모든 증세는 자기 치유 과정이면서도 다른 한편으로 너무 지나치면 우리 몸을 해치게 되지요.

그러니 고열이 지나치면 반드시 해열제를 써서 열을 잡아야 합니다.

설사

설사도 마찬가지입니다. 상한 음식을 먹으면 설사하게 되는데, 이것은 우리 몸을 해롭게 하는 음식을 빨리 내보려는 작용입니다. 우리 몸을 보호하고 살리기 위해 설사라는 자가 치료법으로 빨리 내보내려는 거지요.

그러니 너무 심하게 설사하는 것이 아니라면 처음부터 설사를 멈추게 하는 지사제를 쓰는 게 좋지만은 않습니다. 열이 막 올라왔을 때 바로 해열제를 쓰는 것이 좋지 않은 것과

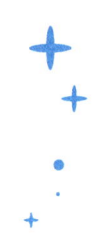

열은 우리 몸속 노폐물을 태우고

냉기를 없애기 위한 자기 치유 과정이기도 하지만,

열이 지나치면 뇌를 손상시킬 수 있습니다.

다시 말해 모든 증세는 자기 치유 과정이면서도

다른 한편으로 너무 지나치면

우리 몸을 해치게 되지요.

그러니 고열이 지나치면 반드시

해열제를 써서 열을 잡아야 합니다.

같은 이치입니다.

하루나 이틀 정도 상한 음식이 설사로 배출되게 하면서 대신 수분을 충분히 섭취합니다. 설사할 때는 수분이 많이 빠져나가니 물과 소금기, 비타민 C 이런 것들을 충분히 몸에 공급해야 해요. 이때 음식은 되도록 드시지 않는 게 좋습니다.

하지만 계속 심하게 설사가 나오는데도 그냥 두면 안 됩니다. 그때는 수액 주사나 항생제 치료를 적극적으로 받아야 합니다.

우리 몸에 일어나는 많은 증세에는 이처럼 양면성이 있습니다. 한편으로는 우리 몸을 치유하며 이로움을 주는 약과 같지요. 그런데 지나치게 되면 우리 몸을 상하게 하고 공격하는 나쁜 병이 되는 겁니다.

고혈압을 예로 들면, 우리 몸속 피가 뻑뻑해지니까 좁은 혈관으로 어떻게든 피를 보내기 위해 압력을 높인다는 자가치유 관점에서 보면 고혈압은 병이 아니라고 할 수 있습니다. 하지만 우리가 피를 맑게 하기 위해 노력하지 않고 높은 혈압을 방치하면 어떻게 될까요? 높은 혈압이 뇌혈관을 파열시키거나 심장을 과로로 망가지게 할 수 있습니다. 그럴 때는 반드시 혈압강하제를 써야 합니다.

이처럼 열이든 설사든 고혈압이든 그때그때 병증을 잘 살펴서 저절로 낫게 하는 방법과 약을 쓰는 방법을 잘 구별해 치유하는 지혜가 필요합니다.

대체로 감기 초기에는 항생제가 별 의미가 없지만, 감기가 심해져 편도선염이 오거나 부비동염이 오거나 폐렴이나 기관지염으로 간다면 항생제를 꼭 써야 합니다. 그 염증을 반드시 해결해야 합니다.

감기는 보통 일주일에서 열흘 정도면 저절로 낫습니다. 우스갯소리로 이런 말도 있지요.

'감기는 약을 안 쓰면 7일 정도에 낫는다.'

'감기는 약을 쓰면 일주일 정도에 낫는다.'

약을 쓰나 안 쓰나 시간이 가면 낫는다는 말일 겁니다. 이처럼 감기는 보통 그 정도 기간이 지나면 저절로 낫는데, 일주일에서 열흘이 지났는데도 계속 열이 많이 오르거나 기침이 너무 심할 때는 방치하면 안 됩니다. 반드시 병원에 가서 검진받는 게 좋습니다. 감기가 아닐 수 있으니까요.

감기 예방법

감기에 안 걸리려면 어떻게 해야 할까요? 몸속에 노폐물

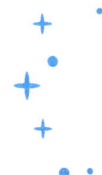

감기에 안 걸리려면 어떻게 해야 할까요?
몸속에 노폐물이나 독성물질이 쌓이지 않게 하고
체온이 떨어지지 않게 하면 되겠지요.
가장 중요한 것은 장 내 환경을 깨끗하게
만드는 겁니다. 평소에 섬유소가 많은 음식을
주로 먹고 단당류 식품이나 기름기가 많은 음식,
가공식품을 되도록 적게 먹어야 합니다.
채소와 통곡물 위주의 식사나
발효식품인 된장이나 청국장, 김치 등을
평소에 늘 드시면 좋아요.

이나 독성물질이 쌓이지 않게 하고 체온이 떨어지지 않게 하면 되겠지요. 그래서 가장 중요한 것은 장 내 환경을 깨끗하게 만드는 겁니다.

평소에 섬유소가 많은 음식을 주로 먹고 단당류 식품이나 기름기가 많은 음식, 가공식품을 되도록 적게 먹어야 합니다. 채소와 통곡물 위주의 식사나 발효식품인 된장이나 청국장, 김치 등을 평소에 늘 드시면 좋아요.

몸이 항상 따뜻하도록 따뜻한 물을 자주 충분히 마시고, 비타민 C나 소금기 같은 것도 적당히 섭취해야 합니다.

변비가 생기지 않게 하고 커피관장처럼 장 내 노폐물을 적극적으로 배설하는 방법도 좋습니다.

날마다 햇볕을 쬐며 땅과 자연과 접촉하고, 약간 땀이 날 정도로 운동이나 활동을 해서 몸의 노폐물이 땀으로 빠져나가게 하고, 체온이 오르게 만드는 것도 꼭 필요합니다. 몸이 항상 따뜻하도록 얇은 내의를 입어 하체나 발이 차가워지지 않게 하고, 목 부위도 따뜻하게 감싸주면 좋습니다.

잠자리에 들기 전 온욕이나 족욕, 냉온욕을 하는 것도 감기 예방에 좋습니다. 냉탕 온탕을 교대로 오가는 냉온욕은 감기 걸렸을 때 오한과 열이 왔다 갔다 하는 것과 비슷해요. 마치 감기 증세를 미리 경험하는 예행 연습 같다고 할까요.

감기 예방에 큰 도움이 되지요.

또 충분히 잠을 자고 휴식도 잘 취하는 게 필요합니다. 과로를 피하고 스트레스를 잘 조절하면 사실 감기뿐만 아니라 다른 모든 병도 예방할 수 있습니다.

감기에 걸리면 지금까지 말씀드린 통합의학적 치유 방법을 응용해 보시길 권합니다. 단, 증세가 심하고 오래 가면 병원 검진을 꼭 받으셔야 합니다. 평소에도 이런 방법을 생활 속에서 실천하여 질병을 예방하고 건강하게 생활하시기 바랍니다.

폐렴, 한국인 3대 사망 원인 질환

폐렴의 통합의학적 치유와 예방

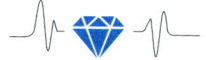

우리나라 사람들의 3대 사망 원인 중 하나가 폐렴이라고 합니다. 암과 심뇌혈관 질환 다음이 폐렴이지요.

제가 전문의 과정을 밟던 40~50년 전만 해도 폐렴은 10대 사망 원인에도 들어가지 않았습니다. 도대체 무슨 일이 있었 기에 폐렴으로 사망하는 사람이 늘어난 걸까요?

폐렴의 직접 원인은 폐렴구균 같은 세균과 바이러스, 곰팡 이 같은 알레르기와 기질적 폐렴(Organic Pneumonia) 등으로 봅니다. 폐렴을 일으키는 원인균들이 있다는 것이죠. 그런데 이런 원인균들은 40~50년 전에도 당연히 있었습니다.

그렇다면 오늘날 폐렴으로 치명적인 피해를 보는 환자 수 가 왜 이렇게나 늘어났을까요? 그 이유는 바로 폐렴 원인균을 이겨낼 만한 힘이 없어서입니다. 면역이 떨어진 인구수가 늘어났다는 것이죠.

평균 수명이 늘어나면서 노령 인구도 많이 늘었습니다. 폐렴은 노인에게 많이 오는데, 그 폐렴균을 이겨낼 힘이 부족한 분들이 많은 겁니다.

당뇨, 고혈압, 비만 같은 기저질환(지병)을 앓는 인구수도 40~50년 전과 비교해 압도적으로 증가했어요. 암 환자가 많이 늘어났는데, 암 때문이 아니라 폐렴이나 패혈증으로 어려움을 겪는다는 이야기가 있을 정도로 폐렴은 암 환자에게 가장 무서운 질환이 되었습니다. 폐와 관계된 질환인 COPD(만성폐쇄성폐질환), 기관지천식, 기관지확장증, 폐섬유종 환자 수도 무척 많이 늘어났습니다.

결국 폐렴 원인균을 이겨낼 힘이 없는 환자들이 늘어나면서 폐렴이 3대 사망 원인 중 하나가 된 것이지요.

이처럼 면역이 떨어지거나 여러 가지 질병을 가진 환자 자신의 문제가 폐렴의 원인이기도 하지만, 우리가 살아가는 객관적인 환경도 폐렴 증가에 많은 영향을 미치고 있습니다.

우선 우리가 숨쉬는 대기가 맑고 깨끗하지 않습니다. 화학물질로 오염된 미세먼지가 너무 많지요. 거기에 더해 우리는 외부 환경의 영향을 덜 받도록 잘 차단된 주거 환경에서 지내죠. 공기 소통이 원활하지 않은 밀폐된 곳에서 주로 활동하며 지냅니다.

우리가 먹는 음식은 또 어떻습니까? 음식에도 화학물질이 많이 첨가됩니다. 그런 음식은 우리 몸속 장 환경을 나쁘게 만들어요. 면역력은 장과 밀접한 관계가 있어 장 내 유익균이 많을수록 좋은데, 오히려 장에 염증이 생기게 만드는 음식을 주로 먹으니 면역력이 떨어져 폐렴에 저항하지 못하게 되는 거예요.

게다가 우리는 몸을 움직이는 일이나 운동은 별로 안 하고, 대신 스트레스는 많고 과로할 때가 잦아요. 이 모든 것이 폐렴을 일으킬 수 있는 배경이 됩니다.

폐렴으로 의심되는 기본적인 증세는 기침, 가래, 숨 가쁨, 고열 등입니다. 이런 증세가 일주일 이상 계속되거나 처음부터 폐렴이 의심되면 지체하지 말고 반드시 병원에 가야 합니다.

반드시 먼저 양방병원에 가서서 가슴 엑스레이와 폐 CT 촬영을 해서 폐렴인지 아닌지를 빨리 분별해야 해요. 폐렴이라면 항생제 같은 치료를 빨리 받는 것이 대단히 중요합니다.

폐렴이 의심되는데도 지체하다가 어려움을 당하는 사람이 얼마나 많은지 모릅니다.

그런데 폐렴의 기본 증세인 기침, 가래, 숨이 차고 고열에 흉통 같은 증상이 나타나지 않는 폐렴 환자도 꽤 됩니다. 특히 노년층에 그런 분들이 많죠. 너무 힘이 없고 입맛도 없고 어지럽다, 하지만 기침이나 가래도 없고 열도 오르지 않고 숨이 찬 증세도 없다고 하시는데, 폐렴인 경우가 많은 겁니다.

노년층인데 이처럼 힘없고 입맛도 없고 열과 기침과 가래가 없더라도 딸꾹질을 하신다, 그러면 지체하지 말고 병원에 가보셔야 합니다.

폐렴이 있으면 횡격막을 자극해 딸꾹질이 일어나기 때문입니다. 그러니 딸꾹질이 나면 아주 좋지 않은 것이니 빨리 병원에 가서서 검사해 보셔야 해요.

폐렴이 있는 분들은 외래환자로 치료받거나 입원해서 치료받게 되는데, 꼭 입원해야 하는 경우가 있습니다. CURB라는 4가지 조건인데, 이에 해당하면 반드시 입원 치료를 받아야 합니다.

C는 의식(Consciousness)을 뜻해요. 폐렴 환자가 마치 치매

폐렴의 기본 증세인 기침, 가래, 숨이 차고
고열에 흉통 같은 증상이 나타나지 않는 폐렴 환자도
꽤 됩니다. 특히 노년층에 그런 분들이 많죠.
너무 힘이 없고 입맛도 없고 어지럽다,
하지만 기침이나 가래도 없고 열도 오르지 않고
숨이 찬 증세도 없다고 하시는데,
폐렴인 경우가 많은 겁니다.
노년층인데 이처럼 힘없고 입맛도 없고
열과 기침과 가래가 없더라도
딸꾹질을 하신다, 그러면 지체하지 말고
병원에 가보셔야 합니다.

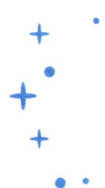

환자처럼 인지장애가 있거나 헛소리를 하는 경우입니다.

U는 신장(Urea) 기능이 나빠진 분입니다.

R은 호흡(Respiration)에 문제가 있을 때입니다. 숨이 너무 가쁘거나 반대로 숨이 너무 천천히 쉬어지거나 하는 경우이지요.

B는 혈압(Blood Pressure)을 뜻하는데, 혈압이 떨어지는 것은 가장 좋지 않은 상태입니다.

그러니 혈압이 특별한 이유 없이 떨어지고 힘이 없다, 하지만 열도 안 나고 기침이나 가래도 없으니 별일 아니라고 생각하시면 절대로 안 된다는 말입니다. 다시 말씀드리지만, 그런 증세라면 지체하지 말고 바로 양방병원에 가서 검진을 받고 폐렴 여부를 꼭 확인해야 합니다.

제가 이토록 여러 번 강조하는 이유는 **폐렴은 하루만 늦게 치료받아도 아주 안 좋은 결과가 올 수 있어요**. 그래서 3대 사망 원인에 들어갈 정도로 치명적인 질환임을 꼭 명심해야 합니다.

폐렴이 항생제 치료로 깨끗이 나으면 좋은데, 그렇지 않은 경우도 꽤 많습니다. 뉴스에서도 유명 인사들이 병원에 입원해 치료받던 중 폐렴으로 사망했다는 소식을 간간이 듣게 됩니다. 그만큼 항생제로도 잘 치료되지 않는 병이 폐렴입니다.

그래서 **폐렴은 통합의학적 치료를 병행할 때 더 좋은 효과를 봅니다.** 통합의학은 현대 서양의학과 동양 전통 의학, 보완 대체의학의 장점을 통합해 치유 효과를 극대화하려는 의학의 한 사조입니다. 환자 몸의 병증인 폐렴만 치료하는 게 아니라 그 사람의 마음, 즉 정신적인 부분과 더 나아가서는 어떤 영적인 능력까지 동원하여 인간 전체를 치유하려는 방법이죠. 그동안 이런 치유가 훨씬 효과가 있음이 확인되었습니다.

폐렴이 자주 재발하거나 항생제 치료로도 깨끗하게 낫지 않은 분들이 통합의학 치료를 받은 후 폐렴으로부터 완전히 좋아진 사례가 많습니다.

그러니 제가 지금 말씀드리는 방법을 주변에 계신 환자분이나 노년층 어르신, 기저질환이 있는 분, 그리고 폐렴으로 진행할 가능성이 많은 만성폐쇄성폐질환(COPD), 기관지확장증, 기관지천식 등의 질환을 앓는 분들에게 알려주세요.

폐렴의 통합 치유 방법은 폐렴에 걸리지 않게 예방해주고, 폐렴에 걸렸다 하더라도 이 방법을 병행하면 완치에 큰 도움이 되니 널리 알려주시면 좋겠습니다.

폐렴 치유와 예방을 위한 통합 치유 방법은 다음과 같습니다.

첫 번째 마음 치유입니다.

지금 폐렴에 걸렸어도 마음은 항상 '나는 건강해'라고 확신하는 것이 중요합니다. '나는 병약해' 이런 생각을 절대로 마음에 두지 마세요. 늘 건강하고 활기차게 걷고 움직이고 활동하는 내 모습을 상상하는 것이 좋습니다. 입원 치료를 받고 있더라도 항상 건강한 내 모습을 상상하셔야 합니다.

폐에 병이 오는 경우를 심신의학적으로 살펴보면, 평소에 슬픔이 많은 분과 근심 걱정이 많은 분들이었습니다. 이에 관한 통계 자료도 있지요.

결국 질병 치유는 날마다 건강하다고 생각하고, 기분 좋고 즐겁게 살아가는 마음의 태도가 아주 중요함을 보여줍니다.

두 번째 호흡이 중요합니다.

폐렴은 환자가 깊은숨을 쉬지 못하는 것과 관계있다는 연구 결과가 있습니다. 그러니 숨을 쉴 때 등을 세우고 어깨를 뒤로 활짝 젖혀 가슴을 펴고 깊이 호흡하는 게 좋습니다.

숨은 천천히 깊게 그리고 코로 쉬어야 합니다. 코로 더는 공기가 들어오지 않을 때까지 숨을 들이마신 후 잠깐 숨을 멈추었다가 숨이 가쁘면 서서히 다시 코로 내쉬는 심호흡을 틈날 때마다 많이 연습하세요. 지금 폐렴 치료를 받는 분들도 이와 같은 방법으로 숨 쉬면 틀림없이 도움이 됩니다.

현대인들은 너무 바쁘게 살고 스트레스가 많지요. 또 식사를 너무 급하게 하고 과식하기도 해 숨을 깊게 쉬지 못해요. 쌕쌕 소리가 날 만큼 얕게 호흡하는 분도 많아요. 우리는 의도적으로 숨을 깊게 쉬고 또 그렇게 숨쉬기를 연습해야 합니다.

숨을 깊게 들이마셔서 횡격막 있는 부분까지, 폐 기저부까지 산소가 깊이 들어가도록 하는 호흡법이 폐렴을 예방하고 폐렴을 치유하는 데 아주 큰 효과가 있습니다.

우리가 깊은 호흡을 하지 못하면 어떻게 될까요? 분명 몸 속 공기 소통이 잘 안 될 거고, 그러면 염증이 생길 소지가 많아집니다.

깊은 심호흡을 늘 하되, 가장 좋은 방법의 하나는 아침에 해가 떠오르는 것을 바라보며 하는 호흡입니다.

아침에 해가 뜰 때 맨발로 흙을 밟고 서서 그 해를 바라보세요. 눈이 부시면 눈을 감아도 됩니다. 그 자세로 깊은 호흡을 하는 거지요. 어깨를 활짝 젖히고 깊이 숨 쉬면서 햇빛이 내 폐 속에 있는 염증을 다 녹여 발바닥으로 빠져나가게 한다고 상상해 보세요.

약 15분 정도 아침 해를 바라보면서 하는 이 심호흡은 폐에만 좋은 것이 아니라 온몸의 건강에 무척 좋은 효과가 있습니다. 깊이 호흡하면서 내가 이루고자 하는 모습이 이미 이루어져 있는 상태를 상상하며 즐거워할 수도 있겠습니다.

세 번째는 음식 치유입니다.

폐렴이 오는 원인은 면역이 떨어져 있기 때문인데, 면역은 장 내 환경과 밀접한 관계가 있어요.

면역을 담당하는 면역세포가 장 내 미생물과 70~80% 정도 관계있다는 연구 통계도 있지요. 그러니 유익균이 건강하고 활발하게 살 수 있는 장 내 환경을 만드는 것이 중요합니다. 유익균이 좋아하는 식이섬유를 많이 먹고, 단당류 식품이나 기름기가 많은 음식을 조금 줄이면 되지요. 항상 식이섬유가 많은 채소나 과일, 통곡물 같은 음식과 김치나 된장, 청국장 같은 발효식품을 먹는 게 좋아요.

암 환자 가운데는 장 면역이 훼손되어 항생제 내성이 있는 슈퍼 박테리아가 생겨 이 박테리아가 폐로 올라가는 경우가

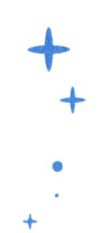

면역을 담당하는 면역세포가

장 내 미생물과 70~80% 정도 관계있다는

연구 통계도 있지요. 그러니

유익균이 건강하고 활발하게 살 수 있는

장 내 환경을 만드는 것이 중요합니다.

많아요. 이 경우 대부분은 어떤 항생제를 써도 잘 듣지 않습니다. 그러니 장 내 환경을 건강하게 회복시키는 음식을 자주 많이 드십시오.

먹는 것도 중요하지만 깨끗이 배출하는 것도 중요한데, 그 방법으로 저는 커피관장을 권합니다. 그렇게 해서 장 내 환경이 좋아지면 무엇이 좋아질까요?

무엇보다 피가 청결하게 됩니다. 동양의학의 음양오행설은 '대장과 폐는 형제간'이라고 봅니다. 소장은 심장과 형제간이고요. 대장이 깨끗해지고 면역세포가 활발히 활동하면 폐가 좋아지는 것은 당연한 일입니다.

평소에 물을 잘 마시는 것도 무척 중요해요. 저는 볶은 현미를 우려낸 물을 늘 마시고 있습니다. 어디 다닐 때도 뜨거운 현미물과 생수를 가지고 다니며 따뜻하게 섞어 마시고 있지요. 늘 따뜻하게 마시는 물은 폐렴을 예방하는 데 도움이 된다는 것을 잊지 마세요. 냉장고에 넣어두었던 찬물은 절대 마시지 말아야 해요.

네 번째는 운동과 활동 치유입니다.

힘들게 운동하라는 말이 아닙니다. 평소에 햇볕과 땅을 접촉하며 기분 좋게 지내면 됩니다.

햇볕을 쬐거나 일광욕을 하면 기분이 좋아지지 않습니까? 온몸이 따뜻해지며 체온이 올라갑니다. 그때 맨발로 흙을 밟으며 걷는 것도 더할 나위 없이 좋아요. 요즘은 맨발걷기도 유행하지 않습니까? 맨발이나 맨손이 직접 땅에 닿으면 정전기나 활성산소가 빠져나가 폐렴 예방에 좋습니다.

조그맣게 텃밭을 가꾸어 채소를 기르거나 꽃을 재배하는 것도 몸과 마음을 기분 좋게 하지요. 또 배드민턴처럼 가볍게 할 수 있는 운동을 하면서 땀을 내서 내 몸속에 있는 독소가 빠져나가게 하면 좋습니다.

낮에 햇볕을 많이 쬐면 밤에 잠이 잘 옵니다. 이제 잠잘 때의 환경도 한 번 살펴보십시오. 침실이 밀폐되어 공기 소통이 잘 안 된다면 좋지 않은 환경입니다.

신선한 공기가 들어오지 않는 완전히 밀폐된 환경에서 자면 안 됩니다. 잠잘 때 공기 순환이 잘 되어 산소가 부족하지 않게 해야 합니다. 폐에 산소가 충분히 공급되는 게 매우 중요하기 때문입니다.

또 잠이 들기 전 이미 말씀드렸던 깊은 호흡을 여러 차례 하면서 내가 원하는 모습이 이루어진 상태를 상상하는 게 도움이 됩니다. 내가 건강하게 활기차고 행복하게 살아가는 모습을 상상하며 잠드는 습관이 중요합니다.

그 외에도 목욕과 찜질 방법을 활용해 보세요.

어떤 병을 앓고 계시든 특히 암 환자분들은 취침 전에 따뜻한 물로 꼭 온욕하시길 권합니다. 반신욕이나 전신욕을 약간 땀이 날 정도로 해서 체온을 올리라는 거지요. 체온을 1℃만 올려도 면역력이 높아집니다.

한 가지 특별한 방법은 앞서 '기침' 부분에서 상세하게 말씀드린 겨자팩찜질입니다. 폐렴 치료 중인 분들이나 폐렴에 걸릴 가능성이 있는 기저질환 환자, 노년층분들이 날마다 습관적으로 하면 좋습니다.

폐렴 재발이 잦은 분들과 폐렴으로 갈 수 있는 기저질환 환자들, 당뇨, 고혈압, COPD, 기관지확장증, 기관지천식 등을 앓고 있다면, 병원의 항생제 치료와 더불어 지금까지 말씀드린 통합의학 치유 방법을 생활 속에서 실천하길 바랍니다.

저는 이와 같은 통합의학적 치유법을 통해 폐렴이 완치된 환자분들을 많이 보았기에 확신을 가지고 여러분께 권합니다.

암에 걸려도 건강하게 오래 산다

암의 네 가지 특성과 네 가지 치유법

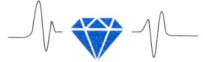

우리 삶의 목표는 오래 살고, 살아 있는 동안 건강하고 재미있게 살아가기라고 생각합니다. 따라서 삶의 질을 최대한 높여 나가는 것에 마음을 두어야 하지요. 혹시 지금까지 별 생각 없이 되는 대로 살았다가 암 진단을 불쑥 받았다면, 그 순간부터라도 우리는 바뀌어야 합니다. 정말 생각만 해도 가슴이 뛰고 행복해지는 삶의 목표를 정하고 이 세상에서 가장 행복한 사람으로서 살아가기에 도전해야 합니다.

암에 걸렸는데 어떻게 그런 마음을 가질 수 있을까, 말도 안 되는 소리라고 하실 수도 있습니다. 누구나 암에 걸렸다는 사실을 알게 되면 좌절하고 우울해하고 절망하기 일쑤니까요. 저도 수많은 암 환자분들을 만나면서 그런 모습을 많이 보았습니다.

몸에 암이 있다는 이야기를 들으면, 환자 대부분은 삶의 질이 갑자기 나빠집니다. 병에 걸렸을 뿐인데 삶 전체가 마치 구덩이에 떨어진 듯 어두워지지요. 하지만 자신의 삶을 그렇게 내버려 두어서는 결코 안 됩니다.

그러니 암 환자들이 해야 할 가장 중요한 첫 단계 작업은 가치 있는 삶의 목표를 정하고 도전하는 것입니다.

이 목표를 이루려면 우선 암의 특성을 이해해야 합니다. 적을 이기려면 먼저 적을 알아야 하지 않습니까? 암의 특성을 알면 암을 이길 수 있습니다. 암은 네 가지 특성이 있는데 요약하면, 암은 전신 병이자 만성병이고 면역체계가 손상된 병이자 마음의 병입니다.

첫째, 암은 전신 병입니다. 국소 병이 아니에요.

어떤 환자가 유방암을 진단받았다면, 유방은 암의 집이고 암세포는 온몸에 다 있다고 생각해야 합니다. 검진 상 보이는 유방의 암은 빙산의 일각이라는 뜻이지요. 수면 위로 보이는 빙산은 전체의 5~10% 정도고, 90% 이상의 진짜 얼음덩어리는 바닷속에 있어 보이지 않습니다.

따라서 유방암은 유방에만 암이 있는 게 아니라 인체 전체

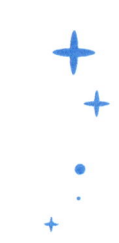

혹시 지금까지 별생각 없이 되는대로
살았는데 암 진단을 불쑥 받았다면,
그 순간부터라도 우리는 바뀌어야 합니다.
정말 생각만 해도 가슴이 뛰고
행복해지는 삶의 목표를 정하고
이 세상에서 가장 행복한 사람으로서
살아가기에 도전해야 합니다.

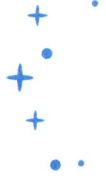

에 암이 있다는 것을 염두에 두어야 합니다. 눈에 보이는 부분의 암만 공격하고 치료해서는 전신 병인 암이 완전히 치유되기가 어렵습니다.

둘째, 암은 급성병이 아니라 만성병이라는 겁니다.

암은 진단받은 그 무렵에 갑자기 생긴 게 아닙니다. 10년에서 15년 전부터, 어떤 경우에는 서너 살 먹었을 때부터 시작되었을 수도 있어요.

우리가 좋지 않은 사고방식과 생활방식, 나쁜 습관을 지니고 있거나 불편한 환경에서 오래 지내면서 유전자가 서서히 변질하여 암이 생긴 것입니다. 따라서 암은 단기간에 치료가 끝나는 것이 아니라 평생동안 관리해야 하는 병임을 확실히 알아야 합니다.

셋째, 암은 면역체계가 고장 난 병입니다.

사실 모든 사람에게 암이 생깁니다. 그러나 우리 몸은 면역시스템이 잘 갖추어져 있어서 암세포가 생기면 곧바로 면역세포가 암을 청소하고 잡아먹습니다. 암뿐만 아니라 다른 질병에도 곧바로 면역시스템이 발동하지요.

그런데 면역시스템이 손상되거나 변질하면 제대로 작동하

지 못하게 돼요. 암이 생겼는데 알아채지 못하기도 하고, 설사 암세포를 인지해도 잡아먹을 힘이 없는 상태가 되기도 하지요.

암은 암세포를 두고도 못 잡아먹는, 우리 몸의 면역체계가 고장 난 병이란 뜻이지요. 따라서 암을 공격하는 치료보다 면역을 증강시키는 요법이 더 중요합니다. 적군을 공격하기에 앞서 아군의 힘을 키워야 하는 것과 같은 이치입니다.

넷째, 암의 아주 중요한 특성으로, 암은 마음의 병입니다.

우리가 살면서 겪는 갈등과 두려움, 분노, 절망감 같은 감정이 마음속에 쌓이면 유전자를 변질시킵니다.

우리 유전자 염기 코드는 문자처럼 구성되어 있는데, 나한테 어떤 생각과 감정이 있는가, 내가 무얼 믿는가에 따라 그대로 반영되어 유전자의 기능이 발현되지요.

마음의 부정적이고 어두운 감정은 암을 잡아먹는 면역세포 유전자도 변질시켜 작동하지 못하게 만들 수 있습니다. 따라서 암 환자의 마음에 두려움, 분노와 같은 갈등이 사라지고 긍정, 감사, 평화가 회복되어야 합니다.

암에는 이러한 네 가지 특성이 있으니 암이 발견된 어느

부분만 치료하기보다는 온몸의 면역을 회복하고 마음을 평화롭고 안정되게 하는 몸-마음 치유를 함께해야 합니다. 그래야 드러난 부분의 암뿐만 아니라 온몸의 암도 사라지게 할 수 있습니다.

때론 평생 오래오래 암을 치유해야 할지도 모릅니다. 오랜 기간 내 몸속에서 자란 만성병이니 정말 평생을 암과 함께 살아가며 서서히 치유할 수도 있습니다. 또 암세포가 몸속에 그대로 있지만 더는 건강한 세포를 공격하지 않게 되는 암휴면기 상태가 될 수도 있습니다.

우리는 암의 이 네 가지 특성을 기억하고 더는 암이 생겨나지 않는 삶의 방식을 유지해야 합니다. 오래 살면서도 건강 시스템의 유지가 삶의 기본이 되게끔 하는 것이죠.

혹시 어떤 분이 암 진단을 받았다면, 우선 두려워하지 말고 병원 치료를 잘 받으시되 위에서 말씀드린 암의 네 가지 특성을 이해하고 목표를 잘 정하는 것이 무엇보다 중요합니다.

암 환자가 가질 수 있는 가장 좋은 목표는 무엇입니까. 건강하게 오래 사는 것 아닐까요? 그리고 사는 동안 삶의 질을 최상으로 높여 행복하고 보람 있게 사는 것 아닐까요?

어떤 목표이든 자신이 가장 원하는 가치 있는 목표를 정하고, 이제 말씀드릴 암의 네 가지 치유법을 실천할 때 좋은 결과를 얻을 수 있다고 믿습니다.

암의 네 가지 치유법은 우리 삶의 기본을 회복시키는 치유법입니다. 사람이 생명을 유지하는 데 가장 필수적인 요건들, 즉 숨 쉬고 음식 먹고 운동하고 마음 쓰는 것, 이 네 가지 건강 시스템을 태초의 자연 질서로 회복시키는 것을 말합니다.

첫째, 암을 치유하려면 숨을 잘 쉬어야 합니다.

숨은 들숨과 날숨으로 나뉘는데, 우선 내쉴 때는 우리 체내에 있는 이산화탄소를 힘껏 내보내고 들이쉬는 숨은 산소가 충분히 들어올 수 있도록 깊게 호흡하는 것입니다.

둘째, 좋은 음식을 먹는 것입니다.

내 입이 좋아하는 음식이 아니라 내 몸의 세포가 원하는 음식이 좋은 음식입니다. 되도록 자연에서 생산된 자연식물식을 드세요. 그리고 우리 체내에 축적된 노폐물이나 독성물질을 잘 배출하십시오. 커피관장이나 간 청소는 체내에 쌓인 온갖 오염물질을 배출하는 효과적인 방법입니다.

셋째, 즐겁게 운동하는 것입니다.

날마다 햇볕을 쐬며 흙을 밟고 맨발걷기를 하거나 즐겁게 야외에서 놀면 좋습니다. 밤에 충분하게 잠을 푹 자는 것도 건강에 좋은 활동입니다.

넷째, 마음을 잘 쓰는 것입니다.

암이나 병에 대한 두려움이라든가 슬픔, 분노, 절망 같은 부정적인 생각을 내보내세요. 대신 '나는 반드시 낫는다' 더 적극적으로는 '다 나음을 입었다' 같은 담대한 믿음으로 행복한 삶의 목표를 향해 나아가는 것입니다.

이제 암의 정체가 도대체 무엇인지 자세히 살펴봅시다.

많은 사람이 암 진단을 받게 되면 대부분 충격에 빠집니다. 곧 두려움이 생기고 절망에 빠지기 일쑤입니다. 사실 암의 특성과 치유법을 정확하게 알아서 실천한다면 그렇게 두려워할 필요가 없는 병인데도 말이지요.

암 진단을 받으면 왜 그렇게도 두렵고 절망스러운 감정이 들까요. 아마도 오랫동안 시간과 돈을 들여 암 치료를 받아야 하고, 또 어려운 수술과 치료를 받아도 낫지 않고 실패하는 경우를 너무 많이 보기 때문일 겁니다.

실제로 수술이나 항암제, 방사선 같은 치료를 장기간 받는데도 암 치료에 실패하는 경우가 왜 그렇게 많을까요? 그 이유를 알기 위해서 우리는 의학의 역사를 살펴볼 필요가 있습니다.

21세기로 접어든 후 인류의 사망 원인 1위가 암입니다. 현재 우리나라 사망자의 경우, 3명 중 1명이 암으로 사망합니다. 2021년 우리나라 인구 중 사망자 수가 약 30만 명이었는데, 그중 10만 명 가까운 수가 암으로 사망했다는 통계가 있습니다.

우리보다 과학 문명과 의학이 조금 더 앞섰다는 미국이나 일본의 경우, 지금 사망자 2.5명 중 1명이 암으로 사망한다는 통계가 있습니다. 왜 과학 문명이 발달할수록 또 의학이 발달할수록 암 환자 수가 늘고, 암 사망자 수도 더 증가하는 걸까요?

지금 21세기 인류의 사망 원인 1위는 암이지만, 약 100여 년 전 19세기에는 암이 아니었습니다. 당시의 사망 원인 1위 질환은 결핵이었습니다.

19세기 초반에는 결핵으로 사망하는 사람이 너무 많았는데, 중반인 1850년대부터 어떤 이유에서인지는 모르지만 결핵 발병자 수와 사망자 수가 서서히 줄어들기 시작했습니다. 19세기 말쯤이 되자 급격하게 줄어, 결핵 환자 수가 현저하게 감소했습니다. 하지만 당시엔 왜 그렇게 감소하게 되었는지 그 이유를 잘 알 수 없었지요.

이처럼 결핵이 19세기 내내 사망 원인 1위였는데도 불구하고, 당시에는 이 병이 무슨 병인지를 잘 몰랐습니다. 1882년에 로버트 코흐(Robert Koch)가 결핵균을 발견하고 나서야 처음으로 결핵이 결핵균이라는 세균에 감염되어 생긴 전염병이라는 것을 알게 된 것이죠.

결핵균이 창궐하던 내내 결핵은 사람들이 밥을 못 먹고 삐삐 말라가며 기침하다가 피를 토하며 죽는 각혈병쯤으로만 알았어요. 아이러니하게도 결핵 환자 수가 상당히 줄어든 19세기 말에야 결핵의 정체를 알게 된 거예요.

그러면 결핵 치료 약은 언제부터 사용하기 시작했을까요? 놀라지 마십시오. 결핵 치료 약인 스트렙토마이신(Streptomycin)은 1946년에야 개발되었습니다. 결핵 환자 수가 감소하기 시작한 1850년경에서 무려 100년 가까이 지나서야 치료 약이 나온 겁니다.

이 사실을 보면 결핵 환자와 사망자가 줄어들고 결핵이라는 질환이 극복된 것은 의학의 발달과는 큰 상관이 없었습니다.

결핵과 결핵 환자가 감소한 것은 산업화와 근대화를 거치며 위생 환경이 깨끗해졌고 사람들의 영양 상태가 좋아졌고 또 주거 환경이 개선되었기 때문이지요. 다시 말해 의식주 환경이 좋아지자 결핵 환자가 줄어든 것입니다.

우리는 암도 결핵과 같은 관점으로 볼 수 있어요. 지금은 결핵 환자가 더욱 줄어들어 후진국 병 취급을 받고 있지요. 우리나라만은 조금 예외적으로 결핵 환자 수가 많지만요. 하지만 암은 19세기 초반 결핵 환자 수가 늘어나듯이 점점 더 많이 발병하고 있습니다.

암이 생긴 원인은 무엇이고 또 암은 어떤 병일까요?

학자들과 의사들은 암을 과식, 특히 동물성 음식이나 화학물질이 오염된 음식을 많이 섭취하는 것과 스트레스와 과로가 쌓이는 생활방식과 습관, 환경 파괴로 인한 외부 요인, 그리고 유전적 요인 같은 것들이 복합되어서 생기는 것으로 추정합니다. 하지만 아직까지 암이라는 병이 정확하게 무슨 병인지를 잘 모릅니다. 앞으로 어느 시기에 접어들면 마치 결핵 환자 수가 줄어들 듯이 암 환자 수가 줄어들 때가 올 것으로 보입니다.

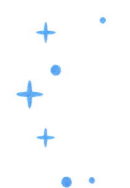

암이 생긴 원인은 무엇이며 암은 어떤 병일까요?
학자와 의사들은 암을 과식, 특히 동물성 음식이나
화학물질이 오염된 음식을 많이 섭취하는 것과
스트레스와 과로가 쌓이는 생활방식과 습관,
환경 파괴로 인한 외부 요인, 그리고 유전적 요인
등이 복합되어서 생기는 것으로 추정합니다.
하지만 아직 암이라는 병이 정확하게
무슨 병인지는 잘 모릅니다.
현재 추정하기로는 21세기 후반 정도가 되면
암 환자가 줄어들고, 암 대신
가장 무서운 병으로 치매가 오리라 예측합니다.

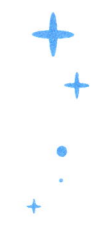

현재 추정하기로는 21세기 후반 정도가 되면 암 환자가 줄어들고 암 대신 가장 무서운 병으로 치매가 오리라 예측하고 있습니다.

그러면 암 환자 수가 줄어든 때로부터 100년쯤 지난 다음에야 암이라는 병이 무슨 병인지 알게 될까요? 결핵 환자 수가 줄어든 때로부터 100년 후에야 결핵이 무슨 병인지 알게 된 것처럼 말입니다. 암도 그때나 가서야 정체를 알게 되지 않을까 생각합니다.

현재 암 치료법의 황금률은 수술, 항암요법, 방사선치료라는 3대 치료법입니다. 어떤 환자라도 암에 걸리면 수술, 항암요법, 방사선치료를 권유받고 치료에 들어갑니다. 이 3대 치료가 현재 지구상에서 가장 강력한 영향력을 행사하고 있어요.

이 3대 치료법은 눈에 보이는 암을 제거하고 공격하는 방법입니다. 하지만 사람들이 여전히 암을 두려워하고 암에 걸렸다는 사실만으로 절망에 빠지는 것은 이 3대 치료가 만족할 만한 결과를 가져다주지 못하기 때문일 겁니다. 이런 치료가 암의 실체를 정확하게 알고 치료하는 방법이 아니어서겠죠.

결핵약이 개발되기 전인 19세기, 그러니까 결핵이 무슨 병인지조차 몰랐을 때는 온갖 치료법이 난무했습니다. 결핵 환자의 피를 거머리가 빨게 하는 치료도 있었고, 몸에서 나쁜 피를 제거한다며 엄청나게 많은 피를 뽑아내는 사혈요법을 하기도 했고, 동물들의 뼈를 고아서 먹이는 등의 치료도 했습니다. 치료받다가 오히려 더 빨리 환자가 사망하는 일도 많았을 겁니다. 지금 우리 시대 암의 3대 요법도 훗날 그런 식의 치료로 평가되지 않을까 하는 생각이 들기도 합니다.

저는 의과대학 교수로 재직할 때 외과도 가르쳤지만 의학의 역사도 가르쳤습니다. 의학의 역사를 조금 더 공부하려고 1991~92년에 미국 위스콘신대학교 의학사연구소의 연구교수로 지낸 적이 있습니다. 그때 위스콘신에서 멀지 않은 미네소타주 로체스터에 메이요클리닉(Mayo Clinic)이라는 세계에서 제일가는 병원으로 알려진 병원이 있는데, 저는 그곳 의학사박물관에 가서 공부하기도 했어요.

메이요클리닉은 외과 의학의 메카로 불립니다. 1860년경 메이요 1세가 그곳에 병원을 세웠고, 그 후 외과가 비약적으로 발전했습니다. 지금도 우리가 수술실에서 쓰는 수술 도구인 리처드슨(Richardson), 디버(Deaver), 믹스터(Mixter) 같은 기기들의 이름은 당시 메이요클리닉에서 일했던 외과 의사들의 이름을 딴 것입니다.

그때 외과 의사들은 도구를 직접 개발하고 만들어서 사용했는데, 그들이 썼던 수술 도구와 수술 방법을 요즘 의사들의 눈으로 보면 도무지 말도 안 되는, 터무니없고 엉터리 같은 것들이 많습니다. 하지만 그 당시에는 가장 진보적이고 진실한 치료법이었죠.

오늘 우리에게 가장 선진적이며 진실처럼 보이는 암의 3대 치료법은 수술, 항암요법, 방사선 치료이죠. 이 치료법이 수백 년 후 우리 후대 의사들이나 사람들의 눈에는 어떻게 비칠까요. 어쩌면 그들은 우리 선조들이 암을 칼로 잘라 내고 항암제라는 독약을 뿌리고 방사선 불로 태우는 방법을 썼다며, 도무지 말도 안 되는 치료법이라고 비웃게 될지도 모릅니다.

저는 현재로선 가장 진보한 치료법이라는 수술, 항암요법, 방사선 치료를 무시하거나 소홀히 해도 된다는 말씀을 드리는 것이 아닙니다. 실제로 이 3대 치료는 암의 고통으로부터 환자들을 구해주는 탁월한 효과가 있습니다. 비록 암의 원인 자체를 고치지는 못하니 이 3대 치료법이 완전한 진실은 아니더라도 다른 길을 아직 찾지 못한 우리 시대에는 그 치료에 의존하지 않을 수 없는 것입니다.

그러나 우리는 이 3대 요법에 대해서 깊게 생각해야 합니다. 암을 진단받으면 무조건 이 3대 요법에만 매달려 그 치료만 맹신하는 환자들이 많고 의사들도 환자들에게 암 치료의 유일한 방법이 이 3대 요법이라며 권유하기도 하고요.

저도 그런 의사였습니다. 제가 외과 전문의 시험을 볼 때 '암에 대한 3대 치료법을 쓰시오'라는 문제가 출제되었습니다. 정답은 수술, 항암요법, 방사선치료였고요. 저도 그렇게 교육받았기 때문에 한때 수술과 항암제, 방사선만이 암 치료의 유일한 길이라고 믿고 그렇게 했던 시절이 있었습니다.

그런데 제가 수술로 암을 치료한 환자들에게 암이 재발하여 점점 상태가 나빠지는 걸 지켜보거나, 깡마른 채 제 앞에서 죽어가는 환자들을 여러 차례 보았습니다. 담당 의사로서 자기가 수술한 환자가 눈앞에서 죽어가는 걸 보는 마음을 이해하실 수 있으실지 모르겠습니다만, 정말로 고통스럽습니다.

암 환자들 중에는 의사가 오로지 수술, 항암요법, 방사선치료만 고집해서 마지막에 그러한 잘못된 치료 때문에 억울하게 죽어간다고 비통해하는 환자들도 있습니다.

본인은 원하지 않았지만, 수술이나 항암제를 강요당했다

는 거지요. 그 치료법밖에 없다고 해서 자신이 그걸 따라가다가 이렇게 죽게 됐다고 수술한 의사를 원망하며 분노하는 분들도 있고, 항암요법으로 치료한 의사에게 책임이 있다며 슬퍼하고 이를 갈며 화를 내는 환자들을 제가 많이 봤습니다.

이와 반대로 어떤 환자들은 암 진단을 받았을 때, 내가 죽었으면 죽었지 절대로 수술이나 항암제 치료는 받지 않겠다는 분도 있습니다. 주변에서 그걸 하다가 실패한 사람을 보았다며 거부해, 암 초기에 간단한 수술로 치료 가능한 시기를 놓쳐버리는 극단적인 선택을 하는 환자들도 있습니다. 이런 분들이 나중에 암이 많이 진행되어 차마 눈으로 바라보기 어려울 정도로 비참해진 모습으로 찾아오는 경우도 여러 번 봤습니다.

근래도 그런 환자가 몇 분 있었습니다. 막 진단을 받았을 때 수술받거나 항암제 치료를 했더라면 정말 좋아졌을 텐데 하는 생각이 드는 분들 말입니다. 그걸 안 해서 병을 다스릴 좋은 시기를 놓친 것이니, 이런 것을 소 잃고 외양간 고치기라고 할 수 있겠죠.

적절한 치료 시기를 놓쳐버리고 저토록 고통받으며 죽어가는 환자분들을 보면 이 양극단의 생각 모두 어리석다고 여깁니다.

수술과 항암요법만이 유일한 방법이니 어떤 경우든 계속 그 방법만 써야 한다는 것도 극단이고, 수술이나 항암제는 절대로 하면 안 되니 오로지 자연치유만 하겠다는 것도 극단이긴 마찬가집니다. 자연치유도 말만 그렇게 하고 제대로 실천하지도 않다가 암이 점점 진행되어 고통에 시달리는 분도 있기 때문입니다. 우리는 이 양극단의 어리석음을 잘 살펴봐야 합니다.

암 환자는 암 진단을 받았을 때 정신 차리고 깊게 생각해야 합니다. 우리 속담에 '호랑이한테 열두 번 물려 가도 정신만 차리면 산다'는 말이 있지요. 우리가 암이라는 호랑이한테 물렸을 때도 정신을 차리면 삽니다.
암 진단을 받았을 때 반드시 염두에 두어야 할 것은 건강 관리 주도권을 환자 자신이 가져야 한다는 것입니다. 의사의 말을 무시하라는 뜻이 아닙니다. 수술이나 항암제, 방사선치료나 의사의 권유 모두를 환자가 자기 자신의 건강을 관리하는 하나의 수단으로 여기라는 뜻입니다.

암 환자의 목표는 무엇입니까. 고통을 줄이고 오래 사는 것입니다. 자신이 건강 관리의 주도권을 가지고 건강하게 오래 사는 것이에요. 암과 열심히 싸웠는데, 싸우는 도중 빨리 죽

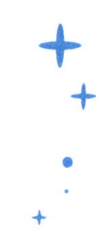

암 환자의 목표는 무엇입니까.
고통을 줄이고 오래 사는 것입니다.
자신이 건강 관리의 주도권을 가지고
건강하게 오래 사는 것이에요.
암과 열심히 싸웠는데, 싸우는 도중
빨리 죽으면 무슨 소용이 있습니까.
그러므로 어떤 치료법을 선택할 때는
고통을 줄이고, 오래 사는 목표에 부합하는지를
깊게 생각해보아야 합니다.

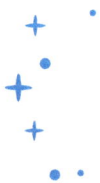

으면 무슨 소용이 있습니까. 그러므로 어떤 치료법을 선택할 때는 고통을 줄이고, 오래 사는 목표에 부합하는지를 깊게 생각해보아야 합니다.

의사가 수술이나 항암요법을 하는 게 좋겠다고 하면 그 의사의 말을 절대 무시하지 마십시오. 다양한 암이 있고, 같은 암이라도 환자의 상태에 따라 경우가 모두 다르니, 의사가 권하는 치료법이 내가 정말 오래 사는 데 부합하는가를 깊게 생각해보고, 궁금한 부분은 의사에게 물어봐야 합니다.

환자 중에는 의사에게 '그 치료법이 정말 고통을 줄이고 오래 사는 데 도움이 됩니까' 혹은 '이 치료를 받게 되면 병이 낫습니까' 하고 물었을 때, 의사가 화를 내거나 '아 이걸 안 하면 더 빨리 죽습니다'라며 극단적인 표현을 하기도 해 무서워서 못 물어보겠다는 환자도 있습니다. 실제로 그렇다면, 그 의사를 계속 만나야 하는가를 한번 잘 생각해보는 게 좋습니다.

우리가 백화점에 가서 물건을 살 때도 이것저것 물어보지 않습니까? 그런데 주인이나 점원이 막 화를 내면서 왜 그런 걸 물어보냐고 한다면 거기서 물건을 사겠습니까? 아마 그러시지 않을 겁니다.

병원에서 치료받을 때도 마찬가지입니다. 의사가 어떤 치료법을 권하면 그에 관해 잘 물어보고, 그 치료법을 선택했을 때 그 방법이 정말 고통을 줄이고 자신이 오래 사는 목표에 부합하는 최고의 선택인가를 잘 생각해보십시오.

하지만 내가 선택한 치료 방법이 고통 없이 오래 사는 데 큰 도움이 될 것 같지 않다면 다른 방법이나 다른 선택이 가능한지를 생각해보아야 합니다.

제가 지금까지 말씀드린 것을 항상 염두에 두시기를 바랍니다. 내가 나의 건강 관리 주도권을 가지는 것, 이것은 너무너무 중요합니다.

암에서 벗어나려면
마음이 먼저 암에서 벗어나야

암 치유의 첫 번째 방법 | 마음 치유

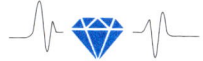

앞글에서 암을 치유하기 위해선 호흡, 음식, 운동, 마음 이 네 가지 건강 시스템이 제대로 작동하게 해야 한다고 말씀드렸습니다. 이 글에서는 그중에서 마음 치유에 관해 소개하겠습니다.

마음 치유란 환자 자신이 어떤 생각을 믿느냐를 조절하는 신념관리 훈련을 말합니다.

저는 1994년에 미국의 교육심리학자 해리 팔머가 개발한 아봐타프로그램을 배우러 미국 플로리다주 올랜도에 간 적이 있습니다.

그 모임에서 이스라엘 출신의 미국인 의사 하녹 탈머(Hanock Talmer)를 만났는데, 그는 플로리다주 게인스빌에서 암이나 에이즈 같은 난치병 환자를 치료한다고 했습니다. 마음 치유가 암 치료에 효과가 있어 아봐타프로그램을 모든 환자에게 응용한다며 저에게 그 경험담을 이야기해주었어요.

저는 이후 매년, 이 의사 그룹과 만나 환자들을 위한 신념 관리 방법을 토론하고, 그동안의 임상 성과를 서로 나누며 교류하고 있습니다.

하녹 탈머는 지난 20년 동안 치료한 암 환자들을 관찰한 결과 세 부류로 나눌 수 있다고 했습니다.

첫 번째 그룹은 암을 낫기 어려운 난치병으로 생각하는 일반 대중의 믿음을 고스란히 받아들인 사람들입니다. 이 그룹 환자들은 대부분 극심한 고통에 시달렸고, 평균 생존 기간이 가장 짧았습니다.

두 번째 그룹은 암이 낫기 어렵다는 일반적인 신념을 받아들이지만 그래도 나는 나을 수 있다고 믿고 노력하는 사람들입니다. 이 그룹 환자들은 첫 번째 그룹 환자들보다 비교적 고통이 덜했고, 생존 기간도 조금 더 길었습니다.

세 번째 그룹은 암이 낫기 어려운 난치병이라는 생각 자체를 받아들이지 않았던 환자들입니다. 그들은 '나는 반드시 낫는다' 더 적극적으로는 '나는 이미 다 나았다'와 같은 담대한 믿음을 가지고 삶의 높은 목표를 향해서 도전적으로 나아갔습니다. 이 그룹 사람들은 고통을 적게 받았고, 생존 기간이 다른 그룹 환자들보다 훨씬 길었습니다.

세 번째 그룹 환자 중 더러는 어느 날 암이 홀연히 사라져 버리는 기적 같은 일들이 생기기도 했습니다. 이런 경우를 의학 용어로 '암 자연 소실(The Spontaneous Remission of Cancer)'이라고 표현합니다.

7~8년 전, 연세가 많은 남성 간암 환자 한 분이 저를 찾아왔습니다.

이분은 당시 82세였는데, 고등학교에서 학생들을 가르치셨다고 합니다. C형간염에 걸렸는데 이후 간암으로 진행되었고, 어느 대학병원에서 치료를 받았지만 이젠 어떤 치료도 의미가 없으니 호스피스를 알아보라는 이야기를 들었다고 했습니다. 무척 심각한 상태의 환자였어요.

저는 암 치유를 위한 네 가지 방법 중 운동법, 호흡법, 음식 치유법 등을 알려드렸고, 특별히 마음 치유를 위해 아봐타프로그램 중 마음으로 믿고 입으로 시인하는 훈련법을 배우도록 인도해 드렸습니다.

이 할아버지 환자는 그 후 아무 소식이 없다가 2년 만에 우리 병원에 다시 찾아오셨어요. 그런데 아주 건강해진 듯했죠. 그분께 잘 지내셨는지 묻자, 자신이 그동안 암 치유를 위해 어떻게 해왔는지 이야기해주었습니다.

이분은 '나는 다 나아서 감사합니다' '완전케 되어서 감사합니다'라고 말로 선언하기를 하루에 15시간씩이나 했다고 합니다. 잠자는 시간 빼곤 온종일 한 거죠. 입으로 말하고 마음으로 믿었다고 했습니다. 물론 음식, 호흡, 운동 치유법도 병행했다고 하고요.

이제 살날이 얼마 남지 않았으니 호스피스를 알아보라는 말을 들었던 분인데, 2년이 지났는데도 상태가 악화하거나 돌아가시기는커녕 더욱 건강해진 겁니다.

저는 이분의 암이 어떤 상태인지 궁금했습니다. 사라졌는지 혹은 작아졌는지 호기심이 나서 초음파 검사를 해보았어요. 그랬더니 암은 그대로 있었습니다. 그러니까 암세포를 가진 상태인데도 오래 살게 된 겁니다.

이런 경우를 의학 용어로 암면역평형(Cancer-Immune Equilibrium) 상태라고 하고, 이렇게 잠들어 있는 암세포를 암휴면세포(Dormant Cancer Cell)라고 부릅니다. 그러니까 암과 건강한 세포가 평화스럽게 공존한다고 할까요.

이 할아버지 환자처럼 곧 죽을 수밖에 없었던 환자가 어떤 의학적 원리로 이처럼 암을 가지고도 오래 살게 되었을까요?

그 이유와 원리는 후성유전학(Epigenetics)에서 밝혀졌습니다. 이분께서 '다 나아서 감사합니다' '온전케 되어서 감사합니다'라고 말하며 마음으로 믿으니 암 유발 유전자 스위치가 꺼지고 암 억제 유전자 스위치가 다시 켜진 겁니다.

아프리카코끼리 중에는 상아가 나지 않는 코끼리가 많다고 합니다. 상아를 채취하기 위해 밀렵꾼들이 코끼리 사냥을 많이 하는데, 이들에게 희생당한 동무들을 본 코끼리들이 하는 생각 때문에 상아가 나지 않는 거라고 합니다.

코끼리들은 무척 영리해서 상아가 없는 코끼리는 밀렵꾼들의 표적이 되지 않는다는 걸 알게 되었겠죠. 코끼리는 죽음을 피하려고 '나는 상아가 없으면 좋겠다' '상아가 없어야 총에 맞아 죽지 않는다'는 생각을 하게 되었고, '나에겐 상아가 없다'는 믿음을 키운 것이죠.

'상아가 없다'는 그 믿음이 상아를 재생시키는 유전자 스위치를 꺼버린 겁니다. 이것을 '코끼리의 슬픈 유전자'라고 하는데, 이런 것들이 의학적으로 모두 밝혀졌습니다.

15년 전쯤에 아일랜드 수녀님 한 분이 유방암 때문에 저를 찾아왔어요. 이분에게 주먹만 한 크기의 유방암이 생겼는데 수술받고 싶지 않아 방법을 찾던 중 어찌 저를 알고 온 것이죠.

저는 이분에게 '몸 돌보기(Body Caring)' 방법을 가르쳐드렸어요. 아봐타프로그램의 신념관리 훈련법 중 하나인데, 자기 몸을 만지고 쓰다듬으면서 사랑과 감사의 말을 해주는 것입니다.

수녀님은 날마다 유방의 암을 만지며 '사랑합니다' '감사합니다'라고 말했고, 이와 함께 햇볕을 쬐면서 맨발걷기도 하고, 자연식물식으로 생채식을 하면서 소식하는 음식 치유법도 실천하고, 늘 깊은 호흡을 하기 위해 숨도 의식하며 쉬었습니다.

그 후 2~3년 정도 지나 수녀님에게 연락이 왔습니다. 이제 암 사이즈가 아주 많이 줄어들었다고 했습니다. 그래서 저는 수녀님에게 이제는 수술받으시는 게 좋겠다고 말씀드렸습니다. 그 뒤로 연락이 없어 수녀님이 수술받았는지는 모릅니다.

어떻게 암 크기가 작아졌을까요?

암은 우리가 미워해야 하는 적대적인 존재가 아닙니다. 실제로는 우리가 돌보고 사랑해야 할 자식 같은 존재라고 할 수 있습니다. 암이 내 몸 안에서 몸의 한 부분으로 살고 있는데, 암을 미워하는 건 내 몸 자체를 미워하는 게 될 수도 있어요.

어떤 가정의 상황이나 환경이 나빠지게 되면, 자녀 가운데 비뚤어지고 상처받는 아이가 생길 수 있듯이, 내 몸과 마음 환경이 나빠지면 내 몸속 수많은 세포 중 일부가 비뚤어지고 변질되기도 합니다. 그게 바로 암이라고 볼 수 있습니다.

하지만 가정 상황이 나아지고 환경이 바로잡히고 비뚤어진 아이도 사랑으로 대하면 상처받은 마음이 치유되어 다시 회복되지 않겠습니까.

수녀님도 자신의 육체와 마음 환경을 바로잡고, 그다음 자신의 유방암까지 사랑하며 감사하니 몸이 원래대로 회복된 것이라고 유전학적으로 설명할 수 있겠습니다.

이런 사례를 보면 말의 힘이 정말로 얼마나 중요한지 알 수 있습니다. 어떤 의사가 암 환자에게 '당신의 여명이 3개월에서 6개월 정도 남았습니다'라고 말했다고 합시다. 그 말을 들은 암 환자가 그대로 받아들여 믿으면서 '나는 석 달밖에 못 산다'고 반복해서 말한다면 어떻게 될까요? 아마 분명히 그렇게 될 겁니다.

그 의사는 암 환자의 여명에 관한 통계 수치 같은 걸 보고 이야기했을 겁니다. 그런데 어떤 통계라도 반드시 예외가 있는 법이지 않습니까? 일기예보만 보더라도 맞지 않는 경우가 자주 있습니다. 일기예보도 통계를 기초로 내린 것이기 때문이지요.

그러니 어떤 암 환자라도 자기 몸 상태가 현재 어떻든 의사가 뭐라고 말을 했든 이렇게 생각하셔야 합니다.

'나는 무조건 다 나아서 완전하다.'

'나는 건강하게 장수한다.'

위 사례에서 보았던 할아버지 환자처럼 이렇게 계속 선언한다면 암을 몸에 지니고도 오래 살 수 있다고 봅니다.

성경 잠언에 이런 구절이 있습니다.

'죽고 사는 것이 혀의 끝에 달렸나니, 혀를 쓰기 좋아하는 자는 혀의 열매를 먹으리라.'

아봐타프로그램 훈련법에도 있습니다.

'살고 죽는 것은 입으로 무엇을 말하느냐에 달려 있다.'

성경 요한복음에 있는 이 구절을 읽고는 깜짝 놀랐습니다.

'태초에 말씀이 계시니라. 말씀은 곧 하나님이시니라.'

말이 곧 현실을 창조하는 창조주라는 뜻이지 않습니까?

불교 경전에도 같은 뜻의 말이 있습니다.

'신구의 삼업(身口意 三業) 몸과 입과 생각으로 업을 짓는다.'

입으로 무엇을 말하느냐, 어떤 뜻을 마음에 품고 있느냐, 그리고 어떻게 행동하느냐에 따라 달라진다는 말입니다.

그러니 어떤 암 환자라도 '나는 다 나아서 완전하다' '건강하게 오래 장수한다'고 입으로 말하고 그 뜻을 마음에 품고 이미 다 나은 사람처럼 행복한 목표를 향해서 도전적으로 실천할 때, 그 할아버지 환자나 수녀님과 같은 열매를 맺게 되지 않을까 생각됩니다.

저는 우리 병원에 오시는 모든 환자에게 메모지에 이런 글귀를 써서 화장실 거울, 핸드폰, 화장대, 침대, 싱크대, 냉장고, 컴퓨터, 자동차 운전대 등 온갖 곳에 붙여놓고 틈만 나면 계속해서 입으로 그것을 읽게 합니다.

'나는 다 나아서 완전하다.'
'나는 건강하게 장수한다.'
'나는 세상에서 제일 행복하다.'

입으로 계속 선언하고 마음으로 믿는 훈련을 하는 것입니다. 독자 여러분도 한 번 소리 내어 읽어보십시오.

'나는 다 나아서 완전하다.'

'나는 건강하게 장수한다.'
'나는 세상에서 제일 행복하다.'

오늘 소개한 환자들 외에도 수많은 환자가 이 말과 신념의 힘으로 암이 있어도 오래 살아가는 것을 저는 늘 보고 있습니다.

햇볕과 땅과 가까울수록 건강해진다

암 치유의 두 번째 방법 | 운동 치유

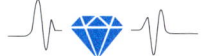

 암의 네 가지 치유법 중 운동 치유에 관해 말씀드리겠습니다. 이 방법은 암을 고치고 예방하는 데 가장 효과 있는 치유법이라 할 수 있어요. 내 몸이 햇볕과 땅과 직접 접촉하면서 재미있고 즐겁게 시간을 보내며 치유하는 방법이지요.

 따뜻한 햇볕을 쬐면 기분이 좋아지지 않습니까? 그럴 때 우리 몸에서 세로토닌이나 멜라토닌 같은 행복 호르몬이 나오기 때문이지요.
 그뿐만이 아닙니다. 햇볕을 쬐면 우리 몸의 혈관이 이완되어 혈액순환이 좋아져요. 체온이 오르고 비타민 D 같은 필수영양소가 만들어집니다. 가장 기본적인 생명력이 우리 몸으로 들어오는 거지요.

땅에 맨발이나 맨손이 닿을 때도 좋은 일이 일어납니다.

암을 만들어내는 근본 원인이기도 하고 우리 몸에 나쁜 영향을 미치는 활성산소나 정전기가 맨발이나 맨손이 땅에 닿는 순간 몸속에서 빠져나갑니다. 그 대신 땅으로부터 자유전자가 우리 몸으로 들어오지요. 이 자유전자는 우리 몸 에너지 대사의 핵심 소스인 ATP(아데노신삼인산)를 만들어내는 데 필요한 재료입니다.

그러니 우리가 햇볕을 받고 땅과 어울리는 것은 마치 생명 발전소에 우리 몸의 코드를 꽂는 것과 같습니다.

콩이나 도토리를 창고나 벽장 깊숙이 처박아두었다고 생각해보십시오. 어떻게 될까요? 아마 얼마 지나지 않아 곰팡이가 피고 썩어 버릴 겁니다.

하지만 꺼내서 땅에 심어 햇볕을 받게 하고 신선한 공기와 접촉하면 싹이 트고 줄기와 잎을 내고 꽃이 피고 열매를 맺게 됩니다.

사람 생명도 이와 똑같습니다. 우리 몸은 햇볕과 땅과 가깝게 지낼수록 생명력이 강해집니다. 그러니 '어떻게 햇볕과 땅과 어울리면서 재미있는 시간을 보낼까?' 하며 자신에게 맞는 방법을 궁리해 보세요. 맛집을 찾아다니며 맛있는 음식을 먹을 궁리를 하는 것보다 우리 몸에는 더 좋을 겁니다.

최근에 이와 관련해서 아주 놀라운 환자 한 분을 만났습니다. 필리핀에 거주하는 한국인 선교사로, 직장암 진단을 받은 분이었습니다.

이분은 53세로 체중이 22kg이나 빠지고 배변 곤란을 겪고 있었습니다. 직장암 진단은 필리핀에서 받았지만, 수술은 우리나라로 돌아와 고향인 대구에서 받고 싶어 했어요.

이분은 대구 지역에 있는 어느 대학병원에 자료를 보내 항문까지 절제하고 장루를 만들어내는 직장암 수술을 계획했답니다. 그런데 하필이면 그때 코로나에 걸려 비행기에 탑승할 수 없게 되었죠.

그사이 이분이 저한테 전화했습니다. 필리핀에서 지내야 하는 동안 무슨 좋은 방법이 없는지 물었습니다.

저는 이분께 네 가지 암 치유 방법을 가르쳐드렸습니다. 마음을 치유하기 위해 이미 다 나왔다고 믿기, 음식 치유로 흙에서 난 자연식물식을 주로 먹으며 항상 깊은 심호흡을 하기, 그리고 운동 치유법 실천하기 등을 알려드렸죠. 햇볕을 자주 쬐면서 땅과 접촉하는 방법이었습니다.

이 환자분은 필리핀에서 출국 날짜를 기다리는 동안 제가 말한 대로 했답니다. 채소와 과일 같은 음식을 주로 먹고 커피관장으로 장 청소를 했습니다. 시간을 내어 맨발로 흙을 밟으며 걸어보고 햇볕을 쬐었습니다. 이때 이분은 '나는 이미 다 나았다'고 기뻐하며 자신을 다 나은 사람으로 상상하며 걸었답니다.

3개월 후 코로나에서 벗어나 우리나라로 들어온 이분은 예약해둔 대구의 대학병원에 갔습니다. 수술 준비를 하면서 의사들이 이분의 대장 내시경을 했는데, 도무지 암을 못 찾는 거예요. 암이 없다는 겁니다. 필리핀에서 CT 촬영을 했을 땐 분명히 암이 있었거든요.

이분은 혹시 오진일까 싶어 국립암센터에 가서 재진을 받았는데, 그곳에서도 암을 찾지 못했습니다. 암이 있었던 흔적만 발견했다고 해요. 놀라운 일이 그분께 일어난 겁니다.

이분처럼 암이 사라진 것을 암의 자동 소실이라고 표현합니다.

우리가 기르는 집돼지를 산에다 풀어놓아 햇볕을 맘껏 쬐고 흙에서 뒹굴며 야생 생활을 하게 하면 집돼지가 멧돼지처럼 된다고 합니다. 어떻게 그런 일이 일어날 수 있을까요?

사실 집돼지와 멧돼지의 유전자는 같아요. 사는 방식과 환경이 달라지니 생김새와 건강 상태 등이 마치 다른 동물처럼 달라진 것이지요.

우선 생김새를 보면, 집돼지는 입이 짧고 송곳니가 없습니다. 사료를 먹고 사니 먹이에 알맞은 입 모양이 된 거예요. 하지만 마음껏 돌아다니며 먹이를 구하게 하면, 집돼지가 되기 전 유전자들이 다시 발현하게 됩니다. 땅을 파헤치기 좋게 입이 길어지고, 나무뿌리를 자르거나 고구마 같은 땅속 먹이를 꺼내기 쉽게 송곳니가 자란답니다. 참 놀랍지 않나요?

집돼지는 살찌기 쉬운 음식들만 먹으면서 비만 조절이 잘 되지 않아 뚱뚱합니다. 운동도 거의 하지 않아 다리가 짧고요. 하지만 자연에 풀어놓으면 달라집니다. 먹이를 구하러 다니느라 움직임이 많아져 자연스럽게 비만이 해결되어 날씬해집니다. 덩달아 다리도 더 빨리 움직이며 달릴 수 있게 길어지지요.

집돼지와 멧돼지의 다른 점을 몇 가지 더 말씀드리겠습니다.

집돼지는 우리에서 살면서 자연환경의 영향을 거의 받지 않으며 살게 되자 몸의 털이 다 빠졌습니다. 하지만 멧돼지는 온몸에 털이 무성하지요. 계절 변화에 따른 더위나 추위, 가혹한 환경에 잘 견디기 위해 털이 필요한 겁니다.

집돼지는 병에 약해 구제역이나 돼지열병 같은 전염성 강한 병이 돌면 삽시간에 병에 걸리고, 치사율이 높은 병이 돌면 거의 100% 사망합니다. 야생 멧돼지는 어떤 병에도 잘 걸리지 않을 뿐만 아니라 병에 걸려도 쉽게 죽지 않아요.

이 이야기의 핵심은 무엇일까요?

환경이 바뀌고 생활방식이 달라지면 잠들어 있던 유전자가 깨어난다는 거예요. 집돼지를 야생에 풀어놓자 잠들어 있던 멧돼지 시절 유전자가 전부 깨어나지요.

이 필리핀 선교사가 좋아진 배경이 바로 이것입니다. 우리는 문명의 혜택을 마음껏 누리는 걸 잘사는 것으로 생각하지요. 한사코 아파트 같은 현대식 건축물에 살려 하고, 짧은 거리도 자동차를 타고 이동합니다. 외식을 즐기고 과식하는 것도 개의치 않아요.

하지만 어떤 질환이 생겼거나 암 진단을 받았다면, 우리 생활방식과 습관을 한번 돌아봐야 합니다. 마치 집돼지처럼 살아온 것은 아닌지 생각해보세요. 특히 중요한 것은 틈만 나면 햇볕 아래 나가 땅을 밟고 흙을 접하는 것이에요. 이것은 정말 중요합니다.

얼마 전, 우리 병원에 놀랍게 변한 환자 한 분이 찾아왔습니다. 약 6개월 전에 우리 병원을 방문했던 분이었습니다. 당시 유방암 수술을 받았지만 재발해서 오셨지요. 서울 지역 암센터에서 항암요법과 방사선치료를 계속 받고 있는데, 약으로는 도무지 좋아지지 않았습니다.

이분이 처음 오셨을 때, 다리의 림프 부종이 심해서 코끼리 다리처럼 부어 있었어요. 저는 이분이 정말 생존할 수 있을까, 이 병에서 풀려날 수 있을까 하는 염려가 먼저 들었습니다. 솔직히 그분이 좋아질 거라는 생각이 거의 들지 않았습니다. 그래도 암 치유법을 알려드리고 열심히 실천하시라고 응원해드렸습니다.

그런데 6개월 만에 다 좋아졌다는 거예요. 원래 다니던 병원에 가서 재검진을 했는데 전부 좋아졌다고 했답니다. 이분의 모습이 건강하고 아름답게 변한 걸 보며 저는 이 환자분에게 너무 감사했고 큰 감동을 받았습니다.

이분은 어떻게 해서 이렇게 좋아졌을까요?

이분이 좋아진 것은 제 의술하고는 아무 상관이 없습니다. 이건 거짓 겸손이 아닙니다. 이분 스스로 암의 네 가지 치유법—마음, 음식, 운동, 호흡 치유—을 열심히 실천한 거예요.

마음 치유로 '나는 이미 다 나았다' '몸의 형편과 상관없이 나았다'고 말하고 믿으면서 늘 기뻐하는 훈련을 아봐타코스에서 배우게 했는데, 이후 열심히 계속했답니다. 그 훈련법은 '몸 다루기 런다운(Body Handling Rundown)'이라는 기법으로, 이 육체가 내가 아니라 진짜 나는 비물질적인 영적 존재라는 것을 깨닫고 영적인 존재로서 육체에 대한 인상을 원하는 모습으로 바꾸는 것입니다. 이때 놀라운 치유가 일어납니다. 이 훈련을 통해 기적이 일어나는 것을 저는 많이 보았습니다.

음식 치유로 자연식물식을 권했는데, 이분은 불로 익히지 않은 생채식을 늘 먹고, 깊은 심호흡을 자주 했다고 합니다.

특히 운동 치유를 열심히 실천했다고 합니다. 틈만 나면 밖으로 나가 햇볕을 쬐고 발이 흙과 닿게 했답니다. 처음에는 다리가 너무 부어 걸을 수 없었기 때문에 의자를 놓고 앉아서 흙에 맨발이 닿게 했답니다. 그 자세로 있으면서 마음으로는 '나는 다 나았다'고 말하며 기쁘게 생각했고요.

그러다 서서히 걸을 수 있게 되었고, 틈나는 대로 잔디밭이나 땅에 누워 하늘을 쳐다보면서 노래도 계속 불렀다고 해요. 머릿속으로는 이런 상상을 끊임없이 했다고 합니다. 병원에 갔더니 의사 선생님이 '다 나았다'고 선언해서 자기가 너무 기뻐하는 모습을 상상한 거죠. 앞에서 말한 몸 다루기 런다운 훈련을 온종일 쉬지 않고 계속한 겁니다.

앞의 선교사나 이 유방암 환자처럼 이렇게 극적으로 변하며 좋아지는 환자들을 보면서 저 역시 놀랍니다. 암에 대한 4가지 치유법이 얼마나 놀라운 치유 효과가 있고 생명력이 있는지 다시 한번 느끼지요.

잠자기 전에 '몸 돌보기'를 하는 것도 큰 도움이 됩니다.

목욕탕 욕조에 따뜻한 물을 채운 다음 몸을 담그고, 자기 몸을 마치 애완동물처럼 여기면서 '사랑해' '감사해' 하고 말해줍니다. 현재 암을 앓는 이 육체를 싫어하거나 저항하는 것이 아니라 있는 그대로 사랑하고 감사하는 거지요.

욕조에서 나와서는 몸의 물기를 닦고 코코넛오일로 온몸을 마사지해주면서 또 한 번 '사랑해' '감사해'를 반복합니다.

우리 몸에 생긴 암세포는 내 아이와 같아요. 사랑의 대상이지 미워하거나 공격해야 할 대상이 아닙니다. 가정환경이 안 좋아지면 아이들이 비뚤어지거나 잘못되기도 하지 않습니까? 암세포도 똑같습니다. 우리 몸에 건강한 세포만 있는 게 아니라 가끔 비뚤어지고 난폭해진 세포도 생기는데 그게 암세포입니다.

아이를 바로 잡기 위해 벌을 주고 혼내기보다는 환경을 바꾸고 사랑으로 보살피는 것이 우선이듯이, 우리 몸과 마음의

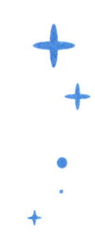

암 환자를 위한 운동 치유법을 요약하면,

낮에는 햇볕을 쐬며 흙과 친하게 지내고,

밤에는 목욕하며 내 몸을 정말 사랑하고 감사해 주며,

잠들기 전에는 내가 이미 다 나아서 건강하고

재미있게 활동하는 모습을 상상하면서

잠을 잘 자는 것입니다.

이것이 암 환자가 할 수 있는

일상적인 운동이자 활동 치유의 핵심입니다.

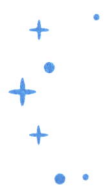

환경을 좋게 만들면서 내 몸에 암이 있든 말든 자신을 사랑하고 감사한다고 말할 때 놀랍고 극적인 일이 언제든 누구에게나 일어납니다.

타이완대학교 리펑 교수는 병리학과 의사인데, 젊은 시절 캐나다 유학 도중 악성 임파선암이 발병했습니다. 항암 치료 대신에 우리가 여기서 이야기하고 있는 암의 4가지 치유법(마음, 음식, 운동, 호흡)과 거의 같은 양생법을 실천하여 암에서 벗어나 40년 동안 건강하게 살고 있습니다.

이분이 날마다 하는 일은 환자들의 혈액과 조직을 현미경으로 관찰하여 병을 진단하는 일인데, 건강한 세포는 둥글고 윤기가 있고 수분이 충분하여 활력이 있는데, 암처럼 병든 세포는 찌그러져 변형되어 있고 활력이 없다는 것입니다. 곧 병증이란 세포가 고통을 못 이겨 살려달라고 호소하고 있는 것이므로 먼저 세포에 사과하고 원하는 것을 들어주고 사랑해주는 것이라고 말합니다. 리펑 교수의 저서 『세포가 팽팽해지면 병은 저절로 낫는다』는 유튜브를 통해서도 살펴볼 수 있습니다.

암 환자를 위한 운동 치유법을 요약하면, 낮에는 햇볕을 쬐며 흙과 친하게 지내고, 밤에는 목욕하며 내 몸을 정말 사랑하고 감사해 주며, 잠들기 전에는 내가 이미 다 나아서 건강하고 재미있게 활동하는 모습을 상상하면서 잠을 잘 자는 것입니다. 이것이 암 환자가 할 수 있는 일상적인 운동이자 활동 치유의 핵심입니다.

과식 말고 자연식물식, 쌓아두지 말고 청소

암 치유의 세 번째 방법 | 음식 치유

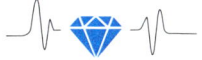

  우리 주위를 둘러보면 암에 좋다는 음식이나 건강 보조식품에 관한 정보가 얼마나 많은지 모릅니다. 그걸 다 따라가려다간 정신을 못 차릴 지경입니다. 암 환자라면 건강 관리 주도권을 자신이 쥐고 이런 정보들을 잘 살펴야 해요. 어떤 것이 자신에게 유익한지 가려내는 지혜와 통찰력을 가질 필요가 있습니다.

  암을 고치고 예방하는 데 제일 좋은 음식을 한마디로 말씀드리면, 자신이 살고 있는 풍토에 뿌리를 내리고 햇볕을 받으며 자란 자연의 식물을 먹는 것입니다. 채식이 좋으니 동물성 음식을 전혀 드시지 말라는 이야기가 아니에요. 가능하면 자연에서 난 식물 중심으로 식사하시는 게 좋고, 될 수 있는 한 인공적인 가공을 적게 하여 천연 상태가 잘 보존된 음식을 먹는 거라고 말씀드리는 겁니다.

오늘날 우리 주변의 서너 사람 중 한 사람은 아마 고혈압과 당뇨, 비만 같은 질환이 있을 거예요. 조문 가서 보면 또 서너 사람 중 한 분이 암으로 세상을 떠납니다.

100여 년 전과 비교할 때, 이런 질환을 앓는 분들이 왜 이토록 폭발적으로 늘어났을까요? 단순하게 보면, 당시와 비교해 오늘날 우리 현대인들이 화학물질로 오염된 음식이나 동물성 음식을 지나치게 과식하기 때문일 겁니다.

과식이 왜 그렇게 나쁠까요?

우리가 먹은 음식물은 세포 내 미토콘드리아에서 에너지로 바뀝니다. 미토콘드리아는 영양물질을 불태워 에너지로 만들어내는 발전소로, 장작을 태워 뜨거운 열을 내는 아궁이 같은 역할을 합니다.

이 미토콘드리아 아궁이에 장작을 적당히 넣고 불을 피워 완전히 연소하도록 하면 좋은데, 욕심을 부려 장작을 잔뜩 넣으면 산소가 부족해 불이 잘 붙지 않고 새까만 연기만 많이 나고 결국 완전히 타지 못한 조각들이 남기도 합니다.

과식은 이처럼 장작을 아궁이에 욕심껏 집어넣은 상태와

비슷해요. 완전연소 되지 않고 불완전연소 되면서 새까만 연기가 나오는데, 우리 몸에 병을 만들어내는 활성산소 같은 것입니다. 그러니 될 수 있으면 음식을 조금 적게, 그렇다고 아주 적게 먹으라는 말이 아니고 적당하게 먹어서 완전 연소시키는 것이 매우 중요합니다.

암 환자에게 가장 좋은 음식은 자연식물식임을 입증하는 과학적 연구 성과들이 많이 있습니다. 우리나라 국립암센터의 김수열 박사 연구팀이 발표한 연구 결과인데요, 암세포 대사에 관한 새로운 성과로 인정되어 김수열 박사의 성을 따서 '킴 효과(Kim Effect)'로 불리게 되었습니다.

이 연구팀은 모든 암세포가 정상세포와는 달리 대사 과정에서 지방산을 사용하는 것을 실험으로 입증해냈어요. 우리 몸엔 건강한 세포도 있고 암세포도 있는데, 건강한 세포는 주로 포도당을 사용해 세포 내 미토콘드리아에서 에너지인 ATP를 만들어내는데, 암세포는 포도당이 아닌 지방산을 재료로 사용한다는 겁니다.

그러니까 지방이 많이 축적될수록 암이 더 좋아한다는 거죠. 암세포는 혈관이나 조직 내에 있는 지방산을 미토콘드리아에서 불태워 ATP 에너지를 만들어낸다는 것을 처음으로 정확하게 밝혀냈습니다.

김수열 박사팀은 이 지방산이 ATP로 전환되는 것을 막는 약재를 지금 개발 중입니다. 일종의 항암제라고 할 수 있어요. 지방산 사용을 막으면 ATP가 급격하게 떨어져 암세포가 굶어 죽게 되는 거죠. 이러한 독성 없는 항암제가 빨리 개발되면 좋겠습니다.

여기서 우리가 배울 점은 무엇일까요?

우리가 평소 섭생할 때 될 수 있으면 저지방 식단을 따르는 것이 좋다는 것입니다. 하지만 기름기가 많은 음식을 먹지 않고 탄수화물이나 단백질 음식을 주로 먹어도 체내에서 사용하고 남은 영양분은 지방으로 축적된다는 사실 또한 중요하지요. 그래서 음식을 과식하는 게 나쁜 겁니다. 지방이 많을수록 암은 더 좋아합니다.

자연식물식을 먹되 과식하지 않는 것, 그것이 암 환자에게 가장 좋습니다. 이제 자연식물식이 암 환자에게 얼마나 유익한지 암 환자의 사례를 통해 소개하겠습니다.

한 분은 약 십여 년 전에 저를 찾아온 72세 여성입니다. 직장암 진단을 받고 서울의 유명한 암 센터에서 수술 날짜를 받아놓고 저를 찾아왔습니다.

우리가 평소 섭생할 때 될 수 있으면
저지방 식단을 따르는 것이 좋다는 것입니다.
하지만 기름기가 많은 음식을 먹지 않고
탄수화물이나 단백질 음식을 주로 먹어도
체내에서 사용하고 남은 영양분은 지방으로
축적된다는 사실 또한 중요하지요.
그래서 음식을 과식하는 게 나쁜 겁니다.
지방이 많을수록 암은 더 좋아합니다.

이분은 암을 치료하려고 오신 것이 아니고, 지난 20년 동안 혈압약과 당뇨약을 먹고 있었는데 수술하기 전에 고혈압과 당뇨를 조절하고 싶어서 오셨습니다. 우리 병원에 온 고혈압 환자나 당뇨 환자들이 약 없이 쉽게 나았다는 소문을 들었다고 했어요.

이분은 화원을 운영하며 바쁘게 살아왔는데, 잠시도 화원을 비워둘 수가 없어 식사 때가 되면 항상 패스트푸드 음식을 주문해서 먹었다고 합니다. 일이 많다 보니 계속 화원 안에서만 지냈고 스트레스받는 일도 많고 잠자는 시간도 늘 부족했다고 했어요.

저는 이런 생활방식을 가진 분들이 장누수증후군으로 혈액이 오염되어 고혈압과 당뇨에 걸리는 것을 자주 보았습니다. 또 고혈압이나 당뇨가 오래 지속되면 뇌경색이나 심근경색, 암이 잘 발생하는 것도 이미 잘 알려진 사실이지요. 이 환자분도 이 같은 경우였어요.

저는 이분에게 약 2주 정도 생채식을 하고 그다음 또 2주 정도는 절식요법을 하시라고 권했습니다.

이분은 제가 권한 생채식을 열심히 하면서 마음 치유와 운동 치유도 병행했습니다. 화원 밖으로 나와 햇볕을 쬐고 운동도 매일 했어요.

불과 한 달도 지나지 않아 이분이 20년 동안이나 먹어 왔던 혈압과 당뇨약이 필요 없게 되었다고 해요. 다 깨끗하게 좋아진 겁니다. 이분은 이 치유법에 너무 매료되어 암 수술을 좀 뒤로 미뤘습니다. 6개월 정도 이 치유법을 먼저 실천하고 수술받겠다고 결심한 거지요.

우리는 앞에서 필리핀 선교사 한 분이 이분과 같은 직장암 환자였는데, 암이 자동 소실된 사례를 보았습니다. 그분도 적극적으로 생채식요법을 했지요. 하루에도 몇 시간씩 밖으로 나가 햇볕을 받으며 맨발로 걷고, 아봐타프로그램의 '신념요법'과 같이 '나는 다 나았다'고 믿고 말하며 지냈는데, 직장암이 흔적만 남고 사라졌다고 했지요.

이 환자분도 6개월 동안 더는 적극적으로 할 수 없을 만큼 열심히 실천했답니다. 암이 퍼지진 않았지만 선교사처럼 사라지지는 않았어요. 저는 환자분께 이제 수술하시기를 권했습니다.

이분은 원래 예약했던 병원에 가서 직장암 수술을 받았습니다. 암은 더 진행되지 않았고 오히려 위축되었다고 했답니다. 그래서 수술 후 항암제 같은 걸 맞을 필요가 없게 됐습니다. 수술 후에도 암을 이기는 네 가지 치유법을 실천했다고 해요. 특히 아봐타프로그램의 '몸 다루기 런다운' 기법을 매일 실천하며 마음이 병에서 벗어난 것이 큰 효과가 있었을 겁니다.

수술받은 때로부터 7년쯤 지난 후, 이분 나이가 팔십이 다 되어서 우리 병원에 찾아오셨습니다. 떡을 한 상자 가져오셨는데, 자기가 암으로부터 완전히 해방되었다며 자축 떡파티를 하자고 오신 거예요.

그분은 저를 보고 눈물을 글썽거리면서 감사하다고 했습니다. 7년 전 자신이 입원해 있던 병실에 다른 암 환자들도 일고여덟 명이 있었는데, 같이 지내며 친해져 퇴원한 후에도 카톡방을 만들어 서로 교류해왔다고 합니다. 이제는 다른 분들이 다 세상을 떠났고 자신만 살아 있다고 했습니다.

암이 사라지고 줄어들고 재발 없이 오래 살고… 어떻게 이런 일이 일어날까요?

암 환자들은 대부분 암을 수술하고 항암제 치료를 마치면 그것으로 이제 암에서 해방되었다고 생각합니다. 하지만 그것은 암 치료만 끝난 거예요. 암뿐만 아니라 암을 지닌 몸과 마음, 즉 한 사람 전체를 치유해야 완전한 치유와 완전한 해방에 이르는 거지요. 그래서 제가 암의 네 가지 치유 즉 마

암 환자들은 대부분

암을 수술하고 항암제 치료를 마치면

그것으로 이제 암에서 해방되었다고 생각합니다.

하지만 그것은 암 치료만 끝난 거예요.

암뿐만 아니라 암을 지닌 몸과 마음,

즉 한 사람 전체를 치유해야

완전한 치유와 완전한 해방에 이르는 거지요.

그래서 제가 암의 네 가지 치유, 즉

마음 치유, 운동 치유, 음식 치유, 호흡 치유를

계속 강조하는 겁니다.

음 치유, 운동 치유, 음식 치유, 호흡 치유를 계속 강조하는 겁니다.

우리가 두 시간짜리 어떤 영화에 관해 이야기한다고 생각해보세요. 보통은 시작부터 끝까지 보고 나서야 영화가 어떻다고 감상을 이야기하거나 평가하지 않습니까? 그런데 어떤 사람이 영화를 중간만 보고, 그나마도 오 분이나 십 분 정도 보고서는 이 영화가 어떻다고 말한다면, 제대로 된 이야기를 하기 어려울 겁니다.

고혈압이나 당뇨, 암 같은 진단을 받는 것은 영화의 중간 장면과 비슷합니다.

환자의 진짜 병이 무엇인가는 영화 첫 장면부터 주의 깊게 봐야 알 수 있습니다. 지금까지 살아온 과거의 생활환경과 방식, 특히 사고방식이 어땠는지 알아야 하니까요. 그래야 고혈압이든 당뇨든 암이든 이분 인생과 인간 전체를 치유할 수 있으니 질환들도 깨끗하게 치료되는 거지요.

같은 병실에 입원했던 환자 중 이분만 살고 다른 분들이 세상을 빨리 떠난 이유는 아마 그분들이 영화의 중간 장면만 치료받았기 때문일 겁니다. 몸과 마음, 환경 등 인간 전체를 치유하지 못했을 겁니다.

이제 먹는 것 말고 배출하는 것도 살펴볼까요?

생채식이나 자연식물식으로 좋은 식단을 갖추고 섭생하는 것도 중요하지만 체내에 쌓인 노폐물과 독성을 배출하고 해독하는 것 역시 이에 못지않게 중요합니다. 반드시 해야 하고요.

우리 몸이 산소를 받아들여 사용하고 나면 이산화탄소가 부산물로 나오는데 반드시 몸 밖으로 내보내야 합니다. 우리 마음에 긍정적인 생각을 받아들이면 이제 부정적인 생각은 내보내야 합니다. 낮에 자연 속에서 재밌게 활동했다면 밤에는 깊이 잠들어야 합니다. 음식을 먹었다면 소화된 후 나오는 노폐물과 독성물질은 배출해야 합니다.

좋은 음식을 먹어도 우리 몸속에는 배출해야 할 노폐물과 독성이 늘 쌓이게 됩니다. 저는 이런 물질을 배출하기 위해 규칙적으로 커피관장을 하게 하고, 간 청소도 권합니다. 또 모발검사로 수은, 납, 알루미늄, 바륨 같은 중금속이 체내에 있다면 그런 물질을 해독하는 해독요법도 하시게 하지요.

칠팔 년 전에 오십 대 여성 환자분이 저를 찾아왔습니다.

이분은 경기도에서 공무원으로 일했는데, 암 수술을 네 차례나 받았답니다. 갑상선암으로 수술받았는데 얼마 후 유방암이 나타나 유방암 수술을 받았고, 그다음엔 자궁암으로 그 뒤로 췌장에서 암이 발견되어 수술받은 겁니다.

항암제 치료를 받는 중이었는데 이제는 도저히 견딜 수가 없어 찾아왔다고 했어요. 이분 얼굴은 잿빛에 가까웠고 머리카락도 다 빠져 누가 봐도 과연 회복할 수 있을까 하는 의문이 들 정도였습니다.

이 환자분은 다른 환자들처럼 생채식조차 할 수 없었습니다. 그래서 현미잡곡누룽지 같은 음식을 먹게 하고, 생채소도 날 것이 아니라 삶거나 쪄서 된장소스와 같이 드시라고 했습니다. 고구마를 짓이겨 견과류 가루와 버무린 것도 권했고요. 이런 음식들은 소화 흡수가 잘되고 맛도 좋습니다. 그 외에도 여러 가지 단백질 음식도 드시게 했습니다.

이렇게 식사하면서 커피관장과 간 청소, 중금속 해독요법을 병행했습니다.

커피관장은 암 환자의 몸속에 쌓인 독소나 죽은 암세포 찌꺼기를 배출하기 위해서였습니다. 대장 내시경을 개발한 세계적인 위장 전문의 신야 히로미는 커피 에네마(Coffee Enema, 커피로 장을 세정하는 것, 커피관장)를 최고의 장 해독법이라고 했어요. 가장 빠르고 부작용이 적으면서 효과가 탁월한 방법으로 보았지요.

이분은 간 청소도 했는데, 간 내 노폐물과 미세 담석이 무척 많이 배출되었습니다. 별로 크지도 않은 간에 노폐물이 얼마나 많이 쌓여 있었는지, 일 년 내내 한 달에 한 번씩 간 청소를 할 때마다 계속 나왔습니다. 간 청소 후의 환자 얼굴은 완전히 달라졌습니다. 생기가 있고 식욕이 생겼다고 합니다.

이분의 병력을 잠깐 살펴보면, 이와 같은 음식 섭취와 간 청소가 왜 치유 효과가 있었는지 알게 됩니다.

이분은 네 가지 암이 오기 전에 혈압약을 오랫동안 먹었고, 담석 수술을 받았고, 우울증과 불면증 약도 오래 먹었습니다. 이 고혈압이나 담석, 우울증, 불면증 등은 생활방식과 습관이 좋지 않아 생긴 일종의 경고등이었습니다. 장누수증후군이 생겨 피가 오염되었으니 근본적으로 그걸 해결하라는 신호였다는 말이지요.

하지만 그 신호를 알아차리지 못했고, 갑상선암과 유방암, 자궁암, 췌장암 등이 연달아 나타났지요. 몸속에 그렇게 많은 노폐물이 있으니 암이 생성될 수밖에 없었던 겁니다.

이분은 간 청소로 배출된 노폐물들을 보고 '이런 게 내 몸속에 있었으니, 혈압약이나 항암제만으로 어떻게 병이 나았겠어' 하는 생각이 들었다고 합니다. 그렇게 자각하게 된 거지요.

저는 모든 환자에게 날마다 커피관장을 하고, 한 달에 한 번 정도 간 청소를 하되 6개월에서 일 년 정도 지속하도록 권하고 있습니다.

거슨요법으로 잘 알려진 독일계 미국 의사 막스 거슨(Dr. Max Gerson)도 암 환자는 하루에 커피관장을 서너 번 정도 하라고 권합니다.

간 청소(Liver Flush)는 독일 의사 안드레아스 모리츠의 『의사들도 모르는 간 청소』를 감수하면서 알게 되었습니다. 저는 처음에 그의 이야기에 동의하지 못했습니다. 제가 외과 전문의 시험을 볼 때 낸 논문이 「담석의 재수술에 대한 임상적 고찰」이어서 제 나름 담석에 관해 잘 알고 있다고 생각했기에, 이 책에서 모든 사람의 간 안에 미세한 담석이 많다는 부분은 동의하기 어려웠습니다.

그러던 차에 아들과 며느리가 5~6년 동안의 유학을 마치고 돌아왔어요. 저는 시험 삼아 그 책에 쓰여 있는 대로 아들과 며느리에게 간 청소를 해보게 했는데, 간 내 담석이 많이 배출된 것을 보고 너무 놀랐습니다.

그 결과를 보고 그때부터 우리 병원에 오는 모든 환자에게 간 청소를 하게 했습니다. 간 청소를 하면 정말 한 사람도 예외 없이 많은 노폐물과 간 내 미세 담석이 나옵니다.

  이 공무원 환자분도 네 번의 암 수술 후 절망에 빠졌지만, 자연식물식을 먹고 몸속 노폐물은 커피관장과 간 청소 등으로 배출하면서 건강을 회복했습니다. 지금은 완전히 좋아져 건강하게 잘 지내고 있습니다.

암에 좋은 호흡은 따로 있다

암 치유의 네 번째 방법 | 호흡 치유

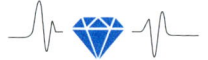

암의 네 가지 치유법 중 하나인 호흡을 살펴봅시다. 어떻게 숨을 쉬어야 암의 치유와 예방에 도움이 될까요? 한마디로 깊은 심호흡입니다.

암의 원인이 세포 내 산소 부족과 관련 있다는 건 이미 밝혀졌습니다.

20세기에도 암의 원인이 세포 내 산소 부족과 관련 있음을 밝혀낸 공로로 노벨의학상이 두 번이나 주어졌고, 21세기 들어서도 2019년에 암세포의 산소 이용에 관련된 유전자를 발견한 공로로 미국 하버드대 윌리엄 케일린(William Kaelin) 교수, 미국 존스홉킨스대 그레그 세멘자(Gregg Semenza) 교수,

그리고 영국 옥스퍼드대 피터 랫클리프(Peter Ratcliffe) 교수 세 분이 노벨생리의학상을 받았습니다.

그 연구의 핵심은 암세포에 산소가 부족하면 어떤 치료를 해도 잘되지 않고 항암제를 쓸 때도 저항이 많다는 것과 세포에 산소가 부족하면 암 덩어리가 부쩍부쩍 커지는데 그와 관련된 유전자를 발견한 것입니다.

그 후 어떻게 하면 온몸의 세포에 산소를 많이 공급할 것인가가 암의 치유와 예방에 중요한 문제로 제기되었습니다. 하지만 여전히 이에 관해서는 대체로 관심이 부족한 것 같습니다.

세포에 산소를 많이 공급하려면 어떻게 해야 할까요?

우선 산소를 많이 흡입해야겠죠. 숨을 깊이 쉬어 폐 전체에 산소를 가득 채우고, 핏속 적혈구가 혈관을 타고 그 산소를 운반해서 세포에 잘 전달하게 하면 됩니다.

이를테면 폐는 산소 저장창고일 테고, 적혈구는 택배 운송 트럭에 해당할 겁니다. 우선 창고에 산소가 충분히 저장돼 있어야 하고, 운송 트럭인 적혈구가 산소를 싣고 시원하게 뚫린 도로를 달리듯이 피 순환이 좋아야 합니다. 마지막 배송지인 세포에까지 산소를 전달하려면 실핏줄(모세혈관)을

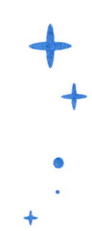

이를테면 폐는 산소 저장창고일 테고,
적혈구는 택배 운송 트럭에 해당할 겁니다.
우선 창고에 산소가 충분히 저장돼 있어야 하고,
운송 트럭인 적혈구가 산소를 싣고
시원하게 뚫린 도로를 달리듯이
피 순환이 좋아야 합니다.

잘 통과해야 해요. 이처럼 산소가 잘 전달되어 세포 내 산소가 충분할 때 암도 생기지 않고 암에 걸렸더라도 잘 치유된다는 이야기입니다.

결국 좋은 호흡이란 코로 숨을 깊게 들이마셔 산소를 충분히 들어오게 하고, 날숨으로 이산화탄소를 많이 내보내는 것이겠죠. 사실 운동 치유나 마음 치유, 음식 치유도 모두 산소와 관련 있습니다.

우리가 생채소를 많이 먹고 햇볕을 쬐며 맨발걷기 운동을 하며 마음의 평화를 유지해서 자율신경을 잘 조절하려고 하는 이유는, 결국 혈관을 이완시키고 모세혈관을 깨끗하게 하여 피 순환이 좋아지도록 하기 위해서입니다. 그래야 온몸 구석구석까지 산소가 잘 공급되기 때문이지요.

어떻게 숨을 쉬어야 산소가 많이 흡입될까요?

그 답은 깊은 심호흡을 통해 아랫배로 쉬는 복식호흡입니다.

책의 앞부분에서도 강조했지만, 갓난아이가 막 태어났을 때 숨 쉬는 모습을 보면 아랫배가 오르락내리락합니다. 복식호흡을 하는 거지요. 나이를 먹으면서 점점 호흡의 중심이 가슴으로 올라오고, 나이 많은 노인들이 숨 쉬는 걸 보면 어깨가 들썩입니다. 임종이 다가올 때는 거의 모든 분이 목으로 숨을 급하게 몰아쉬지요. 그러다 세상을 떠나게 됩니다.

그러니까 우리는 한사코 깊은숨을 쉬는 게 좋고, 어린아이처럼 아랫배까지 생기가 가득 차도록 숨쉬는 훈련을 하는 것이 매우 중요합니다. 실제로 공기가 아랫배까지 내려가진 않지만, 이런 깊은 호흡이 폐 기저부 곧 횡격막 부위까지 산소를 가득 채워준다고 설명했지요.

저는 학생 때부터 호흡에 관심이 있어 아랫배 숨쉬기 복식호흡, 흔히 단전호흡이라는 이 훈련을 많이 했습니다. 여러 종류의 복식호흡법과 단전호흡법 등을 실천해 보았는데, **특히 암 환자에게 가장 도움이 되는 호흡은 '정심조식법**(正心調息法)**'입니다.**

정심조식법은 일본 내과 의사 시오야 노부오가 개발한 호흡법으로 방법은 아주 간단합니다. 우선 이분을 잠깐 소개하자면, 일본 도쿄에서 내과 의사로 활동하다가 만 105세가 되던 2008년에 세상을 떠났습니다. 일제강점기에는 경성제국대학(현재의 국립서울대학교) 교수로 지내기도 했습니다. 이분은 20세기 일본의 가장 위대한 의사 중 한 분이라는 평을 받았습니다.

이분은 어렸을 때 아주 병약했고, 30대에 결핵에 걸려서 죽을 뻔하기도 했습니다. 자기 몸이 약하고 병에 시달리다 보니 어떻게 하면 건강한 몸이 될 것인가에 관심이 많았습니다. 그런데 이분에게 가장 도움이 되었던 것이 바로 정심조식법 호흡 치유였다고 합니다.

이 호흡법은 아주 단순하고 시간이 오래 걸리지 않으니, 가능하면 이 책을 읽으며 한 번 따라서 연습해 보시면 좋겠습니다.

의자에 앉아서 해도 되고, 건강이 좋지 않아 의자에 앉아 있기 어려운 분들은 누워서 해도 좋습니다. 누워서 할 때는 손바닥을 바닥에 대고 편하게 누우면 되고, 의자에 앉아서 할 때는 등받이에 기대지 말고 바르게 앉아서 두 손을 그냥 본인이 편한 대로 감싸서 배꼽 아래쪽 배에 가볍게 댑니다.

숨을 들이마실 때는 '우주에 가득 차 있는 나를 살리는 생기가 들어온다 들어온다'라고 속으로 말하면서 코로 숨을 쭉 들이마십니다. 이렇게 생기를 들이마실 때 배꼽 밑 아랫배에 풍선이 들어 있다고 상상하면서 그 풍선에 생기를 가득 채웁니다.

가득 생기를 채운 다음 약 10초가량 숨을 멈춥니다. 그때 내 의식은 아랫배 풍선에 가 있습니다. 멈추어 있는 10초 동안 항문의 괄약근을 조입니다. 그러면 아랫배가 생기로 가득 차서 빵빵해진 느낌이 있습니다.

그다음 코로 숨을 서서히 끝까지 길게 내쉽니다. 이때 숨이 가쁠 수 있어요. 그럴 땐 평소 호흡하듯 들이쉬고 내쉬고를 한 번 하면 곧 좋아집니다.

독자 여러분도 함께해보십시오.

코로 생기를 쭉 빨아들여서 아랫배 풍선에 가득 채우기 — 숨을 멈춘 채 항문 조이기(약 10초) **— 숨을 천천히 코로 길게 내쉬기.** (이때 숨이 가쁘면 평소 호흡하듯 들이쉬고 내쉬기)

한 번 더 하실까요?

코로 생기를 쭉 빨아들여서 아랫배 풍선에 가득 채우기 — 10초가량 멈춰서 항문 조이기 — 숨을 천천히 코로 내쉬고 평소 호흡대로 들이쉬고 내쉬기.

이 호흡을 보통 20~30회 정도 반복하시면 됩니다.

생기 호흡을 할 때는 내 의식이 항상 아랫배에 집중되는데, 그때 내가 원하는 일이 '이미 다 이루어졌다'고 믿고 이루어져 있는 모습을 상상하며 속엣말을 해도 좋습니다. 환자라면, 병원에 갔더니 의사가 나에게 완치되었다고 해서 너무나 기뻐하는 모습을 상상하는 것도 좋습니다.

호흡과 상상을 연결하여 호흡해보세요.
숨을 들이마실 때
'생기가 들어온다, 그래서 아랫배에 가득 차 있다.'
항문을 조이고 10초가량 멈출 때
'나는 완치되어 최고로 건강하다.'
숨을 내쉴 때
'내 몸속 노폐물이 다 배출돼 내 전신이 깨끗하게 치유되었다.'
그다음 평소대로 숨을 들이마셨다 내쉽니다.

이와 같은 깊은 호흡과 상상법을 20~30회 정도 반복하면 좋습니다. 그리고 나서 이제 깊은 호흡은 멈추고 아랫배에 의식을 집중하면서 평소대로 호흡합니다.
그렇게 숨 쉬면서 마음속으로 말합니다.
'이 세상 만민은 모두 다 건강하고 행복하다.'
이런 말을 하는 것은 나한테 좋은 효과를 가져옵니다.
기적 같은 치유 효과가 있는 아봐타프로그램의 '화해의 언

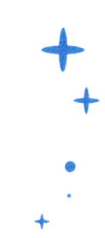

호흡과 상상을 연결하여 호흡해보세요.

숨을 들이마실 때

'생기가 들어온다, 그래서 아랫배에 가득 차 있다.'

항문을 조이고 10초가량 멈출 때

'나는 완치되어 최고로 건강하다.'

숨을 내쉴 때

'내 몸속 노폐물이 다 배출돼

내 전신이 깨끗하게 치유되었다.'

그다음 평소대로 숨을 들이마셨다 내쉽니다.

덕 오르기'도 타인이 행복하도록 축복하고 온 천지 만물을 다 사랑하고 감사한다고 말하는 훈련으로, 이 호흡법과 같은 이치라고 할 수 있습니다.

지금까지 생기호흡 방법과 치유 원리를 말씀드렸는데, 정말 쉽고 단순하지 않습니까?

우리 몸의 세포에 더 많은 산소가 공급되도록 이와 같은 호흡법을 아침저녁으로 두 번 정도 하시길 권합니다. 한 번 하는데 보통 15분에서 20분 정도 걸립니다. 하루에 두 번 하는 것이 부담스러우면 한 번만 하셔도 좋습니다. 그래도 큰 효과가 있습니다.

혹시 이해가 잘 안 되거나 이 호흡법의 치유 원리와 실천법에 관해 더 자세히 알고 싶은 분은 시오야 노부오의 『자재력(自在力)』(우리말 번역서는 『내 뜻대로 이루어지는 힘』이라는 제목으로 출간)을 보셔도 좋겠습니다.

다른 호흡 치유 방법으로 피부호흡이 있습니다.

피부호흡이란 피부를 통해 산소가 들어오고 이산화탄소가 배출되게 하는 방법으로 '풍욕(風浴)'이라고도 합니다. 풍욕은 말 그대로 '바람으로 목욕한다'는 뜻이죠. 프랑스 의사로브리 박사가 창안했다고 해서 '로브리요법(Laubry Therapy)' '대기요법(大氣療法)'이라고도 합니다. 로브리 박사는 풍욕에 파블로프의 조건반사의 원리를 활용했다고 합니다.

풍욕 방법은 옷을 완전히 벗고 맨몸에 담요를 덮었다 제쳤다 하는 것입니다. 발가벗은 채 일정한 시간 간격으로 담요를 덮었다 제치기를 반복합니다.

풍욕은 많이 알려져 인터넷에서도 찾아볼 수 있습니다. 한 번 하는데 30분 정도 걸리는데, 풍욕도 아주 강력한 효과가 있습니다. 피부를 통해 산소가 흡입되고 노폐물이 배출됩니다.

또 한 가지 소개해드리는 방법은 우리가 언제라도 할 수 있습니다. **숨을 천천히 들이마시고 내쉬면서 손가락과 발가락 비틀기입니다.**

손가락을 하나씩 하나씩 수도꼭지 돌리듯이 비틀면서 천천히 숨을 들이마시고 내쉬고를 반복합니다. 내쉴 때는 입으로 휴~ 내쉬면서 손가락 비틀기를 합니다. 숨을 들이마실 때는 '생기가 들어온다', 내쉴 때는 '나쁜 기운이 나간다', 곧 '노폐물이 나간다' 그래서 '치유되었다'고 상상합니다.

이렇게 손가락과 발가락을 하나씩 비틀며 숨을 들이마시

면서 '생기가 들어온다' 내쉬면서 '노폐물이 다 나가서 깨끗이 치유되었다'고 속으로 말하는 것입니다. 손가락 열 개와 발가락 열 개를 모두 다 하고 나면 정말 기분이 좋아지는 것을 느낄 수 있습니다.

이 호흡법은 모세혈관에 산소가 잘 공급되게 합니다. 우리 혈관의 70~80%가 팔다리에 분포되어 있는데, 손가락 발가락 비틀기를 하며 호흡하면 팔다리 쪽으로 피를 끌어당기는 음압(Negative Pressure) 효과가 있어 말초혈관의 피 순환에 도움이 됩니다.

지금까지 소개해드린 호흡 치유법들은 현재 암을 앓는 분들이 지속적으로 실천하시면 큰 효과를 볼 수 있습니다. 세포 내에 산소를 많이 공급함으로써 암세포가 더 성장하지 못하도록 줄이는 효과도 있고, 암의 원인을 치유하고 예방하는 효과도 있습니다. 마음 치유와 운동 치유, 음식 치유와 더불어 이 호흡 치유법도 꼭 잊지 말고 실천하시면 좋겠습니다.

생각과 생활방식과 습관을 바꾸자 일어나는 일

우울증, 불면증, 공황장애에서 벗어나기

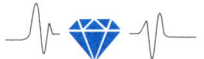

우리는 우울증, 불면증, 공황장애에서 어떻게 벗어날 수 있을까요?

우울증, 불면증, 공황장애 자체는 병이라기보다는 우리 마음과 육체의 환경을 바꾸라는 일종의 경고 신호예요. 그 신호를 알아채고 평소의 생각이나 생활방식, 습관을 바꾸면 이 질환들이 쉽게 사라진답니다.

우울증, 불면증, 공황장애가 있는 분들은 단순히 그 마음의 증상들만 있지 않을 거예요. 거의 틀림없이 다른 건강 이상 신호도 함께 따라다니지요.

예를 들면, 쉽게 피로해 합니다. 어지럼증과 이명, 소화기

장애, 잦은 변비나 설사, 목의 이물감, 요통, 견비통, 손발저림, 수족냉증, 알레르기, 피부트러블, 생리통 등 여러 가지 이상증세가 동반해 있는 경우가 많습니다

이렇게 몸이 나한테 수많은 신호들을 보내면 어떻겠습니까? 그렇지 않아도 자주 화가 나고 우울한데, 몸까지 이러면 정말 불편하고 짜증 나며 더 힘들 따름이지요.

제가 정신과 의사가 아니니 저한테 우울증, 불면증, 공황장애로 찾아오는 분은 많지 않습니다. 대부분은 좀처럼 낫지 않는 육체 질환으로 시달리다 오지요. 그런데 치료 과정에서 이렇게 말하는 분들이 가끔 있어요.

'선생님, 제가 원래 우울증도 있고 불면증도 있었는데요, 이런 것들이 사라졌네요. 요즘은 약을 먹지 않는데도 잠을 잘 자고 우울증도 없어진 것 같습니다.'

저는 그분들에게 불면증이나 우울증이 있었는지조차 몰랐는데, 그게 다 사라졌다고 하니 감사했습니다. 심지어는 아주 심각한 공황장애까지 치유되었다는 분도 있었지요.

어떻게 그렇게 되었을까요?

사실 이런 병증들은 일일이 치료받지 않고도 한꺼번에 쉽게 사라지게 할 수 있어요. 방법은 단순하답니다. 병을 만들

어내는 근본 원인인 우리 몸과 마음의 환경을 바꿔 생각과 생활방식과 습관을 바꾸는 거지요.

마음만 바꾸라는 게 아니라 몸 환경을 바꾸라니 좀 의아해하실 수도 있겠어요. 그러나 몸속, 특히 장 내 환경을 바꾸면 실제로 이런 병증이 거의 다 사라지는 것을 볼 수 있습니다. 어째서 몸 환경을 바꾸자 그런 변화가 일어나는 걸까요?

우리가 몸에 좋지 않은 음식을 늘 먹고 스트레스가 쌓이고 자주 과로하게 되면 몸에 만성적인 염증이 생기게 돼요. 장 속이 깨끗하지 못하고 노폐물이 쌓여 면역세포가 잘 작동하지 못하는 상태가 되는 거지요. 때로는 몸을 보호해야 할 면역세포가 오히려 정상세포를 공격해 오히려 많은 병증을 만들기조차 한답니다.

이때는 무조건 장 속을 깨끗하게 만들고 혈액 내의 불순물과 내독소를 정화하는 대청소를 해야 합니다. 그래야 모든 염증을 없앨 수 있으니까요. 이렇게 장 속을 대청소하는 방법은 어렵지 않습니다. 섬유소가 많은 음식을 먹되 생채식 위주로 식사하면 된답니다 그러면 자연히 염증이 사라지지요.

그런데 장을 깨끗이 했을 뿐인데 어떻게 우울증, 불면증, 공황장애까지 좋아지게 될까요?

최근 몇 년 사이에 장 내 미생물 연구가 활발히 이루어지면서 많은 성과를 내고 있습니다. 연구 결과들에 따르면, 화학물질이 많이 들어간 음식이나 동물성 음식을 과식하게 되면 장 내 유익균이 약화해 창자 내에 염증이 잘 생긴다고 합니다. 이것을 '소장세균 과다증식'이라고 부르지요.

창자에 염증이 많이 생기면, 면역세포에 혼란이 일어나 면역세포가 정상적인 세포마저 공격해 여러 병증을 만들어낸다고 해요. 특히 뇌세포를 공격한다는 것이 밝혀졌답니다.

그러니까 장 내 염증이 생기면 그 여파로 자폐증, 치매, 우울증, 불면증, 공황장애 등이 생긴다는 것이 연구 결과로 나타났어요. 예전부터 창자를 '제2의 뇌'라고 했습니다. 실제로 창자가 더러워지니까 뇌에서도 이런저런 병이 생겨난 거지요.

그러면 반대로 창자 속이 깨끗해지면 뇌 환경도 변하지 않을까요? 당연히 그렇습니다. 장이 깨끗하면 우울증, 불면증, 공황장애가 쉽게 치유된다는 의학적 원리가 적용되지요.

저는 우울증, 불면증, 공황장애 환자를 직접 치료하지 않았지만, 다른 병증을 위해 장을 깨끗이 하고 몸 환경을 바꾸자 그 병증까지 나은 것을 우리 병원에 오신 환자분들을 통해 확인한 셈입니다.

우울증, 불면증, 공황장애를 이기는 생활 속 실천법은 단순합니다. 식사하는 법을 바꾸고, 운동과 산책을 꾸준히 하고, 잠들기 전에 호흡법을 연습하면 됩니다. 1~3개월 정도 계속 실천하면 우울증, 불면증, 공황장애에서 반드시 벗어날 수 있습니다.

첫째, 아침 먹는 법과 점심 저녁 식사법

아침엔 배가 좀 고프다고 느낄 정도로 가볍게 드십시오.

따뜻한 물과 생채소즙, 과일, 코코넛오일이나 올리브오일 한 숟가락 정도만 드세요. 공복감이 약간 사라질 정도로 드시는 게 좋아요.

이렇게 가볍게 식이섬유를 중심으로 식사하면, 내 몸속 장내 미생물이 무척 좋아합니다. 좋은 미생물을 활성화하여 창자를 깨끗하게 하는 데 큰 도움이 되지요.

더 좋은 점도 있어요. 이렇게 먹으면 기초대사에 필요한 칼로리가 당연히 부족하겠죠? 그러면 몸속에서 부족한 칼로리를 채우기 위해 스스로 방법을 쓴답니다. 바로 오토파지(자가포식)입니다.

오토파지는 체내의 노폐물이나 독성물질을 대식세포가 먹어 치우는 걸 말해요. 쓰레기를 재활용해서 필요한 에너지로 쓰는 거지요. 이처럼 체내 쓰레기를 청소하는 자정작용이 일어나 장 내 환경이 개선되고 세포는 깨끗해진답니다.

  점심이나 저녁 식사도 생채소나 과일을 먼저 먹고 시작합니다. 코스요리를 먹을 때 가볍게 샐러드 같은 걸 먼저 먹는 것처럼 하면 됩니다. 이처럼 식이섬유가 많은 과일이나 생채소, 미역이나 다시마 같은 해초류를 집에서 식사할 때뿐만 아니라 외식하실 때도 꼭 먼저 챙겨 드세요.
  나보다 내 몸속 미생물이 좋아하는 것을 먼저 먹는 셈인데, 결과적으로는 내 몸을 살리는 방법이지요.
  식사 때마다 채소나 과일 같은 걸 챙겨 먹는 게 번거롭고 어려울 수도 있습니다. 그럴 땐 채소나 과일을 저온건조해 만든 분말을 가지고 다니면서 식사 전에 물에 타서 마시면 됩니다. 직접 만들기 어려우면 채소 분말 제품을 이용해도 되고요. 이렇게 식이섬유를 먼저 먹은 다음 즐겁게 식사하세요.
  어떤 음식을 먹는 것이 몸에 좋을까요?
  몸에 좋은 음식은 통곡물과 채소, 과일, 해초류, 견과류 등입니다. 동물성 음식을 전혀 드시지 말라는 건 아니에요. 동물성 음식을 먹고 싶다면 섭취하는 음식의 15% 정도만 동물성으로 드시고, 85% 이상은 식물성 음식을 드시면 좋겠습니다.

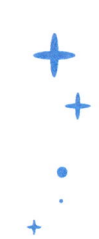

몸에 좋은 음식은

통곡물과 채소, 과일, 해초류, 견과류 등입니다.

동물성 음식을 전혀 드시지 말라는 건 아니에요.

동물성 음식을 먹고 싶다면

섭취하는 음식의 15% 정도만 동물성으로 드시고,

85% 이상은 식물성 음식을 드시면 좋겠습니다.

식사할 때 또 중요한 것은 잘 씹어먹기입니다. 늘 듣던 말이죠? 역시 오래오래, 가능하면 음식이 물이 될 정도로 잘 씹어 삼키면 좋겠죠. 이 역시 소화와 장 내 미생물을 돕는 일입니다.

혹시 빠르게 장 내 환경을 개선하는 법을 알고 싶다는 분도 계시겠죠. 또는 몸 상태가 워낙 안 좋아 빨리 개선하는 게 좋은 분도 있고요.

그럴 땐 1~2주 정도 생채소즙 절식을 하시면 됩니다. 평소 하던 식사를 내려놓고 생채소(또는 채소 분말)와 과일과 물만 드시는 거지요. 완전히 굶는 것이 아니라서 이렇게 드셔도 일상 활동에는 거의 지장이 없습니다.

장 내 미생물 권위자로 소개해드린 서울대학교 천종식 교수의 연구 성과를 보면, 2주 동안 식이섬유를 집중적으로 섭취한 분들의 장에선 미생물이 다 살아나고 건강이 획기적으로 개선되었습니다.

이렇게 드시면서 커피관장을 같이 하게 되면 장 내 환경을 정화하는 데 큰 도움이 됩니다. 날마다 유기농 커피로 관장하는 것도 권합니다.

둘째, 운동과 산책하기

우울증, 불면증, 공황장애 등에서 해방되고 싶다면, 햇볕과 흙과 자연의 도움을 꼭 받으시길 바랍니다.

우선 날마다 밖으로 나가 아낌없이 쏟아지는 햇볕과 보슬보슬한 흙에 손이나 발이 직접 닿게 해보세요. 따뜻한 햇볕을 쬐고 맨발로 흙을 밟으며 걷거나 맨손으로 흙을 만지면 무척 기분이 좋아집니다.

왜 기분이 좋아질까요?

우선 몸이 직접 흙에 닿으면 혈액 속에 있는 불필요한 활성산소나 정전기가 흙으로 빠져나간답니다. 햇볕은 우리 몸의 혈관을 이완시켜 피 순환을 좋아지게 하고요. 게다가 햇볕의 따뜻한 느낌은 기분마저 행복하게 바꾸어주지 않나요? 햇볕을 충분히 받으며 산책한 날은 밤에 잠도 잘 오지요.

이렇게 햇볕을 쬐고 흙도 밟으며 걸을 때 같이 하면 좋은 훈련도 있습니다. 아봐타프로그램의 '화해의 언덕 오르기'로, 하기 쉽지만 기적적인 효과가 있습니다. 우울증과 불면증, 공황장애를 사라지게 만드는 데 정말 기적 같은 효과가 있으니, 산책하실 때마다 꼭 하시길 권합니다.

내 안에서 일어나는 불쾌한 생각에 사로잡혀 있는 분에게 우울증 같은 질환이 많아요. 근심 걱정, 특히 분노와 두려움 같은 파괴적인 생각에 꽉 사로잡혀 도무지 헤어나질 못하기도 하지요. 잠을 못 이루고 우울해지고 심지어 공황 상태에 이르게 되기도 합니다. 그런데 '화해의 언덕 오르기'를 하다 보면 어느새 편안해지고 기분이 좋아집니다.

'화해의 언덕 오르기' 훈련 방법은 이렇습니다. 우선 목적지를 정하고 그곳을 향해 걸으며 내 안에서 저절로 올라오는 분노와 두려움과 근심 걱정을 소리 내어 말하세요. 속삭이는 정도로 말해도 괜찮습니다. 나에게는 이런 분노도 있고, 이런 두려움도 있다는 것을 깨닫고 말로 표현하는 것이지요. 그렇게 한 다음, 짧은 시간에서 긴 시간까지 시간의 길이를 생각해봅니다.

정해놓은 목적지까지 갔다가 돌아올 때는 다른 사람에게 행복하게 잘 지내라고 축복의 말을 합니다. 어떤 사람에게든 어떤 대상에게든 무조건 축복해주는 거지요.

이렇게 하면 무슨 일이 일어날까요?

우울증, 불면증, 공황장애를 겪는 많은 분들은 늘 자기 내면의 생각에 붙들려 있고 주의에 묶여 살고 있지요. 그런데 다른 사람들에게 행복하게 잘 지내라고 축복의 말을 하게 되면 내 안에서 무언가가 달라집니다.

내 안에 묶여 있던 주의가 밖을 향하게 됩니다. 다른 사람을 보며 행복하게 잘 지내라고 축복하다 보면 저절로 기분이 좋아집니다. 과거의 생각과 사건은 다 잊어버리게 되죠.

그러면 이제 눈에 보이는 경치나 들려오는 소리나 자연의 모든 것을 감사하며 바라보세요. 마치 엄청난 예술작품을 감상하듯 음미하며 바라보는 겁니다. 그사이 나를 사로잡고 있던 주의가 밖으로 나갑니다. 천지 만물을 신의 아름다운 창작물로 여기며 감상하고, 감탄하며 감사하게 되지요.

해보시면 정말로 기분이 좋아지는 경험이란 걸 알게 될 겁니다. 이 '화해의 언덕 오르기'를 하고 나면 마음이 편안해져 밤에 잠도 잘 온답니다.

이 훈련을 하면서도 자기 마음속의 어려운 생각에 계속 사로잡혀 빠져나오기 어렵다면, 천천히 걸으면서 주변 사물을 하나하나 바라보십시오.

나뭇잎을 보고 하나, 앞에 있는 돌을 보고 둘, 산을 보고 셋, 전봇대를 보고 넷, 그 옆의 꽃을 보고 다섯, 이렇게 눈에 보이는 사물들의 숫자를 하나하나 헤아리다 보면 마음을 밖으로 내보낼 수 있습니다.

셋째, 호흡법

호흡법은 잠들기 전이나 쉴 때 등 아무 때나 할 수 있습니다. 잠이 안 올 때도 잠을 자려고 너무 애쓰지 말고 잠자리에서 일어나 이 호흡법을 한 번 해보세요. 정말 좋은 훈련이랍니다. 너무 졸려서 잠이 쏟아질 때까지는 눕지 말고 앉아서 하면 됩니다.

호흡 방법은 코끝에 솜털이나 깃털을 가까이 대도 흔들리지 않을 만큼 고요하게 천천히 들이쉬고 내쉬는 겁니다.

우선 들이마시면서 하나, 천천히 내쉬면서 둘, 솜털이 미동도 하지 않게 아주 고요하게 들이마시면서 셋, 내쉬면서 넷… 이렇게 내 호흡수를 헤아려보세요.

아주 고요하게 숨 쉬는 숫자를 세어가면 나중에는 모든 생각이 사라지고, 더 지나면 내가 얼마까지 숫자를 세었는지도 모를 정도로 고요해집니다.

너무 졸려서 도저히 더는 계속할 수 없을 때 잠자리에 들어가 주무십시오.

또 다른 호흡법은 '복식호흡과 상상하기'입니다.

숨을 들이마실 때 아랫배까지 가득 들어차게 마신 다음 항문의 괄약근을 조여 숨이 막힐 것 같을 때까지 참아봅니

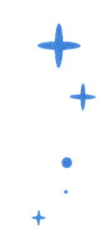

우선 들이마시면서 하나,

천천히 내쉬면서 둘,

솜털이 미동도 하지 않게 아주 고요하게

들이마시면서 셋, 내쉬면서 넷…

이렇게 내 호흡수를 헤아려보세요.

아주 고요하게 숨 쉬는 숫자를 세어가면

나중에는 모든 생각이 사라지고,

더 지나면 내가 얼마까지 숫자를 세었는지도

모를 정도로 고요해집니다.

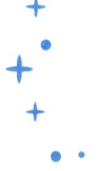

다. 숨이 막히려 하면 서서히 괄약근을 풀면서 내쉽니다. 내쉴 때도 끝까지 길게 내쉽니다. 다시 숨을 서서히 들이마시면서 괄약근을 조이고 숨이 찰 때까지 기다렸다가 숨이 차면 괄약근을 풀면서 숨을 서서히 길게 내쉬어요.

이렇게 괄약근 풀고 조이기를 하면서 깊은 호흡을 할 때마다 마음으로는 이런 상상을 해보십시오. 숨을 들이마시고 참고 있을 때는 내가 원하는 것, 정말 건강하고 행복하게 사는 내 모습을 상상한 다음 숨을 내쉬는 것이죠.

이런 복식호흡과 상상하기 방법은 우리 몸이 산소를 엄청 빨아들여서 세포를 생기 있게 하는 데 큰 도움이 됩니다

지금까지 소개한 실천법들을 그대로 따라서 1~3개월 정도 하신다면 우울증이나 불면증, 공황장애는 반드시 좋아진다고 저는 경험적으로 확신하고 있습니다.

육체의 죽음은 진짜 죽음이 아니다

죽음에서 벗어나기

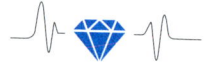

저는 지금 '죽음의 두려움에서 벗어나기', 더 적극적으로는 '죽음에서 벗어나기'라는 주제로 말씀드리려 합니다.

우리 사회는 대체로 죽음을 떠올리는 걸 금기시하는 분위기이죠. 많은 사람들이 죽음을 그저 두려움의 대상으로 여기기도 하고요. 웰빙(Well-Being, 잘 살기)에 이어 웰다잉(Well-Dying, 잘 죽기)이란 말이 여러 매체에 등장하면서 우리 귀에 많이 들려오지만, 막상 죽음의 실체를 주제로 진지하게 공부하거나 토론하는 분위기는 아직도 마련되지 않은 것 같습니다.

실제로 병원에서조차 환자들이 자기 죽음을 제대로 준비

하지 못하고 세상을 떠나는 경우가 많습니다.

임종을 앞둔 환자분들 중에는 죽을 때가 임박했음을 본능적으로 아는 분들이 있습니다. 그래서 가족이나 친지들에게 자기 죽음에 관해 이야기하려 하지만, 가족들은 대체로 '쓸데없는 소리 하지 말아요, 당신은 절대 안 죽어요' 하면서 환자의 말문을 막아버리기 일쑤입니다. 그래서 환자가 본인의 죽음에 대해 충분히 이야기를 나누지 못하고 준비도 못한 채 고통스럽게 세상을 떠나는 경우가 자주 있어요.

이와 반대의 경우도 있어요. 의사들과 가족은 이 환자의 여명이 얼마 남지 않은 걸 알고 있는데 정작 본인만 모르는 경우죠. 이런 분들 역시 죽음을 충분히 준비하지 못해 고통스러워하며 세상을 떠나는 걸 보았습니다.

이처럼 임종을 맞이하는 절대다수가 평소에 죽음이 도대체 무엇인지 그리고 죽은 다음에 내 생명이 어떻게 되는지 전혀 생각해보지도 않았고 잘 모릅니다. 그래서 혼란 속에서 고통스럽게 세상을 떠나는 일이 많은 겁니다.

제가 죽음학(Thanatology) 전문가는 아니지만, 이 주제로 말씀드리는 이유는 두 가지입니다.

하나는 평소 죽음에 관해 전혀 생각하지 않다가 죽음을

맞이하면 본인은 물론 가족들까지 혼란과 고통을 겪기 때문입니다. 다른 하나는 누구에게나 반드시 올 죽음을 공부하고 준비하는 것은 우리 삶을 더 귀하고 행복하게 살아가도록 이끌기 때문이지요.

환자와 가족들뿐만 아니라 세상 모든 사람이 죽음과 죽어감에 대해서, 그다음 사후 세계에 관해서 공부해야 한다고 생각합니다. 평소에도 누구나 죽음을 주제로 이야기할 수 있고 사회적으로도 공론화하는 분위기를 만드는 데 도움이 되길 바라는 뜻에서 이런 이야기를 하게 되었습니다.

우리가 학교 다닐 때, 평소에 공부를 하고 시험 준비도 해두면 시험치를 때 마음이 편안하고 그다지 어렵지 않게 문제를 풀겠죠. 아마 성적도 예상대로 나올 거고요.

하지만 늘 공부를 멀리하고 시험 따윈 등한시하다가 막상 시험 날이 다가오면 불안하고 고통스러울 겁니다. 전혀 준비되지 않은 상태니 벼락치기로 공부한다 해도 불안할 거고 원했던 성적도 나오기 어렵겠지요.

우리가 죽음을 준비하는 것도 이와 비슷할 거예요. 평소 삶과 죽음에 관해 생각하고 공부하며 준비했다면 죽음이 다가와도 편하게 임종을 맞이할 수 있을 겁니다.

하지만 우리 사회는 아직도 죽음을 외면하고, 아예 죽음이라는 생각 자체를 떠올리는 것마저 싫어하는 분위기가 지배적이지요. 그러나 아무리 죽음을 외면하려 해도 우리는 어느 땐가 반드시 죽음과 대면해야 합니다.

옛날부터 태어나는 일과 죽는 일은 이 세상에서 가장 큰 일이라고 여겼습니다. '생사대사(生死大事)' 즉 '나고 죽는 일이 가장 큰 일'이라고 표현했지요. 이렇게 크고 중요한 일인데 평소에 그걸 전혀 준비하지 않는다는 건 정말이지 말이 안 되는 일 아닐까요?

저는 지난 몇십 년 동안 많은 임종 환자를 보았습니다. 어떤 분들은 정말로 편안하고 아름다운 임종 모습을 보여주는데, 어떤 분들은 엄청난 두려움과 고통 속에서 보기에도 민망한 모습으로 세상을 떠났습니다.

저는 그런 고통스러운 임종 모습을 볼 때마다 저를 되돌아보게 됩니다. 저토록 고통스럽게 세상을 떠나면 안 되겠다는 마음과 함께 도대체 어떻게 해야 편안하고 아름다운 마무리할 것인가를 생각하게 됩니다.

편안하고 아름다운 임종을 맞이하려면 우선 죽음이 무엇인지 알아야 합니다. 그리고 죽은 다음에 내 생명이 어떻게 되는지, 또 죽음의 실체가 무엇인지 공부해야 합니다. 말하자면 웰다잉을 위해 죽음을 준비하는 훈련을 하는 거지요. 이제 대학에서도 죽음학 과목을 개설해 강의하고 연구하는 곳이 늘어나고 있습니다.

죽음학 교수 중에 미국 예일대학의 셸리 케이건(Shelly Kagan)이란 유명한 분이 있습니다. 그는 지난 19년 동안 교양 철학 정규강좌 〈DEATH(죽음)〉를 통해 '죽음이란 무엇인가?'를 강의해왔지요.

과연 죽음이란 무엇일까요?

흔히 육체와 영혼이 결합하여 있는 상태를 '살았다' 즉 삶으로, 육체와 영혼이 분리되어 육체는 흙으로 돌아가고 영혼은 원래 왔던 곳으로 돌아가는 것을 '죽었다' 곧 죽음으로 정의하지요.

그런데 여기에 신념의 차이가 있어요.

'육체가 죽은 후 어떻게 될지 누가 알겠어? 죽은 다음에는 다 쓸데없어. 그러니 이 몸이 곧 나야. 살아 있는 동안 이 육체를 잘 먹이고 잘 입고 재밌게 살면 그만이다. 죽은 다음에 어떻게 될지는 아무도 몰라.'

어떤 사람은 이렇게 믿습니다. 하지만 다른 믿음을 가진 사람도 있어요.

'나는 육체와 영혼을 가진 존재야. 내 육체는 죽더라도 내

영혼은 영원히 살아.'

죽음학을 연구하는 분들은 이 둘 사이엔 큰 차이가 있다고 말합니다.

일본 도쿄대학 응급의학과 주임교수인 야하기 나오키는 『사람은 죽지 않는다』라는 책을 썼습니다.

야하기 교수는 응급센터에서 근무하면서 수많은 응급환자를 만났지요. 하루가 멀다고 응급실에서 사망하거나 구급차에 실려 오면서 이미 사망한 환자 등 날마다 죽는 사람을 보며 지냈습니다. 그러면서 '도대체 죽음이라는 게 무엇일까?' 질문하게 되었고 죽음을 연구해야겠다는 생각이 들었다고 합니다.

결론적으로 이분의 의학적 과학적인 연구 결과에 따르면, 사람은 죽지 않는다는 것입니다. 육체는 죽더라도 생명의 실상, 즉 그 사람의 의식이나 영혼은 죽지 않는다고 결론을 내렸습니다.

진짜 나는 누구일까요?
'우리가 입고 있는 이 옷이 나입니까?'
아니지요? 이 옷은 내가 아닙니다.
'그러면 피부로 감싸인 이 육체라는 옷이 나입니까?'

그것도 내가 아닙니다. 내 안에 진짜 내 생명이 있습니다.

벼 껍질을 벗기면 그 안에 쌀알이 있고, 쌀알에는 씨눈이 있어요. 이 벼 껍질이 육체이고 쌀알은 혼이며 씨눈이 영입니다. 계란 껍데기 안에는 흰자와 노른자가 있는데, 계란 껍데기가 육체이고 흰자는 혼이고 노른자가 영입니다.

통합의학은 사람을 육체(body), 마음(mind), 영(spirit)의 존재로 보고 이 세 가지를 통합해서 치유하려 하지요.

그리스 철학자 플라톤은 이렇게 말했습니다.

'오늘날 많은 의사가 병을 치료할 때 몸만 치료한다. 우리 몸과 마음과 영혼을 연결해서 치료하면 못 고칠 병이 없는데, 마음과 영혼의 힘을 무시하고 있다. 이것은 무지의 소치다.'

소크라테스는 '너 자신을 알라'고 했죠? 이 말의 참뜻은 이걸 겁니다.

'껍질인 육체가 네가 아니라 진짜 너는 영적인 존재다.'

성경에도 사람은 몸과 혼과 영으로 이루어져 있고, 성부와 성자와 성령의 삼위일체(三位一體)를 믿습니다. 불교에서도 법신(法身), 보신(報身), 화신(化身), 삼신일불(三身一佛), 즉 육체와 마음과 영을 말하지요.

의사들도 우리가 진짜 나라고 하는 존재가 무엇인가에 관

그리스 철학자 플라톤은 이렇게 말했습니다.
'오늘날 많은 의사가 병을 치료할 때 몸만 치료한다.
우리 몸과 마음과 영혼을 연결해서 치료하면
못 고칠 병이 없는데,
마음과 영혼의 힘을 무시하고 있다.
이것은 무지의 소치다.'

해 많이 연구합니다.

서울대학교 내과 의사인 정현채 교수는 『우리는 왜 죽음을 두려워할 필요가 없는가』라는 책에서 이렇게 말합니다.

'죽음이 없으니 죽음을 두려워할 필요가 없다.'

앞서 말씀드린 야하기 교수의 주장과 같지요.

'죽음은 없다. 사람은 죽지 않는다.'

육체라는 껍질이 벗겨져 나가더라도 내 안에 진짜 생명이 있다는 것입니다.

스위스 정신과 의사 엘리자베스 퀴블러 로스(Elisabeth Kübler-Ross)는 죽음 다음의 생에 관해 『사후생(死後生, Life after Death)』이라는 책을 썼습니다.

이런 책들은 한결같이 말합니다.

'이 육체는 내가 아니며, 나는 진짜로는 영적인 존재이고, 그것이 진짜 생명이다.'

미국의 교육심리학자 해리 팔머가 개발한 아봐타프로그램에는 '몸 다루기 런다운' 훈련법이 있습니다.

사람은 이 육체가 나라는 인상, 즉 내 몸과 나를 동일시하게 만드는 느낌과 인상을 가지고 있어요. 이 훈련은 그 인상과 느낌을 지워서 사라지게 하는 방법입니다. 이 훈련을 계속하다 보면 깨닫게 됩니다.

'이 육체와 나를 동일시 하는 것은 다만 나의 생각이구나.'

'나는 비물질적, 영적인 존재로서 육체와는 독립적으로 기능할 수 있다.'

저는 여러 번 이 훈련을 했는데, 특히 1995년 일본 아타미 온천의 한 호텔에서 이 몸 다루기 런다운 훈련을 하면서 경험한 기억을 잊을 수가 없습니다. '오늘 내 육체가 죽어서 화장을 하든 매장을 하든 흙으로 가더라도 나는 영원히 죽지 않는구나, 이 육체가 없어도 나는 영원히 사는구나' 하는 걸 확실하게 알게 되었습니다.

죽음에 대한 두려움이 100% 완전히 사라졌다고 말하긴 좀 그렇지만, 저는 죽음에 아무런 부담이 없습니다. 이번 생에 여기 와서 제가 해야 할 일을 충분히 하지 못한 아쉬움은 있지만, 죽음에 대한 두려움 같은 것은 저에게는 없습니다.

왜일까요? 이 육체가 내가 아니라는 걸 정확하게 알기 때문에 그렇습니다.

이처럼 나를 육체와 독립해 영적인 존재로 기능하게 하는 이 몸 다루기 런다운 훈련법이 개발되는 과정이 흥미롭습니다.

개발자인 팔머는 미국의 클락슨 공대를 다녔는데, 이미 학생 때 자신이 영적인 존재임을 체험적으로 알았습니다. 그는 이 세상 사람들이 겪는 고통의 근본 원인이 육체와 자신을 동일시하기 때문이라고 생각했습니다. 육체가 나라고 믿고 그 육체를 잘 먹이고 잘 살게 하려는 투쟁이 고통의 원인이며, 이것이야말로 정말 착각이라고 본 것입니다.

팔머는 다른 사람들이 이 사실을 체험으로 깨닫게 할 방법을 연구했습니다. 누구나 쉽게 이 진리에 접근할 수 있는 기술을 개발해야겠다고 결심한 것이죠.

그는 감각차단 탱크에 들어가 지내기 시작했습니다. 감각차단 탱크란 시체를 넣는 관처럼 생긴 플라스틱 통으로, 그 속을 우리 체온과 같은 36.5℃의 소금물로 채우고 뚜껑을 덮으면 시각, 후각, 청각, 미각, 촉각 등 모든 감각이 차단됩니다.

팔머는 거기 들어가서 누운 다음 뚜껑을 닫으니 캄캄해서 아무것도 보이지 않고, 아무 소리도 들리지 않고, 아무 냄새도 없고, 아무 맛도 느낄 수 없었겠지요. 게다가 체온과 같은 온도의 소금물 위에 떠 있으니 촉각조차 느낄 수 없었습니다. 『반야심경(般若心經)』에서 말하는 일종의 무안이비설신(無眼耳鼻舌身), 즉 다섯 감각기관의 인지 기능이 사라지는 상태처럼 되어 지냈습니다.

이처럼 감각 기능을 모두 차단하자 마지막 하나의 기능인 생각이 마치 공항 컨베이어 벨트에서 짐이 흘러나오듯이 일어났다고 합니다. 과거의 수많은 기억과 현재 내가 이러다가 죽으면 어쩌지 하는 염려와 미래의 나는 어떻게 될까 하는 상상 등 수많은 생각이 계속 일어났다고 합니다. 이런 생각은 약 6주가량 계속되었는데, 6주가 지나자 모든 생각이 사라져 더는 아무것도 생각나지 않는 단계에 이르렀습니다.

이때 마지막으로 '나는 존재한다(I AM)'라는 인식 외에는 모든 것이 다 사라져버렸다고 합니다. '나는 존재한다', 이것이 우리 인간이 가진 마지막 생각이자 마지막 인식입니다.

성경 출애굽기에는 모세가 하나님에게 이렇게 묻는 장면이 나옵니다.

'하나님의 이름을 뭐라고 부릅니까?'

그러자 하나님이 대답하기를

'나는 스스로 있는 자(I AM WHO I AM)이다.'

중국어 성경에선 '스스로 있으면서 영원히 있다'는 '자유영유(自有永有, 스스로 自, 있을 有, 길 永, 있을 有)'로 번역했습니다. 불교에서 말하는 '천상천하 유아독존(天上天下 唯我獨尊, 하늘 위 하늘 아래 나 홀로 존귀하게 존재한다)'도 바로 '나는 존재한다(I

AM)'와 같은 의미입니다.

'나는 존재한다'에 도달하자 이 세상 어떤 기쁨과도 비교할 수 없는 완벽한 평화에 도달했다고 팔머는 말했습니다.

그가 6주 만에 감각차단 탱크에서 나와 자기가 경험한 것을 지인들에게 들려주자, 많은 사람이 그 감각차단 탱크에 들어가고 싶어 했습니다. 그는 그들에게 목숨을 걸어야 할 만큼 위험한 일을 할 필요가 없다고 말하고, 누구라도 쉽고 편안하게 '스스로 있는 자(I AM)'를 경험하며 깨닫는 방법을 개발했지요. 그게 바로 아봐타프로그램입니다. '아봐타(Avatar)'란 '무한한 사랑'을 뜻하는 산스크리트어입니다.

'몸 다루기 런다운' 훈련은 팔머가 했던 체험을 대신하여 내가 육체와는 독립해서 영적인 존재로 기능할 수 있게 합니다. 이처럼 우리는 살아 있는 동안 '나는 육체가 아니고 영적 존재'임을 정확히 알고, 이 세상에서 영적 존재로 살아가는 것을 훈련할 필요가 있습니다.

그렇게 되면 어느 때인가 문득 죽음을 맞닥뜨릴 때, 내 육체는 흙으로 가더라도 나는 지금까지 계속 영적 존재로 살아왔기 때문에 육체의 죽음과는 아무 상관 없는 영적인 존재로서 생을 계속할 수 있게 됩니다. 또한 내가 이미 영적 존재이기 때문에 놀라운 치유가 일어나기도 합니다. 말기 암 환자 같은 분들도 이 훈련을 통해 극적인 치유가 일어나는 걸 제가 여러 번 봤습니다.

우리가 지금 당장 이 아봐타프로그램에 참가할 수 없어도 예비 연습을 할 수 있는 훈련법 하나를 소개하려 합니다. '몸 돌보기(Body Caring)' 훈련입니다. 이 훈련은 내 몸을 사랑하는 연습인데, 누구라도 쉽게 할 수 있어요.

욕조에 따뜻한 물을 채운 다음 옷을 벗고 들어갑니다. 내 몸 여기저기를 쓰다듬으며 '사랑해' '감사해'라고 말해주면서요. 마치 사랑하는 반려동물을 쓰다듬어주듯 하시면 되지요.
몸 돌보기는 내 몸을 내가 사랑하는 반려동물처럼 대상으로 보는 것입니다. '사랑해' '감사해'라고 말하며 내 몸이라는 반려동물을 계속 쓰다듬고 귀여워해 주세요. 머리끝에서 발끝까지 몸 구석구석을 빠짐없이 쓰다듬으며 사랑해주세요. 평소에도 내 몸 여기저기를 이처럼 쓰다듬고 사랑하기를 계속해보세요.

늘 우리와 함께 지내며 애지중지하던 강아지나 고양이는

어느 날인가 명을 다하면 흙으로 돌아갑니다. 정말로 그 이별이 섭섭하고 슬프고 애틋하지요. 사랑했던 강아지와 고양이는 흙으로 돌아갔지만, 나는 죽지 않았습니다. 나는 죽지 않고 그저 그리워하고 있지요.

이처럼 나는 내 몸보다 더 높은 영적 존재랍니다. 그러니 내 몸을 내가 사랑하는 반려동물로 여겨 보세요. 늘 강아지나 고양이를 껴안고 쓰다듬고 귀여워하고 '사랑해' '고마워' 하듯 내 몸에도 늘 그렇게 해주세요. 만지고 쓰다듬으며 '사랑해' '감사해'라고 말로 표현하세요.

큰 병에 걸린 환자라도 결코 내 몸을 자책하거나 비하하지 마세요. 어떤 환자라도 내 몸을 대상으로 보고, 반려동물처럼 여기며 마음을 다해 사랑하고 감사하다는 말을 계속하다 보면 분명히 알게 됩니다. 반려동물이 죽어 흙으로 돌아가도 나는 죽지 않고 있듯이, 내 육체가 명을 다해 흙으로 돌아가도 나는 죽지 않는다는 것을요. 나는 영적 존재로 살아 있으며, 내가 사랑했던 내 몸만 사라질 뿐이랍니다.

따뜻한 물이 담긴 욕조에서 몸 돌보기 훈련을 약 15분 정도 한 다음 물에서 나옵니다. 몸의 물기를 닦고 코코넛오일 같은 오일을 온몸에 발라주세요. 그러면서 또 내 몸을 사랑스럽게 만져주고 마사지하면서 '사랑해' '감사해'라고 하세요.

사랑하는 반려동물을 늘 쓰다듬고 만져주고 이야기하듯이 그렇게 날마다 하시길 권합니다.

암 환자 한 분이 저한테 오셔서 이 방법을 가르쳐드렸어요. 자영업을 하는 분인데, 일이 고되어 늘 과로했다고 합니다. 어느 날 암을 발견해 수술을 받았는데, 복강으로 전이된 상태에서 저를 만났어요.

저한테 이 훈련법을 배운 그분은 매일 욕조에 따뜻한 물을 채우고 자신의 몸을 사랑한다고 말하며 쓰다듬어주었답니다. 그렇게 하면서 그분은 뜨거운 눈물을 많이 흘렸다고 해요. 나와 함께 살아가는 이 '반려 육체'를 그동안 얼마나 학대했는지 정말 미안했다고 합니다. 몸에 안 좋은 패스트푸드만 먹이고 밤에도 제대로 잠을 자지 못하게 괴롭히면서 늘 힘들고 고통스럽게 생활하다 결국 암에 걸리게 했다는 거지요.

그분은 눈물을 흘리며 미안해했고, 이 반려 육체를 진심으로 사랑하고 감사하는 마음이 일어났는데, 그 후로 암이 많이 좋아졌다고 합니다.

이 훈련은 언제든지 쉽게 할 수 있어요. 이 훈련에 익숙해지면 '몸 다루기 런다운'과 함께 몸에 대해 갖고 있는 자신의 선입견이나 고정관념을 다 지워보시기 바랍니다. 참고로 '런다운'이라는 말은 절차나 단계를 밟아나간다는 뜻입니다.

진짜 내 생명은 육체와 아무 상관이 없답니다. 내 영적 생명은 죽음이 없습니다. 그러니 사람은 죽지 않습니다. 이 사실을 이런 훈련으로 확실히 깨달을 수 있습니다.

이번 세상에서 육체의 죽음은 다음 세상에서의 영적인 탄생을 의미합니다. **이 세계의 죽음에서 저 세계의 생명으로 리셋(Reset)하는 것입니다.** 어떤 사람이 이사 가게 되어 주민등록지를 다른 주소로 옮겼을 뿐 그가 죽은 게 아닌 것과 같다고 여기세요. 육체의 죽음이 영적인 생명으로 다시 탄생하는 리셋이 일어남을 반드시 마음에 새기길 바랍니다.

지금까지 죽음의 두려움에서 벗어나려면, 더 적극적으로는 죽음에서 벗어나려면 이 육체가 내가 아니라는 것, 나는 영원히 죽지 않는 영적 존재임을 평소에 기억하고 훈련하시라고 말씀드렸습니다.

이렇게 내가 영적 존재로 살아가게 되면 막상 죽음이 닥쳐오더라도, 즉 우리 육체가 흙으로 돌아가게 되더라도 나라는 영적 존재는 조금도 흔들림 없이 영원한 생명으로 존재하게 될 줄을 알게 됩니다. 이 방법이 죽음에서 완전히 벗어나는 최고의 비결이라고 저는 확실하게 믿고 있습니다.

보디 리셋 실천법

보디 리셋 생활 건강법

생채식

준비물

화학비료와 농약을 사용하지 않은 유기농 생채소와 견과류, 오일, 과일, 통곡물

- 잎채소: 배추, 양배추, 시금치, 케일, 양상추, 무청, 쑥갓, 깻잎, 부추, 미나리, 파슬리, 엉겅퀴, 신선초 등
- 뿌리·줄기채소: 당근, 비트, 무, 마, 더덕, 연근, 도라지, 고구마, 셀러리, 야콘, 양파, 마늘, 오이 등
- 견과류: 호두, 잣, 호박씨, 해바라기씨, 아몬드 등. 땅콩은 쓰지 않는 것이 좋습니다.
- 오일: 유기농 코코넛오일, 기(Ghee), 올리브오일 등
- 과일: 과일은 제철에 난 것이 좋으며 과식하지 않도록 주의합니다. 당뇨 환자는 감이나 곶감은 피하는 것이 좋습니다.
- 통곡물: 농약, 화학비료, 제초제를 쓰지 않고 유기농이나 자연농법으로 재배한 현미, 현미찹쌀

* 생채식 재료로 쓰지 말아야 할 채소: 고사리, 토란, 가지, 버섯 등은 날것으로 먹을 때 독성이 있으므로 반드시 불로 조리해서 먹습니다.

* 치아가 좋지 않아 생채소를 씹기 어려운 노약자나 어린이는 채소 범벅이나 생즙 등으로 대신해도 됩니다.

생채소즙 절식

절식 방법

절식은 준비식① → 준비식② → 절식 → 미음 회복식 → 죽 회복식으로 구성됩니다. 3일절식, 5일절식, 7일절식, 10일절식 등 개인의 사정에 맞게 절식 기간을 선택하면 됩니다.

3일절식 프로그램

- 준비식①(1일) — 준비식②(1일) — 3일간 절식 — 미음 회복식(1일) — 죽 회복식(1일) — 평소 식사

5일 및 7일 절식 프로그램

- 준비식①(2일) — 준비식②(2일) — 5일 또는 7일간 절식 — 미음 회복식(2일) — 죽 회복식(2일) — 평소 식사

10일절식 프로그램

- 준비식①(2일) — 준비식②(2일) — 10일간 절식 — 미음 회복식(3일) — 죽 회복식(3일) — 평소 식사

절식 프로그램 식단

준비식①

- 아침: 생채소즙 또는 볶은 현미물, 당근사과주스
- 점심과 저녁: 볶은 곡식 또는 현미잡곡죽, 국, 나물, 채 썬 생채소, 과일, 견과류
- 간식: 볶은 현미물, 생채소즙, 당근사과주스, 생강차, 과일, 견과류 등

준비식②

- 아침: 생채소즙, 볶은 현미물, 당근사과주스
- 점심과 저녁: 볶은 곡식 또는 현미잡곡미음, 맑은 된장국 또는 청국장국, 부드러운 나물(호박, 무, 오이, 가지)
- 간식: 생채소즙, 당근사과주스, 볶은 현미물

절식

볶은 현미물, 생채소즙을 수시로 마십니다.

미음 회복식

- 아침: 생채소즙, 볶은 현미물, 당근사과주스

- 점심과 저녁: 볶은 곡식 또는 현미잡곡미음, 맑은 된장국 또는 청국장국, 부드러운 나물(호박, 무, 오이, 가지)

- 간식: 볶은 현미물, 생채소즙, 당근사과주스, 생강차

죽 회복식

- 아침: 생채소즙, 볶은 현미물, 당근사과주스

- 점심과 저녁: 볶은 곡식 또는 현미잡곡죽, 국, 나물, 채 썬 생채소, 과일, 견과류

- 간식: 볶은 현미물, 생채소즙, 당근사과주스, 생강차, 과일, 견과류 등

절식 및 절식 후 주의할 점

- 절식하는 동안 일시적인 두통, 어지럼증, 복통, 구역질, 피부발진, 전신 근육통 등이 일어날 수 있습니다. 며칠 내에 반드시 사라지니 이런 증상을 없애기 위해 어떤 약물도 사용할 필요가 없습니다.

- 절식을 마친 후에는 각 절식 기간에 따른 회복식 기간과 식사법을 반드시 지켜야 합니다.

- 회복식 후 약 한 달 동안은 우유와 유제품, 설탕, 밀가루 음식, 육류, 생선, 맵고 짠 자극적인 음식, 너무 찬 음식, 소화가 잘되지 않는 거친 음식 등

은 삼가야 합니다. 떡과 빵, 과자 같은 당분이 많은 음식도 피하는 것이 좋습니다. 술과 담배, 커피도 삼가고, 금욕 생활을 합니다.

- 절식 후 회복식 기간부터 약 한 달 동안 과식도 절대 하면 안 됩니다. 소식하면서 점차 식사의 양을 늘리고, 음식을 오래 씹어서 먹어야 합니다.

절식해서는 안 되거나 주의해야 하는 경우

- 심한 위궤양, 십이지장궤양, 진행성 폐결핵, 체력이 고갈된 말기 암, 스테로이드를 장기간 복용하고 있는 환자, 인슐린에 의존하는 중증 당뇨, 복수가 있는 간경화, 신장 투석 중이거나 중증 만성신장질환, 정신질환, 치매 환자 등은 절식하면 안 되거나 주의해야 합니다.

커피관장

커피관장은 체내 노폐물을 효율적으로 배설하는 데 좋은 효과가 있습니다. 커피를 혼합한 관장액을 사용하면 커피의 카페인이 간을 자극하여 온몸의 독을 배설시키고 간 기능을 회복시켜줍니다. 이때 사용하는 커피는 반드시 유기농법으로 재배한 것이어야 합니다.

커피관장액 만드는 법

1 정수된 물 약 1.2L와 커피 36g(3숟가락)을 유리나 세라믹 용기에 넣고 끓입니다. 뚜껑을 열고 끓이세요.

2 끓기 시작하여 3~5분 후에 불을 약하게 줄입니다.

3 약한 불에서 뚜껑을 덮고 약 15분 정도 더 끓입니다.

4 불을 끄고 체온 정도의 온도로 식히며 커피 가루가 가라앉도록 기다립니다.

5 위의 맑은 커피 액을 관장기에 넣어 관장액으로 사용합니다.

6 1회 관장액으로 500~800mL 정도 사용합니다.

커피관장 방법

1 관장 주입 용기에 관장액을 넣은 후 관장 큐브 안의 공기가 빠지도록 링거 조절 장치를 열어 관장액을 약간 흘려보낸 후 다시 잠급니다.

2 바닥에서 최소 80cm 높이에 주입 용기를 걸고 튜브 끝에 윤활 젤(글리세린)을 바릅니다.

3 몸 오른쪽이 바닥에 닿도록 누운 후, 튜브를 항문을 통해 조심스럽게 주입해 넣습니다. 이때 약 10~15cm 정도의 길이가 직장 내로 주입되는 것이 좋습니다.

4 조절 장치를 풀어 관장액이 천천히 장 속으로 들어가게 합니다. 커피 액이 최대한 많이 들어가게 합니다.

5 관장액을 넣은 후, 장으로 들어간 커피 액이 S자 결장에 머물도록 오른쪽으로 누운 상태에서 두 다리를 배 쪽으로 끌어모으고 깊은숨을 천천히 쉽니다.

6 이 자세로 12~15분 정도 유지한 후 배출합니다.

- 커피관장은 암 환자의 경우, 4~6시간마다 한 번씩 하면 좋고, 통증이 심할 때는 더 자주 하도록 권하고 있습니다. 어떤 독성이나 부작용도 없는 것으로 알려져 있습니다.

간 청소법

준비과정

- 간과 담낭을 효과적으로 청소하기 위한 준비로, 첫 5일 동안 사과주스를 아침·점심·저녁 식사 중간중간에 조금씩, 되도록 여러 번 나누어 마십니다. 온종일 지속적으로 마시면 담석을 부드럽게 만듭니다.

- 사과주스는 되도록 유기농 사과를 압착한 주스가 좋으며, 사워체리주스, 사과농축액이나 크랜베리주스(물에 희석), 유기농 사과식초(100mL를 물 1L에 희석)를 대신 마셔도 됩니다.

1~5일 동안(월~금요일)

- 사과주스 1L를 오후 6시까지 마십니다. 이때 녹즙을 함께 마십니다. (사과주스 1컵 + 녹즙 1컵)

- 점심 식사 1시간 전후에는 마시지 않습니다.

6일째(토요일)

- 사과주스 1L를 정오(12시)까지 마십니다. 녹즙을 함께 마십니다. (사과주스 1컵 + 녹즙 1컵)

- 점심은 가볍게 드시고, 오후 1시 이후로는 음식을 먹지 않습니다.

- 저녁 식사도 하지 마시고 따뜻한 물만 드십시오.

- (6일째 오후부터는 본격적인 청소과정입니다. 가능하면 주말(토~일)에, 아무에게도 방해받지 않고 충분히 쉴 수 있는 시간에 하시는 것이 좋습니다.)

- 6일째 오후 6시, 저녁 8시, 다음 날(일요일) 새벽 6시, 아침 8시 죽염 물과 마그밀 2~3알을 드십니다. 모두 4번에 걸쳐 드십니다.

- 미지근한 물 1L + 고품질의 죽염 반(1/2) 숟가락(성인 밥숟가락 기준) (이 1L 죽염 물을 4등분 하여 시간에 맞춰 드십니다. 앱섬솔트를 구할 수 있다면 죽염 물, 마그밀 대신 드셔도 됩니다.)

저녁 10시

- 레몬 1개 + 귤즙*(300mL, 맥주컵 1컵 정도) + 올리브오일*(120mL, 커피잔 하나 정도)

  * 귤즙 대신 오렌지즙이나 자몽즙도 가능합니다.

  * 올리브오일은 냉압착한 엑스트라버진오일을 이용합니다.

- 잘 섞은 레몬귤오일주스를 일어서서 5분 이내에 마십니다.

- 이후 30분 동안 베개 두 개를 겹쳐 쌓아 베고 누워 있습니다. 이때 아무 말도 하지 않습니다.

- 30분 후에 베개 하나를 뺀 후 반듯이 누워 주무세요. 옆으로 누울 때는 오른쪽(간 부위가 아래쪽)으로 향하도록 눕습니다. 엎드려 주무시지 않도록 합니다.

7일째(일요일)

- 새벽 6시에 죽염 물과 마그밀을 드세요.

- 아침 8시에 죽염 물과 마그밀을 드세요.

- 아침 10시에 녹즙을 드세요.

* 간 청소는 1달에 한 번, 6개월 동안 계속하시는 것이 좋습니다.

화해의 언덕 오르기

다음은 아바타프로그램 교재 『다시 떠오르기』 '화해의 언덕 오르기'에서 인용했습니다.(84쪽)

이 연습은 기적적인 과정이다. 산길, 숲속의 길 또는 계단을 오르면서 하는 것이 좋다. 한 걸음 한 걸음 의도적으로 걸으면서 아래의 방법대로 해 나가기만 하면 아무 데서나 연습해도 된다. 이것은 당신의 삶 전반에 관하여 또는 어떤 특별한 상황이나 특정인에 관해서도 적용할 수 있다.

목적

혼란과 괴로움을 스스로 풀기 위함

기대효과

적의, 혼란, 좌절, 희생된 느낌이 사라짐. 새 삶

방법

1. 먼저 방향과 목표지점을 정한다.

2. 목표지점을 향해 나가는 걸음걸음마다 자기가 두려움이나 노여움이 동기가 되어 한 행동, 가졌던 생각 또는 의도를 속삭인다. (뭐든 말하기 싫은 또는 죄의식을 느끼는 행동, 자신을 합리화시키려는 신념이 있는 행동 또는 변명할 필요를 느끼는 행동 모두를 포함시킨다. 또한 마땅히 했

어야 했는데 하지 않았던 행동도 모두 포함시킨다.)

3. 목표지점에서 '시간의 길이'에 대해 깊이 생각해본다.

4. 돌아오는 걸음걸음마다 누군가를 생각하며 "행복하게 잘 지내라"고 축복의 말을 속삭인다.

5. 과거의 모든 생각과 사건들을 놓아두고, 현재의 경치, 소리 및 느낌, 감각을 음미·감상하며 경험한다.

몸 돌보기

아봐타프로그램의 한 기법으로, 몸과 마음이 편안해지고 긴장이 풀리며 건강이 향상되는 효과가 있는 방법입니다. 다음은 아봐타프로그램 교재 『다시 떠오르기』 '몸 돌보기'에서 인용했습니다.(78쪽)

몸 돌보기 방법

- 홀로 안전하고 편안한 환경을 확보하여 옷을 벗고, 15분 동안 주의를 자기 몸에 집중한다.

- 가볍게 두드리고, 부드럽게 쓰다듬어준다. 몸에게 말을 걸라. 그것을 마치 아주 귀한 애완동물처럼 대하라. 이렇게 하는 분위기는 성적인 것이 아니라, 따뜻이 돌보고 가꾸는 태도이다.

- 용서하고 사랑하라. 뭐든 자신의 결점이라고 여겨지는 것은, 그러한 결점을 지닌 타인에게 당신이 베풀 듯이 이해심과 자부심으로 받아들여라. 비난하거나 자책하지 마라. 원한다면 피부에 진흙팩을 하거나 보디오일을 발라 줘도 좋다.

신념요법

- 이루기를 원하는 일이 이미 이루어졌음을 단정적으로 표현하고 그 이루어진 모습을 영상적 이미지로 상상하기를 습관적으로 반복하기입니다. 자신이 믿는 종교와 신앙, 철학적 신념이 무엇이든지 자신의 신념 체계를 따라서 기도하거나 어떤 문구, 노래 가사를 지어서 활용할 수 있습니다. 중요한 것은 마음 가운데 의심의 여지가 없는 확실한 믿음이 있어야 효과가 있습니다. 믿는 척하거나 믿도록 노력해서는 효과가 없습니다.

- 기도의 말이나 문구를 쓸 때는 '나를 낫게 해 주십시오'나 '낫게 해주시기를 바랍니다' '앞으로 낫게 될 것을 믿습니다' 같은 것보다 '이미 다 나았음을 믿습니다. 그러니 감사합니다'와 같이 다 이루어졌다는 완료형의 단정적인 말을 쓰는 것이 좋습니다. 치유가 이미 완결되었다고 믿고 선언하는 것입니다. 약을 쓰거나 의학적인 방법을 계속하더라도 마음속으로 병은 나았지만, 더 건강해지기 위해 자기 관리를 한다고 생각하십

시오. 생각을 질병에서 건강 증진 쪽으로 돌려놓는 겁니다.

- 이 믿음에서 후퇴하지 않는 방법 하나는 '이제 병이 다 나았으니 내 인생에서 참으로 이루고자 하는 목표와 꿈을 향해 나아간다'고 관심과 주의를 돌리는 겁니다. 몸의 병에서 벗어나 더 큰 목표 쪽으로 옮겨 가는 거지요.

신념요법 실천 방법

- '나는 다 나았다' '나는 온전케 되었다' '나는 최고로 건강하다' 'ㅇㅇㅇ이 이루어졌다'와 같은 문구를 메모지에 적어 틈나는 대로 말로 선언하고, 그 이루어진 현실을 상상하면서 기뻐하고 감사하는 실천을 습관적으로 계속합니다. 그 문구를 몇십 번씩 노트에 쓰기 연습을 매일 규칙적으로 한다면 더 좋은 결과를 얻을 수 있습니다.

감사의 마음 회복하기

- 먼저 자신의 부모에게 진심으로 감사하는 마음을 회복하고, 이어서 배우자나 다른 가족, 더 나아가 모든 불편한 감정의 대상을 다시 사랑하고 감사하는 마음을 회복하는 연습입니다.

감사의 마음 회복하기 방법

1. 편한 자세로 앉아 먼저 부모님께 감사하는 마음으로 말합니다. '아버지, 감사합니다. 어머니, 감사합니다.' 이 말을 큰소리로 반복해서 말합니다. 만일 당신이 절실한 마음으로 이 말을 한다면 뜨거운 눈물이 쏟아질 것입니다.

2. 부모님에 이어 배우자나 가족, 그리고 평소 불편한 마음이 있었던 대상에 관해서도 똑같이 감사하는 마음이 회복될 때까지 '아무개 씨, 당신을 사랑합니다. 감사합니다'를 큰소리로 반복합니다.

3. 한 시간 이상 계속하는 것이 좋습니다.

* 감사의 마음 회복하기를 직접 실행해 보지 않고 머리로만 상상해서 의구심을 가져서는 안 됩니다. 말과 뜻이 가져다주는 힘이 대단히 크다는 것을 알아야 합니다.

> 부록 I

건강·풍요·행복을 이루게 하는 5가지 요건

"생각과 행동의 좋은 선택이 몸과 운명을 바꾼다"

1. 마음(생각과 말)

① 이루고 싶은 일이나 목표가 이미 다 이루어졌다고 생각하며 반복해서 말하기

② '나는 건강하고 행복하다' '우리 가족은 화목하고 행복하다' 등의 글을 써서 여러 곳에 붙여두고 하루 1,000번 이상 반복해서 말하기

③ 원하는 목표와 일이 이미 이루어졌다고 기뻐하며 상상하기

('행복감이 느껴질 때까지 의도적으로 미소 짓기'와 '저절로 미소가 떠오를 때까지 '나는 행복하다'고 생각하기')

2. 숨쉬기(깊은 호흡과 상상)

① 코를 통해 산소(생기)를 깊게 들이마시고 잠시 멈춘 후 천천히 코를 통해 내쉬기

생기가 온 가슴과 아랫배까지 가득 차 있다고 상상하며 느리고 깊은 호흡을 반복하기

② 깊은 호흡으로 생기를 들이마신 후 잠시 멈춘 상태에서 이루고 싶은 목표가 이미 이루어져 있는 모습을 상상하고 숨을 천천히 내쉬면서 '감사합니다'라고 마음속으로 말한다.

이런 깊은 호흡과 상상법을 20~30회 반복한 후 이어서 자연스러운 호흡을 하면서 목표가 이루어져 있는 모습을 상상하기를 계속하기(원하는 시간만큼)

3. 음식(좋은 식사의 선택, 해독과 면역증강)

① 식이섬유가 많은 음식과 좋은 식사 방법을 선택하기

오래 씹으며 식사 시간이 가장 즐거운 시간이 되게 한다.

② 해독과 면역증강을 위한 허브와 천연보조제를 활용하기

③ 장 내 환경의 개선과 체내 해독을 위한 커피관장, 간 청소요법 등을 실천하기

4. 운동(맨발걷기와 숙면)

① 맨발로 흙을 밟으며 맨발걷기를 하루 2회 이상 실천하기(1회 30분 이상)

② 맨발걷기를 하면서 '깊은 호흡과 상상법'을 하거나 '나는 건강하고 행복하다'고 반복해서 말하기

③ 맨발걷기를 하면서 '나는 완치되어 건강하다'고 손뼉 치며 웃고 기뻐하기

④ 신선한 공기가 잘 통하는 침실에서 편안하고 깊이 숙면하기

잠자리에 누운 채로 '깊은 호흡과 상상법'을 실천하며 나도 모르는 사이에 잠이 든다. 다음 날 아침에 일어나자마자 화장실 거울 속의 자신을 바라보며 '나는 건강하고 행복하다'고 반복해서 말하기

5. 관계(화목을 이루고 감사하기)

① 매일 '화해의 언덕 오르기' 훈련하기

맨발걷기를 하며 이 훈련을 해도 좋다.

② 매일 '몸 돌보기' 실천하기

매일 저녁 반신욕을 하면서 이 연습을 해도 좋다.

③ 매일 '감사의 마음 회복하기' 연습을 하는 것도 좋다.

부록 II   보디 리셋 생활계획표

💎 준비물: 자신의 소망 메모해 곳곳에 붙여두기   1

예) '나는 건강해 풍요해 행복해 그러니 감사해'

'나는 완전히 나았다' '내 피부는 아름답다'

'나는 날씬하고 아름답다' '내 체중은 ○○kg'

💎 아침   2

· 거울 보며 메모지를 읽고 선언하기: 약 5~10분

· 따뜻한 볶은 현미물 마시기: 1잔

· 햇볕 쬐며 맨발걷기: 20~30분

· 따뜻한 볶은 현미물 마시기: 1잔

· 커피관장

💎 아침 식사   3

· 절식하는 경우 생채소즙만 마십니다.

· 생채소즙 또는 현미 생즙 마시기: 1잔 (혹은 건조채소 분말을 물이나 사과주스, 두유에 타서 마시기)

· 제철 과일 조금 먹기 (볶은 깨소금에 찍어 올리브오일이나 코코넛오일과 함께)

· 음식 관찰하기: 2~3분 (이때 자기 암시와 선언 '내 체중은 몇 kg입니다. 감사합니다.')

· 음식 오래 씹어 먹기: 100번 이상

💎 점심 식사   4

· 절식하는 경우 생채소즙만 마십니다.

· 생채소즙 또는 현미 생즙 마시기: 1잔 (혹은 건조채소 분말을 물이나 사과주스, 두유에 타서 마시기)

· 제철 과일 조금 먹기 (볶은 깨소금에 찍어 올리브오일이나 코코넛오일과 함께)

· 음식 관찰하기: 2~3분

· 생곡식 가루나 볶은 곡식 가루를 먼저 먹고, 생채소와 해조류 중심의 식사

· 음식 오래 씹어 먹기: 100번 이상

💎 낮에 하는 활동: 20~30분   5

· 햇볕 쬐며 맨발걷기

· 배드민턴, 족구, 산책 등 즐겁게 놀기

· '화해의 언덕 오르기' 훈련

💎 저녁 식사   6

· 절식하는 경우 생채소즙만 마십니다.

· (점심때와 같은 방법으로 식사합니다.)

💎 자기 전   7

· 따뜻한 물에 몸을 담그며 '몸 돌보기' 훈련

· 깊은 호흡과 상상하기

💎 기타   8

· 따뜻한 볶은 현미물 자주 마시기

· 간 청소: 1달에 1번씩 6개월을 계속하고, 그다음부터 1년에 2번

"이 책을 집어 든 당신은 끝없이 펼쳐지는 행운을 만난 것입니다"

'건강 세렌디피티 시리즈'를 세상에 선보이며

사람이 세상에 태어나 살아가면서 원하는 것은 건강, 풍요, 행복일 것입니다. 이 세 가지는 우리 대부분이 원하는 삶의 목표이기도 합니다.

그렇다면 건강, 풍요, 행복 중 어느 것이 먼저일까요? 사람들은 대체로 건강하면 일을 열심히 하게 돼서 풍요로워지고, 이 풍요를 바탕으로 행복해진다고 믿습니다.

하지만 '건강 세렌디피티 시리즈'는 그 순서를 바꾸어보자고 제안합니다. 먼저 나 자신이 행복하다고 믿고 그렇게 행동하면서 살아가면, 건강과 풍요는 자연히 따라온다는 메시지를 전하려 합니다.

'세렌디피티(Serendipity)'는 좋은 일들이 우연히 연속적으로 일어나는 페르시아의 옛이야기에서 유래한 영어 단어로, '우연히 얻은 발견이나 행운'이라는 뜻을 지닙니다. 어떠한 환경에 처해 있더라도 행복한 마음을 지니면 종국에는 일이 잘 풀리고 행운이 찾아온다는 의미로도 받아들여지고 있습니다.

이렇게 말씀드리면, 과학적인 사실에 어긋나는 매우 위험한 발상으로 받아들일 분도 있을 겁니다.

하지만 '내 마음이 내 건강에 결정적인 영향을 미친다'는 생각은 과학적인 논리에 근거하고 있습니다. 『타임』지가 지난 2010년 1월 '당신의 유전인자가 당신의 운명이 아닌 이유(Why Your DNA Isn't Your Destiny)'라는 제목으로 후성유전학을 커버 스토리로 특집 보도한 이후, 인간의 건강을 결정하는 데는 유전인자뿐만 아니라 마음을 포함한 다양한 환경 요인들이 중요한 역할을 한다는 보도와 연구 논문들이 무수히 쏟아지고 있습니다

후성유전학은 인체의 신진대사에서 환경이나 스트레스 같은 마음의 갈등이 유전자의 활동과 상태에 영향을 미칠 수 있다고 설명합니다. 예를 들어 지속적인 분노, 두려움, 적개심은 염증과 암을 유발하는 유전자를 일깨워 병을 일으킬 수 있습니다. 반면에 감사와 기쁨, 행복감은 염증 및 암 유발 스위치를

비활성화시켜 전반적인 건강 증진에 큰 도움을 줍니다.

전인치유학(몸, 마음, 감정, 영혼 등 인간의 모든 측면을 통합 치료하는 학문)에 힘을 실어준 이 후성유전학의 발견은 의료를 바라보는 관점뿐만 아니라, 우리가 삶을 대하는 태도와 목표를 송두리째 바꾸게 합니다. 이렇게 관점과 태도, 목표가 바뀌면 세상은 시련과 고통을 이겨내면서 성장하기 위한 '사관학교'가 아니라, 풍요와 행복, 나아가 사랑을 누리는 곳이 됩니다.

국내에서 전인치유의학을 오랫동안 창달해온 전홍준 박사의 45년 임상경험을 담은 『건강과 행복을 창조하는 보디 리셋』을 '건강 세렌디피티 시리즈' 1호로 출간할 수 있어 기쁩니다. 앞으로도 독자 여러분께 행복·건강·풍요를 선사하는 도서들을 이 시리즈를 통해 지속적으로 선보이려 합니다.

독자 여러분이 지금 어떤 건강 상태에 있든지, 어떤 경제적 어려움을 겪고 있든지 먼저 행복하시길 바라고 기원합니다. 행복한 마음을 지니면 무수한 행운이 뒤따르는 세렌디피티의 세계로 들어오시기를 원합니다. 이 책을 집어 들고 이 글을 읽는 여러분은 이미 끝없이 펼쳐지는 행운을 만났습니다.

서울셀렉션 편집팀